Inglés Técnico y Clínico para Médicos y Enfermeras

Autores:
Misael Vladimir Romero García
Francisco Iván Romero García
Sara Vásquez Frías

Ilustraciones:
Rocío Carmina Valenzuela Castro

BARKER & JULES

BARKER & JULES®

Inglés Técnico y Clínico para Médicos y Enfermeras

Edición: Barker and Jules™

Ilustraciones: Rocío Carmina Valenzuela Castro
Diseño de Portada: María Elisa Guerrero Almanza | Barker & Jules Books™
Diseño de Interiores: Juan José Hernández Lázaro | Barker & Jules Books™

Primera edición - 2020

I.S.B.N. | 978-1-64789-464-1
I.S.B.N. eBook | 978-1-64789-465-8

BARKER & JULES, LLC
2248 Meridian Blvd. Ste. H, Minden, NV 89423
barkerandjules.com

ÍNDICE

A nuestros padres Juan Manuel Romero, Beatriz García. Para Pavel, Ana y la pequeña Avril. Para nuestra querida tía Elisa Romero. Muchas gracias por su apoyo y por su cariño.

Dr. Misael Romero y Dr. Iván Romero

A mis padres Carmina Castro y Cesar Valenzuela. Para mis hermanos Cesar y Michelle. Para mi tía Patricia Valenzuela y mi abuelo Oscar René Valenzuela. Los llevo siempre en mi corazón.

Lic. Rocío Valenzuela.

Gracias a mis papás y hermanas. Todo lo que hago es por y para ustedes.

Dra. Sara Vásquez Frías.

Prólogo

La enseñanza del inglés en las facultades de medicina y enfermería es de vital importancia ya que la mayoría de la información relacionada con las ciencias de la salud se publica en dicho idioma. Uno de los retos más grandes dentro del aula es que los grupos llegan a ser muy heterogéneos, habiendo alumnos con nulo conocimiento del idioma y otros con un nivel avanzado tanto de la expresión oral como escrita, por lo que con este libro se pretende aportar información que sea útil para todos ellos, ya que puede ser utilizado por estudiantes que apenas están comenzando a adentrase en el inglés, pero también contiene información útil y de actualización para aquellos que ya lo manejan. La presente obra está diseñada para alumnos de medicina y de enfermería, internos, pasantes de servicio social, residentes y médicos que deseen ampliar sus conocimientos acerca del inglés técnico médico.

El libro se divide en tres partes: gramática, anatomía y práctica clínica. En la sección de gramática, se aborda de una manera clara y comprensible los diversos elementos que conforman el idioma y se dan ejemplos y ejercicios relacionados con la medicina y la enfermería para que el alumno se interese aún más en el tema y comience a aplicarlos en su área de conocimientos.

En el apartado de anatomía se presentan diversos modelos anatómicos, cuadros con raíces, sufijos y prefijos relacionados con los órganos y sistemas del cuerpo humano.

En la sección de práctica clínica se motiva al estudiante a leer y comprender casos clínicos, donde se explica el significado de los términos usados, además de que se le enseña cómo hacer una receta médica y una historia clínica, entre otras habilidades.

Cada capítulo se complementa con una serie de ejercicios para evaluar la comprensión que está teniendo el alumno del tema y para afianzar sus conocimientos, incluyéndose también las respuestas para que el alumno pueda identificar sus errores y, de ser necesario, volver a consultar el capítulo para aclarar dudas.

Los ejemplos presentados en cada capítulo están relacionados con situaciones reales y comunes a las que se enfrentan los médicos que deciden emigrar a países angloparlantes o con los materiales que se publican en las revistas científicas en inglés.

Agradecimientos

Quisiera agradecer al Dr. Víctor Raúl Burgos Fuentes y al Dr. Enrique Romero Romero por haberme dado la oportunidad de participar como profesor de la materia de "Inglés Técnico Médico" en la Universidad del Valle de México, campus Hermosillo.

Así mismo, mostrarle mi aprecio al Dr. Guadalupe Navarro Villegas, al Dr. Martín Pérez Nava, a la Dra. Eva Moncada García y al Dr. Sergio Tena Figueroa por la invitación para impartir la clase de "Inglés Médico" en la Universidad Durango Santander, campus Hermosillo.

Quiero extender mi agradecimiento a mis maestros, compañeros y amigos de la Universidad de Sonora (Hermosillo, México). Sus enseñanzas y su amistad los llevo siempre conmigo, en especial a la Dra. Karla Álvarez Guerrero a quien admiro su profesionalismo, valentía y temple ante la adversidad.

Muchos de los conocimientos presentados en este libro provienen de mis años de estudio en el Hospital Pediátrico de Sinaloa "Dr. Rigoberto Aguilar Pico" (Culiacán, México). Siempre recordaré con cariño a mis compañeros residentes y a mis maestros.

También quiero agradecer al Dr. Santiago Mintegi Raso, a la Dra. Beatriz Azkunaga Santibañez y al Dr. Javier Benito Fernández del Hospital Universitario Cruces (Vizcaya, España) por su cálida hospitalidad y enseñanzas.

Sin la ayuda del Dr. Francisco Iván Romero García y de la Dra. Sara Vásquez Frías esta obra no habría sido posible. Gracias a mi virtuosa esposa, Lic. Rocío Carmina Valenzuela Castro, cuyo aporte también fue fundamental para poder realizar este libro.

Gracias a todos los médicos pediatras y personal de enfermería del Hospital General de zona No. 14 IMSS de Hermosillo, Sonora por su compañerismo y amistad.

Por último, quiero agradecer a mi familia por su apoyo, amor y paciencia durante la realización de este libro.

Dr. Misael Vladimir Romero García.

Grammar

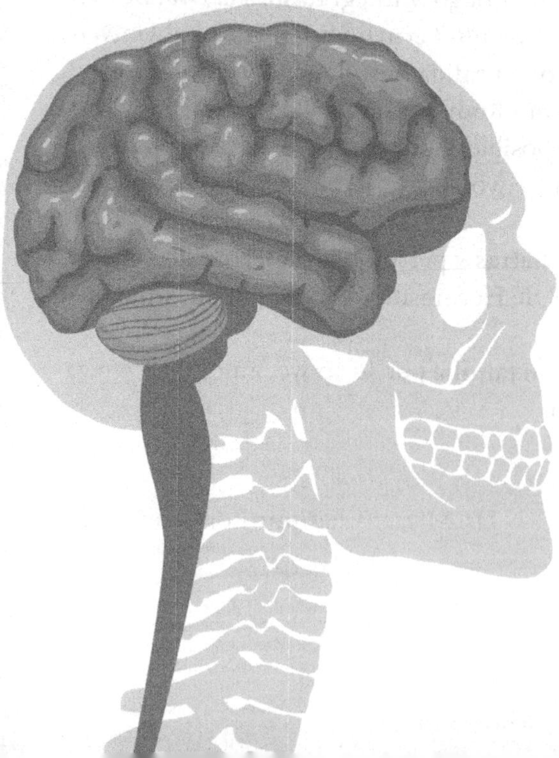

Introducción

En esta sección se abordará la gramática elemental del idioma inglés. Al final de ese apartado se presentan dos anexos. El primero de ellos, llamado "Verbos científicos", muestra aquellos verbos que más se utilizan para escribir textos científicos. El segundo anexo, llamado "Verbos irregulares", presenta los verbos que no suelen seguir las reglas establecidas para los "verbos regulares" en los distintos tiempos verbales. Ambas listas serán de utilidad para el estudiante para poder contestar las actividades que se presentan en cada capítulo, además de que, al conocerlos y memorizarlos, el alumno podrá mejorar su redacción.

En este apartado también se hace una introducción a la terminología médica, explicándose que son las raíces, los sufijos y los prefijos, así como su significado y aplicación.

Personal pronouns

El sujeto en una oración es aquel que realiza la acción que se menciona en el verbo. En el idioma inglés siempre se debe incluir un sujeto y este puede ser un sustantivo o un **"personal pronoun"** ("pronombre personal").

Kathy is a doctor / She is a doctor
(Kathy es una doctora) *(Ella es una doctora)*

El sujeto en la primera oración es "Kathy" y ha sido sustituido en la segunda oración por "She". Existen dos tipos de pronombres personales: los **"subject pronouns"** ("pronombres en función del sujeto") son los que realizan la acción mencionada en el verbo y los **"object pronouns"** ("pronombres en función del objeto") son aquellos en los que recae la acción que se menciona en el verbo.

Subject pronouns *(traducción)*	**Object pronouns** *(traducción)*
I *(yo)*	Me *(mí)*
You *(tú/usted)*	*You* *(ti/usted)*
He *(él)*	*Him* *(él)*
She *(ella)*	*Her* *(ella)*
It *(eso/esa)* *(animal u objeto)*	It *(eso/esa)* *(animal u objeto)*
We *(nosotros/nosotras)*	Us *(nosotros/nosotras)*
You *(ustedes)*	You *(ustedes)*
They *(ellos/ellas)*	Them *(ellos/ellas)*

Por ejemplo:

I am a doctor.
(Yo soy un doctor/ Yo soy una doctora).

Are those flowers for her?
(¿Esas flores son para ella?)

You are early.
(Llegaste temprano/Llegaron temprano)

You are a nurse.
(Tú eres un enfermero/Usted es un enfermero/Tú eres una enfermera/ Usted es una enfermera)

En los ejemplos anteriores podemos notar que "You" funciona como la segunda persona tanto del singular como del plural y que en el inglés no existe diferencia entre "Tú" y "Usted" como en el español, en donde el segundo se considera como más formal.

Solamente los pronombres "He" y "She" tienen implícito el sexo del sujeto, mientras que en los demás se debe deducir de acuerdo con el contexto de la oración.

Los "object pronouns" se escriben después de una preposición como "To", "For", "From" o "At":

She is looking at me.
(Ella me está mirando)

They are waiting for him.
(Ellos lo están esperando)

He wants to talk with her.
(Él quiere hablar con ella)

You didn't hear it from us.
(No lo escuchaste de nosotros)

Cuando desconocemos el sexo de una persona se utilizan los pronombres "They" o "Them" según sea el caso:

You should see a doctor. They might help you with that.
(Deberías ver a un doctor. Te podrían ayudar con eso)

También se usan los pronombres "They" o "Them" cuando se habla de instituciones, organizaciones o autoridades:

You should go to a hospital. Ask them to help you.
(Deberías ir a un hospital. Pídeles que te ayuden)

El pronombre "It" se usa para referirse a objetos o animales, pero también se puede emplear cuando la otra persona con la que estamos dialogando no puede vernos (por ejemplo: al hablar por teléfono, cuando tocamos la puerta, cuando alguien esta inconsciente, etc.) o para hablar de otras personas:

Hello. It's me, Michael.
(Hola. Soy yo, Michael)

Sarah, can you hear me? It's me, George!
(Sarah, ¿puedes oírme? ¡Soy yo, George!)

Look. It's Dr. West.
(Mira. Es el Dr. West)

A continuación, se presentan algunos ejercicios para afianzar lo aprendido:

Escriba el "subject pronoun" que corresponda:

1. Hi! My name is Carol, and ________ am going to be your nurse today.
2. Good morning. Have _________ seen Dr. Morris today?
3. Dr. Evelyn Moore is a neurologist, and ________ will be with you in a minute.
4. Chloe and I aren't married anymore. ________ got divorced three years ago.
5. Tom, Johnny, and Robert decided to study medicine together ten years ago. _______ all graduated a year ago.
6. The machine makes these strange noises when ________ turns on.
7. Dr. Jack London is a great cardiologist. _________ is going to treat your heart disease.
8. Aubree and Isabelle live together. _________ are sisters.
9. Nurse Bale has more experience than you. _________ is going to train you.
10. This coffee maker is great. ________ prepares an excellent coffee.

Escriba el "object pronoun" que corresponda:

11. We are going to need someone to help ________ with the statistical analysis.
12. Natalia needs a stethoscope. You could sell your old one to _________.
13. Grace and I were wondering if you would like to have lunch with _________.
14. Dr. Hinkson says that the hospital needs a new X Ray machine, but he isn't sure they will buy _________.
15. They shouldn't be playing near the electric transformer. You must tell ___________ that!
16. Dr. Daniel Banton doesn't know that the defibrillator is not working properly. We must warn _________!
17. Excuse _______, can you help _______ with this, please?
18. He isn't talking to me; I think he's talking to _________.

Respuestas de los ejercicios

1. Hi! My name is Carol, and _I_ am going to be your nurse today.
2. Good morning. Have _you_ seen Dr. Morris today?
3. Dr. Evelyn Moore is a neurologist, and _she_ will be with you in a minute.
4. Chloe and I aren't married anymore. _We_ got divorced three years ago.
5. Tom, Johnny, and Robert decided to study medicine together ten years ago. _They_ all
graduated a year ago.
6. The machine makes these strange noises when _it_ turns on.
7. Dr. Jack London is a great cardiologist. _He_ is going to treat your heart disease.
8. Aubree and Isabelle live together. _They_ are sisters.
9. Nurse Bale has more experience than you. _She_ is going to train you.
10. This coffee maker is great. _It_ prepares an excellent coffee.
11. We are going to need someone to help _us_ with the statistical analysis.
12. Natalia needs a stethoscope. You could sell your old one to _her_.
13. Grace and I were wondering if you would like to have lunch with _us_.
14. Dr. Hinkson says that the hospital needs a new X-Ray machine, but he isn´t sure they will buy _it_.
15. They shouldn't be playing near the electric transformer. You must tell _them_ that!
16. Dr. Daniel Banton doesn't know that the defibrillator is not working properly. We must warn _him_!
17. Excuse _me_, can you help _me_ with this, please?
18. He isn't talking to me; I think he's talking to _you_.

Definite and indefinite articles

En el idioma inglés existen dos tipos de artículos: **"definite articles"** ("artículos definidos") e **"indefinite articles"** ("artículos indefinidos").

Definite article *(traducción)*	**Indefinite articles** *(traducción)*
The *(el/la/los/las)*	A *(un/una)* An *(un/una)*

Los artículos se escriben antes de un sustantivo o su equivalente y son considerados como un tipo de adjetivos. Los "definite articles" ("The") se usan cuando se conoce la identidad del sustantivo que se está mencionando y se pueden utilizar con sustantivos en plural y singular. Los "indefinite articles" ("A" y "An") se emplean cuando la identidad del sustantivo no se conoce o es inespecífica y solo se usan con sustantivos en singular.

Unspecific *(inespecífico)*	She is a doctor *(Ella es una doctora)*
Specific *(específico)*	She is the doctor. *(Ella es la doctora)*

El "artículo indefinido" "A" se usa con palabras que empiezan con consonante mientras que "An" se usa con sustantivos que comienzan con vocal.

A cautery pencil.
(Un lápiz de electrocauterio)

An elevator.
(Un elevador)

Sin embargo, hay algunas excepciones a esta regla. Cuando las vocales tienen un sonido "fuerte" se utiliza "A" en lugar de "An" (usualmente son palabras que comienzan con "U" o "Eu"):

Correct *(correcto)*	A university *(Una universidad)*
Incorrect *(incorrecto)*	An university

Otra excepción es cuando las consonantes son silentes o tienen un sonido débil. En este aspecto, hay que tener cuidado con la letra "H", la cual puede tener un sonido "fuerte" o "débil" dependiendo de la palabra en la que aparece:

Correct *(correcto)*	An honest person *Una persona honesta)*
Incorrect *(incorrecto)*	A honest person
Correct *(correcto)*	A helicopter *(Un helicóptero)*
Incorrect *(incorrecto)*	An helicopter

Los "indefinite articles" no se pueden usar con "**uncountable nouns**" ("sustantivos incontables"), que son aquellos a los que no se les puede agregar un valor numérico ya que representan ideas abstractas, cualidades u objetos que no pueden ser contados:

Correct *(correcto)*	An ice cube *(un cubo de hielo)*
Incorrect *(incorrecto)*	An ice

Cuando se está hablando de cuestiones en general, usualmente no se usan los artículos:

Correct *(correcto)*	Knowledge is acquired through hard work and study. *(El conocimiento se adquiere a través del trabajo duro y el estudio)*
Incorrect *(Incorrecto)*	The knowledge is acquired through hard work and study.

A continuación, se presentan algunos ejercicios para afianzar lo aprendido:

Escriba "The", "A" o "An" donde corresponda:

1. This is ___________ book I was looking for, thanks! (specific)
2. It is ___________ honor to be working with Dr. Keppler. (unspecific)
3. Sheila works in ___________ hospital. (unspecific)
4. Rebecca Mills is ___________ most talented nurse in this clinic. (specific)
5. We are following ___________ schedule that Dr. McClusky planned for us. (specific)
6. This is ____________ adrenaline ampoule. (unspecific)
7. Dr. Nakashima is ____________ excellent student. (unspecific
8. Mr. McCoy is ___________ patient of mine. (unspecific)
9. Dr. Handel is ___________ new director of ___________ clinic. (specific)
10. Your laboratory results will be ready in ____________ hour. (unspecific)
11. We are going to need your signature. Do you need __________ pen? (unspecific)
12. There is ___________ bottle of water inside the fridge. (unspecific)
13. Alexei is ___________ European med student. (unspecific)

Respuestas de los ejercicios

1. This is _the_ book I was looking for, thanks!
2. It is _an_ honor to be working with Dr. Keppler.
3. Sheila works in _a_ hospital.
4. Rebecca Mills is _the_ most talented nurse in this clinic.
5. We are following _the_ schedule that Dr. McClusky planned for us.
6. This is _an_ adrenaline ampoule.
7. Dr. Nakashima is _an_ excellent student.
8. Mr. McCoy is _a_ patient of mine.
9. Dr. Handel is _the_ new director of _the_ clinic.
10. Your laboratory results will be ready in _an_ hour.
11. We are going to need your signature. Do you have _a_ pen?
12. There is _a_ bottle of water inside the fridge.
13. Alexei is _a_ European med student.

Simple present tense

"Simple present tense" ("presente simple") es un tiempo verbal que se emplea para referirnos a acciones que suceden con cierta regularidad, pero que no necesariamente están ocurriendo en el momento actual.

El modo afirmativo de este tiempo verbal se construye de la siguiente manera, utilizando el verbo "compare" ("comparar") como ejemplo:

Subject + Verb + Complement
(Sujeto) (verbo) (complemento)

Affirmative	**Traducción**
I compare	Yo comparo
You compare	Tú comparas
He compares	Él compara
She compares	Ella compara
It compares	Eso (objeto) compara
We compare	Nosotros comparamos
You compare	Ustedes comparan
They compare	Ellos comparan

En el modo afirmativo, para la tercera persona del singular **("He/She/It")**, al verbo se le agrega una "S" al final como se puede observar en el cuadro anterior.

Cuando la terminación del verbo es "SS", "SH", "CH", "O" o "X" se agrega "ES":

Affirmative		**Traducción**	
Address	He addresses	Dirigirse	Él se dirige
Establish	She establishes	Establecer	Ella establece
Reach	It reaches	Alcanzar	Eso alcanza
Go	He goes	Ir	Él va
Fix	She fixes	Arreglar	Ella arregla

Otra situación que se presenta también para la tercera persona del singular, son los verbos que terminan en "Y". Si la "Y" va precedida por una vocal, únicamente se agrega una "S" al final del verbo, pero si va precedida por una consonante, se cambia la "Y" por una "I" y se agrega "ES":

Affirmative		**Traducción**	
Lay Rely	She lays He relies	Poner Confiar	Ella pone Él confía

Para los modos interrogativo y negativo se emplea el verbo auxiliar **"Do"**. Para la tercera persona del singular, el verbo auxiliar se conjuga como **"Does"** y al verbo no se le agrega la "S". Usaremos el verbo "verify" ("verificar") como ejemplo:

Negative	**Traducción**	**Interrogative**	**Traducción**
I do not verify	Yo no verifico	Do I verify...?	¿Yo verifico…?
You do not verify	Tú no verificas	Do you verify …?	¿Tú verificas…?
He does not verify	Él no verifica	Does he verify…?	¿Él verifica…?
She does not verify	Ella no verifica	Does she verify …?	¿Ella verifica…?
It does not verify	Eso no verifica	Does it verify…?	¿Eso verifica…?
We do not verify	Nosotros no verificamos	Do we verify…?	¿Nosotros verificamos…?
You do not verify	Ustedes no verifican	Do you verify …?	¿Ustedes verifican…?
They do not verify	Ellos no verifican	Do they verify…?	¿Ellos verifican…?

Para el modo negativo, se pueden utilizar las siguientes contracciones:

Do not = Don't

Does not = Doesn't

Negative	**Traducción**
I don't verify	Yo no verifico
You don't verify	Tú no verificas
He doesn't verify	Él no verifica
She doesn't verify	Ella no verifica
It doesn't verify	Eso no verifica
We don't verify	Nosotros no verificamos
You don't verify	Ustedes no verifican
They don't verify	Ellos no verifican

En el "simple present tense" se pueden utilizar **"adverbios de tiempo"** para indicar la frecuencia con que ocurren las acciones que se mencionan. Por lo general, los adverbios se escriben antes del verbo principal, con la excepción de los "verbos auxiliares" (por ejemplo: "Be", "Have", "Must", "May"), en cuyo caso, el adverbio se escribe después de estos. Otra excepción es cuando el verbo principal es "Be" (ser/estar), ya que este se escribe antes que el adverbio.

Adverb	**Traducción**	**Example** *(traducción)*
Always	Siempre	Mr. Rivers always takes his pills in the morning. *(El señor Rivers siempre se toma sus píldoras en la mañana)*
Seldom	Raramente	Jonathan seldom misses an appointment. *(Jonathan rara vez falta a una cita)*
Rarely	Raramente	Dr. Stevens rarely goes to the cafeteria. (El Dr. Stevens raramente va a la cafetería)
Hardly ever	Casi nunca	Mrs. Rogers hardly ever follows our recommendations. *(La señora Rogers casi nunca sigue nuestras recomendaciones)*
Never	Nunca	Paramedics never bring a patient without calling first. *(Los paramédicos nunca traen a un paciente sin avisar primero)*

Muchos adverbios pueden colocarse al principio o al final de la oración.

Adverb	Traducción	Example (stronger position) *(traducción)*	Example (weaker position) *(traducción)*
Normally	Normalmente	Dr. Cruz listens to classical music, normally. *(El Dr. Cruz normalmente escucha música clásica)*	Dr. Cruz normally listens to classical music. *(El Dr. Cruz normalmente escucha música clásica)*
Regularly	Regularmente	I come to this clinic regularly. *(Vengo regularmente a esta clínica).*	I regularly come to this clinic. *(Regularmente vengo a esta clínica).*
Usually	Usualmente	We have a lot of work, usually. *(Tenemos mucho trabajo usualmente)*	We usually have a lot of work. *(Usualmente tenemos mucho trabajo)*
Generally	Generalmente	Generally, I have no problem working with children. *(Generalmente, no tengo problema en trabajar con niños)*	I generally have no problem working with children. *(Generalmente no tengo problema en trabajar con niños)*
Frequently	Frecuentemente	I feel ill frequently. *(Me siento enfermo frecuentemente)*	I frequently feel ill. *(Frecuentemente me siento enfermo)*
Often	A menudo	Often, I read an article in the morning. *(A menudo, leo un artículo en la mañana)*	I often read an article in the morning. *(A menudo leo un artículo en la mañana)*
Sometimes	A veces	I forget to call my patients sometimes. *(Olvido llamar a mis pacientes algunas veces)*	I sometimes forget to call my patients. *(A veces olvido llamar a mis pacientes)*
Occasionally	Ocasionalmente	My secretary comes to meetings occasionally. *(Mi secretaria acude a las juntas ocasionalmente)*	My secretary occasionally comes to the meetings. *(Mi secretaria ocasionalmente acude a las juntas)*

Los adverbios que se emplean para indicar de manera más precisa las veces en que se realiza una acción usualmente se escriben al final de la oración.

Adverb	Traducción	Example *(traducción)*
Every day	Todos los días	The physical therapist is at the hospital every day. *(El fisioterapeuta está en el hospital todos los días)*
Number of days	Número de días	The nurses work six days a week. *(Las enfermeras trabajan seis días a la semana)*
Times a week	Veces a la semana	He receives chemotherapy once a week. *(Se le aplica la quimioterapia una vez por semana)*
Weekly	Semanalmente	Duncan sees the psychiatrist weekly. *(Duncan ve al psiquiatra semanalmente)*
Monthly	Mensualmente	Julie takes her son to the pediatrician monthly. *(Julia lleva a su hijo al pediatra mensualmente)*
Yearly	Anualmente	They perform a physical exam to the employees yearly. *(Realizan un examen físico a los empleados anualmente).*

El verbo **"To be"** ("ser/estar") se conjuga de la siguiente manera en el "simple present tense":

Affirmative	Traducción	Negative	Traducción	Interrogative	Traducción
I am	Yo soy/estoy	I am not	Yo no soy/estoy	Am I…?	¿Yo soy/estoy…?
You are	Tú eres/estás	You are not	Tú no eres/ estás	Are you…?	¿Tú eres/estás…?
He is	Él es/está	He is not	Él no es/está	Is he…?	¿Él es/está…?
She is	Ella es/está	She is not	Ella no es/está	Is she…?	¿Ella es/está…?
It is	Eso es/está	It is not	Eso no es/está	Is it…?	¿Eso es/está…?
We are	Nosotros somos/estamos	We are not	Nosotros no somos/estamos	Are we…?	¿Nosotros somos/ estamos…?
You are	Ustedes son/ están	You are not	Ustedes no son/están	Are you…?	¿Ustedes son/ están…?
They are	Ellos son/están	They are not	Ellos no son/ están	Are they…?	¿Ellos son/ están…?

Se pueden utilizar las siguientes abreviaturas tanto en el modo afirmativo como en el negativo:

Affirmative			Negative		
I am	=	I'm	I am not	=	I'm not
You are	=	You're	You are not	=	You aren't
He is	=	He's	He is not	=	He isn't
She is	=	She's	She is not	=	She isn't
It is	=	It's	It is not	=	It isn't
We are	=	We're	We are not	=	We aren't
You are	=	You're	You are not	=	You aren't
They are	=	They're	They are not	=	They aren't

Por ejemplo:

She is the gynecologist/ She's the gynecologist.
(Ella es la ginecóloga)

William is not an X-ray technician/ William isn't an X-ray technician.
(William no es un técnico radiólogo)

I am a good student/ I'm a good student.
(Soy un buen estudiante)

I am not responsible for the contents of this website/I´m not responsible for the contents of this website.
(No soy responsable de los contenidos de este sitio web)

You are a very kind person/You´re a very kind person.
(Eres una persona muy amable)

They are not interested in our research/ They aren't interested in our research.
(No están interesados en nuestra investigación)

Are you here to see Dr. Fukuyama?
(¿Estás aquí para ver al Dr. Fukuyama?)

Complete los siguientes ejercicios con "simple present tense" para afianzar lo aprendido:

1. The machine ____________________________ the solution to the sample. (apply)
2. The data ____________________________ the current theory. (contradict)
3. The patient ______________________________where the doctor's office is. (not/know)
4. The computer ______________________________the results for you. (analyze)
5. ________________________ you ________________________________ an infectious disease? (have)
6. Gladys ____________________ the supplies for the class. (buy)
7. We _________________________ in the science fair every year. (compete)
8. Marvin __________________________ his goals. (accomplish/never)
9. The professor ________________________wrong. (be/rarely)
10. I _________________________ with the board's decision. (not/agree)
11. ____________________________ Sebastian ___________________________ with the medical assistants? (argue/frequently)
12. The mixture ____________________ after 30 minutes. (solidify)
13. You _________________________________ to wait for the receptionist; you can bring the forms tomorrow. (not/need)
14. They ________________________________ worried about their mother's health. (be/often)
15. The laboratory _______________________________all the samples that are not labeled. (dismiss)
16. I __________________________________Paul's shift when he calls in sick. (cover/sometimes)
17. I __________________________________ proud to be your teacher at the university. (be)
18. Claudia __________________________________ a very skilled resident. (be)
19. ____________________________ you a registered nurse? (be)
20. We ______________________________ the samples using labels. (organize)

Respuestas de los ejercicios

1. The machine____applies_______ the solution to the sample.
2. The data__contradicts_______ the current theory.
3. The patient does not (doesn´t) know where the doctor's office is.
4. The computer ____analyzes_______the results for you.
5.__Do____ you___have_____ an infectious disease?
6. Gladys _____buys_______ her laboratory supplies online.
7. We ______compete_________in the science fair every year.
8. Marvin _____never accomplishes_____his goals
9. The professor ________is rarely__________ wrong.
10. I do not (don't) agree with the board´s decision.
11.__Does____ Sebastian frequently argue with the medical assistants?
12. The mixture___solidifies__________after 30 minutes.
13. You do not (don't) need to wait for the receptionist; you can bring the forms tomorrow.
14. They are often worried about their mother's health.
15. The laboratory _dismisses_ all the samples that are not labeled.
16. I sometimes cover Paul's shift when he calls in sick.
17. I __am__proud to be a teacher at the university.
18. Claudia___is___a very skilled resident.
19. Are__you a registered nurse?
20. We organize the samples using labels.

Simple past tense

"Simple past tense" ("pasado simple") es un tiempo verbal que se emplea para referirse a acciones que ya sucedieron y que ya han finalizado.

Para construir las oraciones en este tiempo verbal, los verbos se clasifican en dos tipos: **"regular verbs"** e **"irregular verbs"**.

Cuando se utilizan "regular verbs" ("verbos regulares") únicamente se agrega "-ed" al final del verbo en **"infinitivo"** y es la misma conjugación para todas las personas. A continuación, utilizaremos al verbo "learn" ("aprender") como ejemplo:

Affirmative	Traducción
I learned	Yo aprendí
You learned	Tú aprendiste
He learned	Él aprendió
She learned	Ella aprendió
It learned	Eso (objeto) aprendió
We learned	Nosotros aprendimos
You learned	Ustedes aprendieron
They learned	Ellos aprendieron

A los verbos que terminan en "e", únicamente se agrega una "-d" al infinitivo.

Visualize → Visualized

Otra situación que se presenta es con los verbos que terminan en "Y". Si la "Y" va precedida por una vocal, únicamente se agrega "-ed" al final, pero si va precedido por una consonante, se cambia la "Y" por una "I" y se agrega "-ed":

Affirmative		Traducción	
Survey	They surveyed	Inspeccionar	Ellos inspeccionaron
Notify	He notified	Notificar	Él notificó

Si el verbo termina en una vocal corta y una consonante (con la excepción de "y" o "w"), la consonante final se duplica:

Submit → Submitted
Stop → Stopped
Concur → Concurred

Con los "irregular verbs" no existen reglas para su conjugación y estos deben memorizarse. Tomaremos como ejemplo al verbo "eat" ("comer"):

Affirmative	Traducción
I ate	Yo comí
You ate	Tú comiste
He ate	Él comió
She ate	Ella comió
It ate	Eso (objeto) comió
We ate	Nosotros comimos
You ate	Ustedes comieron
They ate	Ellos comieron

Para los modos interrogativo y negativo se utilizará el verbo auxiliar **"Did"** (pasado del verbo auxiliar "Do") y el verbo principal se mantendrá en infinitivo. Usaremos como ejemplo al verbo "lie" ("mentir"):

Negative	Traducción	Interrogative	Traducción
I did not lie	Yo no mentí	Did I lie...?	¿Yo mentí…?
You did not lie	Tú no mentiste	Did you lie…?	¿Tú mentiste…?
He did not lie	Él no mintió	Did he lie…?	¿Él mintió…?
She did not lie	Ella no mintió	Did she lie…?	¿Ella mintió…?
It did not lie	Eso no mintió	Did it lie…?	¿Eso mintió…?
We did not lie	Nosotros no mentimos	Did we lie…?	¿Nosotros mentimos…?
You did not lie	Ustedes no mintieron	Did you lie…?	¿Ustedes mintieron…?
They did not lie	Ellos no mintieron	Did they lie…?	¿Ellos mintieron…?

Para el modo negativo, se puede utilizar la siguiente contracción:

Did not = Didn't

Negative	Traducción
I didn't lie You didn't lie He didn't lie She didn't lie It didn't lie We didn't lie You didn't lie They didn't lie	Yo no mentí Tú no mentiste Él no mintió Ella no mintió Eso no mintió Nosotros no mentimos Ustedes no mintieron Ellos no mintieron

El verbo **"To be"** ("ser/estar") se conjuga de la siguiente manera en el "simple past tense":

Affirmative	Traducción	Negative	Traducción	Interrogative	Traducción
I was	Yo era/estaba	I was not	Yo no era/ estaba	Was I…?	¿Yo era/ estaba…?
You were	Tú eras/ estabas	You were not	Tú no eras/ estabas	Were you…?	¿Tú eras/ estabas…?
He was	Él era/estaba	He was not	Él no era/ estaba	Was he…?	¿Él era/ estaba…?
She was	Ella era/ estaba	She was not	Ella no era/ estaba	Was she…?	¿Ella era/ estaba…?
It was	Eso era/ estaba	It was not	Eso no era/ estaba	Was it…?	¿Eso era/ estaba…?
We were	Nosotros éramos/ estábamos	We were not	Nosotros no éramos/ estábamos	Were we…?	¿Nosotros éramos/ estábamos…?
You were	Ustedes eran/ estaban	You were not	Ustedes no eran/ estaban	Were you…?	¿Ustedes eran/ estaban…?
They were	Ellos eran/ estaban	They were not	Ellos no eran/ estaban	Were they…?	¿Ellos eran/ estaban…?

Se pueden utilizar abreviaturas sólo en el modo negativo:

Negative		
I was not	=	I wasn´t
You were not	=	You weren't
He was not	=	He wasn't
She was not	=	She wasn't
It was not	=	It wasn't
We were not	=	We weren't
You were not	=	You weren't
They were not	=	They weren't

Por ejemplo:

I was at the hospital last night.
(Estaba en el hospital anoche)

It was not a good idea/ It wasn´t a good idea.
(No fue una buena idea)

Was your father a member of the association?
(¿Tu padre era un miembro de la asociación?)

We were very busy last Monday.
(Estuvimos muy ocupados el lunes pasado)

They were not here yesterday/ They weren't here yesterday.
(Ellos no estuvieron aquí ayer)

Were you a good student?
(¿Eras un buen estudiante?)

En el "simple past tense" se puede aclarar el momento en que ocurrieron las acciones que se mencionan utilizando **"adverbios de tiempo"**:

Adverb	Traducción	Example *(traducción)*
Yesterday	Ayer	Mr. Allen called to cancel his appointment yesterday. *(El Sr. Allen llamó ayer para cancelar su cita)*
Last	Anterior/pasado(a)	His father passed away last night. *(Su padre falleció anoche)* Sally had a stroke last year. *(Sally uvo un EVC el año pasado)*
Later	Luego/después	Later the victim called 911. *(Más tarde, la víctima llamó al 911)*
This	Este	The inspection was this weekend. *(La inspección fue este fin de semana)* A stray dog bit my daughter this morning. *(Un perro callejero mordió a mi hija esta mañana)*

En el "simple past tense" también se pueden utilizar los "adverbios de tiempo" que indican con qué frecuencia se realizaba una acción (para más información de cómo usar estos adverbios, revisar el capítulo "Simple present tense"):

Dr. Morris was never late for surgery.
(El Dr. Morris nunca llegó tarde a una cirugía)

Nurse Ramos always remembered to check the patient's ID.
(La enfermera Ramos siempre recordaba verificar la identificación del paciente)

Ally occasionally helped me with my duties.
(Ally ocasionalmente me ayudó con mis deberes)

Complete los siguientes ejercicios con "simple past tense" para afianzar lo aprendido:

1. ________ you (check) ______________________ Ms. Johnson's vital signs?
2. I (be) _____________ at work when the accident (happen) ____________________.
3. Dr. Smirnov (not/sign) ____________________ the prescription.
4. Sandra (forget) __________________ to take her tablets again.
5. Nurse Jacobs (tell) ___________ them to wait outside the patient's room.
6. Dr. Nakamura (draw) ______________ the blood sample from the patient's I.V.
7. The patient (slit) ____________ her finger with a chainsaw an hour ago.
8. Autopsy results (indicate)____________ that he (bleed)____________ to death after being hit by a single bullet.
9. Dr. Russo (speak)________________ with the family of the patient.
10. ___________ you (understand)___________________everything I just (tell) ________________ you?
11. The experiment was (halt)___________ because it (be)______________ dangerous to continue.
12. We (be)__________________ happy to hear the good news.
13. The surgery (be)_____________ a success.
14. We (not/be) _____________ sure that we (have)___________ the right file.
15. They (think)___________________that she (have) ___________ an autoimmune disease.
16. The MRI images(not/show) _________________ anything abnormal.
17. The whole staff (come)________________ to the Christmas party.
18. We (write)_______________ our report last Tuesday.
19. Katia (not/eat) ___________________ meat for six years.
20. __________you(find)____________outwhat(happen)_________________ to Mrs. O'Brien?

Respuestas de los ejercicios

1. __Did__ you __check__ Ms. Johnson's vital signs?
2. I __was__ at work when the accident __happened__.
3. Dr. Smirnov did not (didn't) sign the prescription.
4. Sandra ___forgot___to take her tablets again.
5. Nurse Jacobs __told__ them to wait outside the patient's room
6. Dr. Nakamura ____drew____the blood sample from the patient's I.V.
7. The patient ___slit_____ her finger with a chainsaw an hour ago.
8. Autopsy results ___indicated___ that he ___bled___to death after being hit by a single bullet.
9. Dr. Russo __spoke___ with the family of the patient.
10. _____Did_____you __understand___ everything I just ____told____ you?
11. The experiment was __halted___ because it ___was___ dangerous to continue.
12. We ___were___ happy to hear the good news.
13. The surgery ___was___ a success.
14. We were not (weren't) sure that we __had___ the right file.
15. They __thought__ that she ____had______ an autoimmune disease.
16. The MRI images did not (didn't) show anything abnormal.
17. The whole staff ___came__ to the Christmas party.
18. We __wrote__ our report last Tuesday.
19. Katia did not (didn't) eat meat for six years.
20. Did you ___find_____ out what __happened__ to Mrs. O'Brien?

Simple future tense

"Simple future tense" ("futuro simple") es un tiempo verbal que se emplea para mencionar acciones que se van a llevar a cabo en el futuro. Este tiempo verbal, en el modo afirmativo, se construye utilizando el verbo auxiliar **"Will"** y el verbo principal en **"infinitivo"**, siendo la misma conjugación para todas las personas (singular y plural). Tomaremos como ejemplo al verbo "seek" ("buscar"):

Subject + Will + Verb + Complement

Affirmative	**Traducción**
I will seek	Yo buscaré
You will seek	Tú buscarás
He will seek	Él buscará
She will seek	Ella buscará
It will seek	Eso buscará
We will seek	Nosotros buscaremos
You will seek	Ustedes buscarán
They will seek	Ellos buscarán

En el modo afirmativo, se puede contraer al verbo auxiliar "Will" de la siguiente manera:

Affirmative	**Traducción**
I'll seek	Yo buscaré
You'll seek	Tú buscarás
He'll seek	Él buscará
She'll seek	Ella buscará
It'll seek	Eso buscará
We'll seek	Nosotros buscaremos
You'll seek	Ustedes buscarán
They'll seek	Ellos buscarán

En el modo negativo se agrega el **"Not"** después del verbo auxiliar "Will".

En el modo interrogativo, se escribe primero el verbo auxiliar "Will" seguido del resto de la pregunta:

Negative	Traducción	Interrogative	Traducción
I will not seek	Yo no buscaré	Will I seek…?	¿Yo buscaré…?
You will not seek	Tú no buscarás	Will you seek…?	¿Tú buscarás…?
He will not seek	Él no buscará	Will he seek…?	¿Él buscará…?
She will not seek	Ella no buscará	Will she seek…?	¿Ella buscará…?
It will not seek	Eso no buscará	Will it seek…?	¿Eso buscará…?
We will not seek	Nosotros no buscaremos	Will we seek…?	¿Nosotros buscaremos…?
You will not seek	Ustedes no buscarán	Will you seek…?	¿Ustedes buscarán…?
They will not seek	Ellos no buscarán	Will they seek…?	¿Ellos buscarán…?

Para el modo negativo, se puede usar la siguiente contracción:

Will not = Won´t

Negative	Traducción
I won´t seek	Yo no buscaré
You won´t seek	Tú no buscarás
He won´t seek	Él no buscará
She won´t seek	Ella no buscará
It won´t seek	Eso no buscará
We won´t seek	Nosotros no buscaremos
You won't seek	Ustedes no buscarán
They won't seek	Ellos no buscarán

En el "simple future tense" se pueden utilizar **"adverbios de tiempo"** para indicar el momento en que se llevarán a cabo las acciones que se mencionan:

Adverb	**Traducción**	**Example** *(ejemplo)*
Tomorrow	Mañana	The congress will start tomorrow. *(El congreso comenzará mañana)*
Today	Hoy	Jenny will arrive today. *(Jenny llegará hoy)*
Later	Más tarde	I'll bring the documents later. *(Traeré los documentos más tarde)*
Minutes	Minutos	It'll be ready in five minutes. *(Estará listo en cinco minutos)*
Hours	Horas	Dr. Saeli will be here in two hours. *(La Dra. Saeli estará aquí en dos horas)*
Number of days	Número de días	The experiment will begin in two days. *(El experimento comenzará en dos días)*
Day of the week	Dia de la semana	I'll come to see you on Friday. *(Vendré a verte el viernes)*
Next day/week/ month	Próximo día/ semana/mes	Your colonoscopy will be next week. *(Su colonoscopia será la próxima semana)*
This week/ month/year	Esta semana/ mes/año	They'll take the oath this year. *(Ellos tomarán el juramento este año)*

Going to, about to, and simple present tense

Existen otras formas para describir eventos que sucederán en el futuro. Por lo general, el auxiliar "Will" indica situaciones que no son del todo seguras, mientras que **"Going to"** se emplea cuando una acción tiene mayor planificación y probabilidad de llevarse a cabo. A continuación, se muestran algunos ejemplos empleando "Going to":

I am going to be late for work.
(Voy a llegar tarde al trabajo)

Kathy is going to review your article.
(Kathy va a revisar tu artículo)

The committee is going to evaluate your performance.
(El comité evaluará tu desempeño)

We are not going to fail the exam.
(No vamos a reprobar el examen)

He is not going to be ok.
(Él no va a estar bien)

Your mother isn't going to recover.
(Tu madre no se va a recuperar)

Al utilizar "Going to" en el modo interrogativo, se coloca al verbo auxiliar "Be" al principio de la pregunta:

Are you going to be the new supervisor?
(¿Vas a ser la nueva supervisora?)

"About to" se utiliza para situaciones que están a punto de ocurrir. A continuación, se muestran algunos ejemplos:

The talk is about to begin.
(La charla está por comenzar)

I'm about to leave.
(Estoy a punto de irme)

The patient in room 201 is about to go to surgery.
(La paciente en la habitación 201 está a punto de pasar a cirugía)

We are about to publish our results.
(Estamos a punto de publicar nuestros resultados)

El **"simple present tense"** ("presente simple") en ocasiones hace referencia a eventos futuros:

The plane leaves at 10 p.m.
(El avión parte a las 10 p.m.)

The procedure is tomorrow.
(El procedimiento es mañana)

Complete los siguientes ejercicios con "Will", "Going to" o "About to" para afianzar lo aprendido:

1. _____________ the company _______________our research? (will/sponsor)
2. We ______________________________ open-heart surgery. (going to/perform)
3. The resident ________________ the cerebrospinal fluid sample to the laboratory. (will/take)
4. She _____________________________________ into tears. (about to/burst)
5. I _____________________________ my whole afternoon worrying about this. (not/will/spend)
6. The assembly ___________________________. (about to/start)
7. They _____________________________________ class today. (not/going to/attend)
8. I ______________________________Ms. Nowak again. (about to/call)
9. You ______________________________ the patient if you don't stay quiet! (going to/wake)
10. ________ my brother ____________________________ to the funeral? (going to/come)
11. ___________you ___________________________ your insurance company? (going to/call)
12. I ________________________ you the CT images in an hour. (will/send)

Respuestas de los ejercicios

1. ___Will___ the company __sponsor____ our research?
2. We __are going to perform___ open-heart surgery.
3. The resident ____will take___the cerebrospinal fluid sample to the laboratory.
4. She ___is about to burst___ into tears.
5. I ____will not (won´t) spend_____ my whole afternoon worrying about this.
6. The assembly ________is about to start_______.
7. They are not (aren't) going to attend class today.
8. I ______am about to call_____________ Ms. Nowak again.
9. You _____are going to wake____ the patient if you don´t stay quiet!
10. ___Is__ my brother ______going to come______ to the funeral?
11. __Are____ you going to call your insurance company?
12. I ___will send____ you the CT images in an hour.

Present continuous tense

"Present continuous tense" ("presente continuo") es un tiempo verbal que se emplea para describir acciones que están ocurriendo en este momento. El modo afirmativo se construye utilizando el verbo auxiliar **"Be"** en **"presente simple"** y al verbo principal se le agrega la terminación **"-ing"**. Tomaremos como ejemplo al verbo "coordinate" ("coordinar"):

Subject + Am/is/are + Verb/ing + Complement

Affirmative	**Traducción**
I am coordinating	Yo estoy coordinando
You are coordinating	Tú estás coordinando
He is coordinating	Él está coordinando
She is coordinating	Ella está coordinando
It is coordinating	Eso está coordinado
We are coordinating	Nosotros estamos coordinando
You are coordinating	Ustedes están coordinando
They are coordinating	Ellos están coordinando

En el modo negativo se agrega el **"Not"** después del verbo auxiliar "Be":

Negative	**Traducción**
I am not coordinating	Yo no estoy coordinando
You are not coordinating	Tú no estás coordinando
He is not coordinating	Él no está coordinando
She is not coordinating	Ella no está coordinando
It is not coordinating	Eso no está coordinando
We are not coordinating	Nosotros no estamos coordinando
You are not coordinating	Ustedes no están coordinando
They are not coordinating	Ellos no están coordinando

En el modo interrogativo, se escribe primero el verbo auxiliar "Be" seguido del resto de la pregunta:

Interrogative	Traducción
Am I coordinating …?	¿Yo estoy coordinando…?
Are you coordinating …?	¿Tú estás coordinando…?
Is he coordinating …?	¿Él está coordinando…?
Is she coordinating …?	¿Ella está coordinando…?
Is it coordinating …?	¿Eso está coordinando…?
Are we coordinating …?	¿Nosotros estamos coordinando…?
Are you coordinating …?	¿Ustedes están coordinando…?
Are they coordinating …?	¿Ellos están coordinando…?

Tanto en el modo afirmativo como en el negativo se pueden utilizar contracciones:

Affirmative	Traducción
I'm coordinating	Yo estoy coordinando
You're coordinating	Tú estás coordinando
He's coordinating	Él está coordinando
She's coordinating	Ella está coordinando
It's coordinating	Eso está coordinado
We're coordinating	Nosotros estamos coordinando
You're coordinating	Ustedes están coordinando
They're coordinating	Ellos están coordinando

Negative	Traducción
I'm not coordinating	Yo no estoy coordinando
You aren't coordinating/You´re not coordinating	Tú no estás coordinando
He isn't coordinating/He´s not coordinating	Él no está coordinando
She isn't coordinating/She's not coordinating	Ella no está coordinando
It isn't coordinating/ It´s not coordinating	Eso no está coordinando
We aren't coordinating/We´re not coordinating	Nosotros no estamos coordinando
You aren't coordinating/You´re not coordinating	Ustedes no están coordinando
They aren't coordinating/They´re not coordinating	Ellos no están coordinando

Las expresiones **"now"**, **"right now"** y **"at the moment"** indican que las acciones que se mencionan en la oración se están llevando a cabo en este momento:

They are deliberating about your situation right now.
(Están deliberando sobre su situación en este momento)

The director is having lunch at the moment.
(El director está almorzando en este momento)

El "present continuous tense" también se puede utilizar para referirse a situaciones que aún no han concluido, pero que no necesariamente están ocurriendo en este momento:

Melissa is working in a public hospital.
(Melissa está trabajando en un hospital público)

Erick and Joseph are studying medicine.
(Erick y Joseph están estudiando medicina)

We are trying to find a cure.
(Estamos tratando de encontrar una cura)

Karen is currently researching AIDS.
(Karen está investigando actualmente sobre el SIDA)

She´s always working extra hours to make ends meet.
(Ella siempre está trabajando horas extra para llegar a fin de mes)

Este tiempo verbal también se puede utilizar para hablar de acciones que sucederán en el futuro:

We are going to transport the equipment next week.
(Vamos a transportar el equipo la próxima semana)

The committee is going to select the candidates for the position tomorrow.
(El comité seleccionará a los candidatos para el puesto mañana)

We are leaving San Francisco tonight.
(Nos vamos de San Francisco esta noche)

Are you coming next Monday?
(¿Vendrás el próximo lunes?)

Elijah is bringing his grandmother to the clinic this afternoon.
(Elijah traerá a su abuela a la clínica esta tarde).

Complete los siguientes ejercicios con "present continuous tense" para afianzar lo aprendido:

1. We ______________________________ our protocols to the new CDC guidelines. (adapt)
2. The nurse ______________________ to calm down the patient. (try)
3. Mrs. Murphy ___________________________ to the treatment. (not/respond)
4. ____________ you ___________________ to attend the International Pediatric Summit next summer? (Go)
5. ___________ you ___________________________ to me? (listen)
6. You _____________________________ the social impact of the disease in your thesis. (not/address)
7. Nurse Santos ___________________________________ with the rules of the clinic. (not/comply)
8. Dr. Miller ______________________ a complaint against Dr. Brown. (file)
9. Isaias and Paula _____________________________________ a lab coat. (not/wear)
10. The teacher ___________________________ the Bunsen burner. (light)
11. ___________the MRI machine ____________________________ all that noise? (make)
12. They _________________________________ your picture on the wall. (hang)
13. I _______________________________________ my results! (not/alter)
14. We_____________________________________ the benefit-cost ratio. (calculate)

Respuestas a los ejercicios

1. We ____are adapting______ our protocols to the new CDC guidelines.
2. The nurse ___is trying_______ to calm down the patient.
3. Mrs. Murphy ___is not (isn't) responding_____ to the treatment.
4. __Are____ you ___going______ to attend the International Pediatric Summit next summer?
5. __Are__ you ___listening______to me?
6. You _____are not (aren't) addressing_____ the social impact of the disease in your thesis.
7. Nurse Santos __is not (isn't) complying_______ with the rules of the clinic.
8. Dr. Miller _____is filing_________ a complaint against Dr. Brown.
9. Isaias and Paula ________are not (aren't) wearing______ a lab coat.
10. The teacher __is lighting____ the Bunsen burner.
11.______Is____ the MRI machine ____making____ all that noise?
12. They _____are hanging_____ your picture on the wall.
13. I _______am not altering__________ my results!
14. We __________are calculating__________ the benefit-cost ratio.

Past continuous tense

"Past continuous tense" ("pasado continuo") es un tiempo verbal que hace referencia a acciones que sucedieron en el pasado y que continuaron ocurriendo por un periodo de tiempo.

El modo afirmativo se construye utilizando el verbo auxiliar **"Be"** en **"pasado simple"** y al verbo principal se le agrega la terminación **"-ing"**. Tomaremos como ejemplo al verbo "watch" ("mirar/observar"):

Subject + Was/Were + Verb/ing + Complement

Affirmative	Traducción
I was watching	Yo estaba mirando
You were watching	Tú estabas mirando
He was watching	Él estaba mirando
She was watching	Ella estaba mirando
It was watching	Eso estaba mirando
We were watching	Nosotros estábamos mirando
You were watching	Ustedes estaban mirando
They were watching	Ellos estaban mirando

En el modo negativo se agrega el **"Not"** después del verbo auxiliar "Was/Were":

Negative	Traducción
I was not watching	Yo no estaba mirando
You were not watching	Tú no estabas mirando
He was not watching	Él no estaba mirando
She was not watching	Ella no estaba mirando
It was not watching	Eso no estaba mirando
We were not watching	Nosotros no estábamos mirando
You were not watching	Ustedes no estaban mirando
They were not watching	Ellos no estaban mirando

En el modo interrogativo, se escribe primero el verbo auxiliar "Was/ Were" seguido del resto de la pregunta:

Interrogative	Traducción
Was I watching ...?	¿Yo estaba mirando...?
Were you watching ...?	¿Tú estabas mirando...?
Was he watching ...?	¿Él estaba mirando...?
Was she watching ...?	¿Ella estaba mirando...?
Was it watching ...?	¿Eso estaba mirando...?
Were we watching ...?	¿Nosotros estábamos mirando...?
Were you watching ...?	¿Ustedes están mirando...?
Were they watching ...?	¿Ellos están mirando...?

Solo en el modo negativo del "past continuous tense" se pueden utilizar contracciones:

Negative	Traducción
I wasn't watching	Yo no estaba mirando
You weren't watching	Tú no estabas mirando
He wasn't watching	Él no estaba mirando
She wasn't watching	Ella no estaba mirando
It wasn't watching	Eso no estaba mirando
We weren't watching	Nosotros no estábamos mirando
You weren't watching	Ustedes no estaban mirando
They weren't watching	Ellos no estaban mirando

En el "past continuous tense" se puede aclarar en qué momento ocurrieron las acciones que se mencionan:

Nurse Johansson was behaving in a highly suspicious manner last night. *(La enfermera Johansson se estaba comportando de una manera muy sospechosa anoche)*

Dr. Hansen wasn't living in Norway in 2010.
(El Dr. Hansen no estaba viviendo en Noruega en 2010)

The patient was sleeping this morning.
(El paciente estaba durmiendo esta mañana)

They were evading my questions yesterday.
(Ellos estaban evadiendo mis preguntas ayer)

Were you working at the hospital at 9 o'clock last night?
(¿Estuviste trabajando en el hospital a las 9 en punto anoche?)

El "past continuous tense" se emplea también para referirse a una acción que se estaba llevando a cabo y que fue interrumpida por otra. La acción que es interrumpida se expresa en "pasado continuo" mientras que la acción que interrumpe se escribe en "pasado simple". En esta situación utilizaremos las expresiones **"When"** ("cuando") y **"While"** ("mientras"). Por lo general, después del "When" usamos el "simple past tense" y después del "While" el "past continuous tense".

He was talking with his grandparents when the fire alarm went off.
(Estaba hablando con sus abuelos cuando sonó la alarma de incendios)

Was it snowing when you left?
(¿Estaba nevando cuando te fuiste?)

The fire started while we were sleeping.
(El fuego comenzó mientras dormíamos)

My brother hurt his leg while we were hunting.
(A mi hermano se lastimó la pierna mientras cazábamos)

El "past continuous tense" también se usa para expresar dos acciones que se llevaron a cabo al mismo tiempo:

I was calibrating the equipment while Lucy was collecting the samples.
(Estaba calibrando el equipo mientras Lucy tomaba las muestras)

Alice, Cinthia, and Mary were playing with their cellphones while the teacher was giving a talk about hypovolemic shock.
(Alice, Cinthia y Mary jugaban con sus teléfonos celulares mientras la maestra daba una charla sobre el shock hipovolémico)

He was shaving while I was taking a shower.
(Se estaba afeitando mientras yo me duchaba)

He was closing the windows while I was calling the police.
(Él estaba cerrando las ventanas mientras yo llamaba a la policía)

My husband was trying to help him while I was calling for an ambulance.
(Mi esposo intentaba ayudarlo mientras yo llamaba por una ambulancia)

Complete los siguientes ejercicios de acuerdo con lo visto en la lección:

1. The doctor (give) ______________________________ _____ chest compressions while the nurse (administer) ______________________________ an IV bolus of epinephrine.
2. Victoria (drive) __________________________ to work when a bus hit her car.
3. I (watch) ________________________________ T.V. when my mom (tell)____________________ me the bad news.
4. Seth (use) ____________________ the copying machine when the power (go) ______________ out.
5. The nurse (apply) _______________________ an antiseptic to your wounds.
6. We (argue) _______________________________with the clinic manager because he cut our funds.
7. They (interview)_________________________________ patients all morning.
8. Susan (not/play) _________________ on the roof when she (fall) __________________________. She (climb) __________________ a tree.
9. Arthur and Samuel (bleed) _____________________ a lot from their wounds.
10. They (split) _____________________the nuclei of the cells using a new type of enzyme.
11. George (not/operate) ______________________ the C.T. scanner yesterday.
12. __________ you (take)______________________care of Ms. Andrews last night?
13 ______________she (pay)____________________attention to us?
14. ________ the clinic manager (offer) ______________________ the new position to Dr. Kowalski?
15. We (not/fight) _______________________________ yesterday; it was just a rumor.
16. Nurse Castro (monitor)______________________ the vital signs of the patient in room 101.

Respuestas de los ejercicios

1. The doctor ___was giving____ chest compressions while the nurse __was administering_____ an IV bolus of epinephrine.
2. Victoria ____________was driving___________ to work when a bus hit her car.
3. I ___was watching____ T.V. when my mom _____told_____ me the bad news.
4. Seth _________was using_________ the copying machine when the power ___went_____ out.
5. The nurse _________was applying_____________ an antiseptic to your wounds.
6. We __were arguing____ with the clinic manager because he cut our funds.
7. They __were interviewing______ patients all morning.
8. Susan __was not (wasn't) playing__ on the roof when she ___fell___. She __was climbing____ a tree.
9. Arthur and Samuel ______were bleeding_________ a lot from their wounds.
10. They _____were splitting___________ the nuclei of the cells using a new type of enzyme.
11. George _____was not (wasn't) operating____ the C.T. scanner yesterday.
12. __Were____you ____taking____ care of Ms. Andrews last night?
13. ___Was_____ she _____ paying_____ attention to us?
14 ___Was_______ the clinic manager _______offering________ the new position to Dr. Kowalski?
15. We _____were not (weren't) fighting___ yesterday; it was just a rumor.
16. Nurse Castro ______was monitoring______ the vital signs of the patient in room 101.

Future continuous tense

"Future continuous tense" ("futuro continuo") es un tiempo verbal que se emplea para describir acciones que sucederán en el futuro y que continuarán ocurriendo por un tiempo determinado. El modo afirmativo se construye utilizando el verbo auxiliar **"Will"** más el verbo **"Be"** en infinitivo y al verbo principal se le agrega la terminación **"-ing"**. Tomaremos como ejemplo al verbo "choose" ("escoger"):

Subject + Will + Be + Verb/ing + Complement

Affirmative	Traducción
I will be choosing	Yo estaré escogiendo
You will be choosing	Tú estarás escogiendo
He will be choosing	Él estará escogiendo
She will be choosing	Ella estará escogiendo
It will be choosing	Eso estará escogiendo
We will be choosing	Nosotros estaremos escogiendo
You will be choosing	Ustedes estarán escogiendo
They will be choosing	Ellos estarán escogiendo

En el modo negativo se agrega el **"Not"** después del verbo auxiliar "Will".

Negative	Traducción
I will not be choosing	Yo no estaré escogiendo
You will not be choosing	Tú no estarás escogiendo
He will not be choosing	Él no estará escogiendo
She will not be choosing	Ella no estará escogiendo
It will not be choosing	Eso no estará escogiendo
We will not be choosing	Nosotros no estaremos escogiendo
You will not be choosing	Ustedes no estarán escogiendo
They will not be choosing	Ellos no estarán escogiendo

En el modo interrogativo, se escribe primero el verbo auxiliar “Will” seguido del resto de la pregunta:

Interrogative	Traducción
Will I be choosing ...?	¿Yo estaré escogiendo...?
Will you be choosing ...?	¿Tú estarás escogiendo...?
Will he be choosing ...?	¿Él estará escogiendo...?
Will she be choosing ...?	¿Ella estará escogiendo...?
Will it be choosing ...?	¿Eso estará escogiendo...?
Will we be choosing ...?	¿Nosotros estaremos escogiendo...?
Will you be choosing ...?	¿Ustedes estarán escogiendo...?
Will they be choosing ...?	¿Ellos estarán escogiendo...?

Tanto en el modo afirmativo como en el negativo se pueden utilizar contracciones:

Affirmative	Traducción
I’ll be choosing	Yo estaré escogiendo
You’ll be choosing	Tú estarás escogiendo
He’ll be choosing	Él estará escogiendo
She’ll be choosing	Ella estará escogiendo
It’ll be choosing	Eso estará escogiendo
We’ll be choosing	Nosotros estaremos escogiendo
You’ll be choosing	Ustedes estarán escogiendo
They’ll be choosing	Ellos estarán escogiendo

Negative	Traducción
I won’t be choosing	Yo no estaré escogiendo
You won’t be choosing	Tú no estarás escogiendo
He won’t be choosing	Él no estará escogiendo
She won’t be choosing	Ella no estará escogiendo
It won’t be choosing	Eso no estará escogiendo
We won’t be choosing	Nosotros no estaremos escogiendo
You won’t be choosing	Ustedes no estarán escogiendo
They won’t be choosing	Ellos no estarán escogiendo

A continuación, se presentan algunos ejemplos:

I'll be choosing the student who deserves the scholarship.
(Yo estaré escogiendo al estudiante que merece la beca)

The hospital will be hiring the new members of our department.
(El hospital estará contratando a los nuevos miembros de nuestro departamento)

Will you be attending the anatomy class today?
(¿Vas a asistir a la clase de anatomía hoy?)

I won't be teaching at the state university next year.
(No estaré dando clases en la universidad estatal el año que viene)

El "Future continuous tense" se puede utilizar para describir acciones que se llevarán a cabo en el futuro al mismo tiempo que otras acciones que también estarán ocurriendo en el futuro:

While she stays home, we will be buying groceries.
(Mientras ella se queda en casa, nosotros estaremos comprando víveres)

We will be leaving tomorrow morning while he is still sleeping.
(Nos iremos mañana por la mañana mientras él todavía duerme*)*

A continuación, se presentan algunos ejercicios para afianzar lo aprendido:

1. You ______________________________ solid food tomorrow, Mr. Jefferson. (eat)
2. They ______________________________ medicine next year. (practice)
3. ____________ she ____________________________ to Atlanta this weekend? (move)
4. You ________________________ in your bed in no time. (sleep)
5. ________ I ______________________________ a gown the whole time? (wear)
6. The board ______________________________ the curriculum vitae of the candidates for the position. (examine)
7. You ________________________________ dizzy as a side effect of the treatment. (feel)
8. Simon ____________________________ his grandfather this week. (not/visit)
9. Dr. Bailey______________________________ the contest this year. (not/judge)
10. Chief Nurse Karen Baker ______________________________ your performance. (evaluate)
11. They ____________________________ this fall if their grades don't improve. (not/graduate)
12. This time tomorrow, Jill ______________________________ to Geneva for the WHO summit. (fly)
13. _________ Dr. Carter ____________________________ in the Burn Unit? (work)
14. __________ you ___________________________ my paper tomorrow? (review)

Respuestas de los ejercicios

1. You __will be eating__ solid food tomorrow, Mr. Jefferson.
2. They ___will be practicing_____ medicine next year.
3. __Will__ she ___be moving__ to Atlanta this weekend?
4. You ___will be sleeping__ in your bed in no time.
5. __Will___ I ___be wearing__ a gown the whole time?
6. The board __will be examining__ the curriculum vitae of the candidates for the position.
7. You _will be feeling dizzy__ as a side effect of the treatment.
8. Simon __will not (won´t) be visiting__ his grandfather this week.
9. Dr. Bailey __will not (won´t) be judging____ the contest this year.
10. Chief Nurse Karen Baker __will be evaluating____ your performance.
11. They ___will not (won´t) be graduating____ this fall if their grades don´t improve.
12. This time tomorrow, Jill ____will be flying____ to Geneva for the WHO summit.
13. ___Will____ Dr. Carter ___be working____ in the burn unit?
14. ___Will___ you ___be reviewing____ my paper tomorrow?

Present perfect tense

"Present perfect tense" ("presente perfecto") es un tiempo verbal que se emplea para referirse a acciones que ocurrieron en el pasado en un momento indeterminado y que guardan cierta relación con el presente. El modo afirmativo se construye utilizando el verbo auxiliar **"Have"** en **"presente simple"** más el verbo principal en **"pasado participo"**. Tomaremos como ejemplo al verbo "break" ("romper"):

Subject	+	Have/Has	+	Verb (past participle)	+	Complement

Affirmative	**Traducción**
I have broken	Yo he roto
You have broken	Tú has roto
He has broken	Él ha roto
She has broken	Ella ha roto
It has broken	Eso ha roto
We have broken	Nosotros hemos roto
You have broken	Ustedes han roto
They have broken	Ellos han roto

En el modo negativo se agrega el **"Not"** después del verbo auxiliar "Have/ Has":

Negative	**Traducción**
I have not broken	Yo no he roto
You have not broken	Tú no has roto
He has not broken	Él no ha roto
She has not broken	Ella no ha roto
It has not broken	Eso no ha roto
We have not broken	Nosotros no hemos roto
You have not broken	Ustedes no han roto
They have not broken	Ellos no han roto

En el modo interrogativo, se escribe primero el verbo auxiliar "Have/ Has" seguido del resto de la pregunta:

Interrogative	Traducción
Have I broken ...?	¿Yo he roto ...?
Have you broken ...?	¿Tú has roto ...?
Has he broken ...?	¿Él ha roto...?
Has she broken ...?	¿Ella ha roto...?
Has it broken ...?	¿Eso ha roto...?
Have we broken ...?	¿Nosotros hemos roto...?
Have you broken ...?	¿Ustedes han roto...?
Have they broken ...?	¿Ellos han roto...?

Tanto en el modo afirmativo como en el negativo se pueden utilizar contracciones:

Affirmative	Traducción
I've broken	Yo he roto
You've broken	Tú has roto
He's broken	Él ha roto
She's broken	Ella ha roto
It's broken	Eso ha roto
We've broken	Nosotros hemos roto
You've broken	Ustedes han roto
They've broken	Ellos han roto

Negative	Traducción
I haven't broken	Yo no he roto
You haven't broken	Tú no has roto
He hasn't broken	Él no ha roto
She hasn't broken	Ella no ha roto
It hasn't broken	Eso no ha roto
We haven't broken	Nosotros no hemos roto
You haven't broken	Ustedes no han roto
They haven't broken	Ellos no han roto

A continuación, se presentan algunos ejemplos:

Jenny hasn't broken the rules.
(Jenny no ha roto las reglas)

I have broken my pinky finger three times.
(Me he roto el dedo meñique tres veces)

We've clarified the situation already.
(Ya hemos aclarado la situación)

Claudia's asked me to speak in her name.
(Claudia me ha pedido que hable en su nombre)

Has Olivia been a good student?
(¿Olivia ha sido una buena estudiante?)

Have you finished your chores?
(¿Ya has terminado tus deberes?)

Hay que recordar que el "present perfect tense" es un tiempo verbal que se emplea para referirse a acciones que ocurrieron en el pasado en un momento indeterminado, por lo que, de ser necesario aclarar el momento exacto en que sucedieron los eventos mencionados, se debe emplear el **"pasado simple"** en su lugar. Veamos los siguientes ejemplos:

I have read the reports.
(He leído los informes)

I read the reports this morning.
(Leí los informes esta mañana)

We have seen this movie already.
(Ya hemos visto esta película)

We saw this movie last summer.
(Vimos esta película el verano pasado)

I haven´t spoken to him.
(No he hablado con él)

I didn't speak to him last night.
(No hablé con el anoche)

Complete los siguientes ejercicios con "present perfect tense" para afianzar lo aprendido:

1. _______ I _________ something wrong? (do)
2. __________ Dr. Ford ________________ that he made the wrong diagnosis? (accept)
3. _______ the nurse ____________ that she administered the wrong dosage to the patient? (admit)
4. They ______________________________the computer's software. (not/update)
5. The vaccination record is the history of all the vaccines you __________________ as a child (have)
6. They ________________________ their willingness to continue with the treatment. (manifest)
7. We _______________________________ all the variables. (not/measure)
8. Dr. Callas ____________________________ many young doctors. (guide)
9. Dr. Santorini _____________________________ with the investigation. (not/interfere)
10. They __________________________________her all the support she needs. (not/provide)
11. The board _______________________________ Dr. Phillips from his position as the clinic manager. (remove)
12. ____________ you _____________________ Mrs. Walker's health record? (see)
13. I believe that Mr. Rogers _____________________ completely honest with us. (not/be)
14. She _________________________in many fields. (succeed)
15. The committee ___________________________ our project. (reject)
16. Gout ___________________ him to walk with a painful limp. (cause)
17. __________ you ___________________ to your wife about this? (speak)
18. You'll be ready to leave the hospital once the wounds_________________. (heal)
19. ________ you ___________________ the clinic to Dr. Atkins yet? (show)
20. Don't worry, Dr. Baird __________________________everything to me. (explain)

Respuestas de los ejercicios

1. Have I done something wrong?
2. Has Dr. Ford accepted that he made the wrong diagnosis?
3. Has the nurse admitted that she administered the wrong dosage to the patient?
4. They have not (haven't) updated the computer's software.
5. The vaccination record is the history of all the vaccines you have had as a child.
6. They have manifested their willingness to continue with the treatment.
7. We have not (haven't) measured all the variables.
8. Dr. Callas has guided many young doctors.
9. Dr. Santorini has not (hasn't) interfered with the investigation.
10. They have not (haven't) provided her all the support she needs.
11. The board has removed Dr. Phillips from his position as the clinic manager.
12. Have you seen Mrs. Walker's health record?
13. I believe that Mr. Rogers has not (hasn't) been completely honest with us.
14. She has succeeded in many fields.
15. The committee has rejected our project.
16. Gout has caused him to walk with a painful limp.
17. Have you spoken to your wife about this?
18. You'll be ready to leave the hospital once the wounds have healed.
19. Have you shown the clinic to Dr. Atkins yet?
20. Don't worry, Dr. Baird has explained everything to me.

Past perfect tense

El **"past perfect tense"** ("pasado perfecto") es un tiempo verbal que se emplea para referirse a acciones que ocurrieron en el pasado en un momento anterior a otras acciones que también sucedieron en el pasado. Además, se considera que las acciones que se mencionan en el "pasado perfecto" ya han concluido. El modo afirmativo se construye utilizando el verbo auxiliar **"Have"** en **"pasado simple"** más el verbo principal en **"pasado participo"**. Tomaremos como ejemplo al verbo "send" ("enviar"):

Subject	+	Had	+	Verb (past participle)	+	Complement

Affirmative	**Traducción**
I had sent	Yo había enviado
You had sent	Tú habías enviado
He had sent	Él había enviado
She had sent	Ella había enviado
It had sent	Eso había enviado
We had sent	Nosotros habíamos enviado
You had sent	Ustedes habían enviado
They had sent	Ellos habían enviado

En el modo negativo se agrega el **"Not"** después del verbo auxiliar "Had":

Negative	**Traducción**
I had not sent	Yo no había enviado
You had not sent	Tú no habías enviado
He had not sent	Él no había enviado
She had not sent	Ella no había enviado
It had not sent	Eso no había enviado
We had not sent	Nosotros no habíamos enviado
You had not sent	Ustedes no habían enviado
They had not sent	Ellos no habían enviado

En el modo interrogativo, se escribe primero el verbo auxiliar "Had" seguido del resto de la pregunta:

Interrogative	Traducción
Had I sent ...?	¿Yo había enviado...?
Had you sent ...?	¿Tú habías enviado...?
Had he sent ...?	¿Él había enviado...?
Had she sent ...?	¿Ella había enviado...?
Had it sent ...?	¿Eso había enviado...?
Had we sent ...?	¿Nosotros habíamos enviado...?
Had you sent ...?	¿Ustedes habían enviado...?
Had they sent ...?	¿Ellos habían enviado...?

Tanto en el modo afirmativo como en el negativo se pueden utilizar contracciones:

Affirmative	Traducción
I'd sent	Yo había enviado
You'd sent	Tú habías enviado
He'd sent	Él había enviado
She'd sent	Ella había enviado
It'd sent	Eso había enviado
We'd sent	Nosotros habíamos enviado
You'd sent	Ustedes habían enviado
They'd sent	Ellos habían enviado

Negative	Traducción
I hadn't sent	Yo no había enviado
You hadn't sent	Tú no habías enviado
He hadn't sent	Él no había enviado
She hadn't sent	Ella no había enviado
It hadn't sent	Eso no había enviado
We hadn't sent	Nosotros no habíamos enviado
You hadn't sent	Ustedes no habían enviado
They hadn't sent	Ellos no habían enviado

A continuación, se presentan algunos ejemplos:

The computer had already sent the email before I could erase it.
(La computadora ya había enviado el correo electrónico antes de que pudiera borrarlo)

I'd agreed to work with Dr. Polanski, but I changed my mind.
(Había aceptado trabajar con el Dr. Polanski, pero cambié de opinión)

Had Dr. Jacobson yelled at Mrs. O'Sullivan before she started crying?
(¿Le había gritado el Dr. Jacobson a la señora O›Sullivan antes de que ella comenzara a llorar?*)*

Oliver hadn't noticed the macule on his left shoulder.
(Oliver no había notado la mácula en su hombro izquierdo)

Complete los siguientes ejercicios con "past perfect tense" para afianzar lo aprendido:

1. It ______________________________ the norm for many years, but they changed it in 2005. (be)
2. I ______________________________ about the scandal until I read about in the newspapers. (not/hear)
3. Before the accident happened, my mother ______________________________ healthy all her life. (be)
4. ________ she ____________________ before you could talk to her? (leave)
5. His son ________________________ before he could say goodbye to him. (die)
6. The class _________ already ____________________when Sharon arrived at the university. (finish)
7. If we ________________________________ your leg, the infection would have spread throughout your body. (not/amputate)
8. Dr. Lee reported that Emma ____________________ due to health reasons. (resign)
9. Charlotte ______________________________ anything since last night. (not/eat)
10. __________ Mia _________________________ Dr. Roberts about her problem before? (consult)
11. We ______________________________ to suspend the surgery, but the patient's condition was getting worse. (decide)
12. He ____________________________ a lot of money on alternative treatments before realizing that they don't work. (spend)
13. The investigation concluded that the three nurses ______________________________ in any administrative fault. (not/incur)
14. The doctors decided to administer the experimental drug to the patient because she ____________________________________ to other treatments. (not/respond)

Respuestas de los ejercicios

1. It __had been__ the norm for many years, but they changed it in 2005.
2. I __had not (hadn´t) heard__ about the scandal until I read about in the newspapers.
3. Before the accident happened, my mother __had been__ healthy all her life.
4. __Had__ she __left__ before you could talk to her?
5. His son __had died__ before he could say goodbye to him.
6. The class __had__ already __finished__ when Sharon arrived at the university.
7. If we __had not (hadn't) amputated__ your leg, the infection would have spread throughout
your body.
8. Dr. Lee reported that Emma __had resigned__ due to health reasons.
9. Charlotte __had not (hadn't) eaten__ anything since last night.
10. __Had__ Mia __consulted__ Dr. Roberts about her problem before?
11. We __had decided__ to suspend the surgery, but the patient's condition was getting worse.
12. He __had spent__ a lot of money on alternative treatments before realizing that they don´t work.
13. The investigation concluded that the three nurses __had not (hadn't) incurred__ in any administrative fault.
14. The doctors decided to administer the experimental drug to the patient because she __had not (hadn't) responded__ to other treatments.

Future perfect tense

"Future perfect tense" ("futuro perfecto") es un tiempo verbal que se emplea para referirse a acciones que se espera que finalicen en el futuro. Además, el "futuro perfecto" se emplea para referirse a una acción que sucederá antes que otra en el futuro. El modo afirmativo se construye utilizando el verbo auxiliar **"Will"** junto con el verbo **"Have"** en **"infinitivo"**, más el verbo principal en **"pasado participo"**. Tomaremos como ejemplo al verbo "become" ("convertirse en"):

Subject	+	Will	+	Have	+	Verb (past participle)	+	Complement

Affirmative	Traducción
I will have become	Yo me habré convertido
You will have become	Tú te habrás convertido
He will have become	Él se habrá convertido
She will have become	Ella se habrá convertido
It will have become	Eso se habrá convertido
We will have become	Nosotros nos habremos convertido
You will have become	Ustedes se habrán convertido
They will have become	Ellos se habrán convertido

En el modo negativo se agrega el **"Not"** después del verbo auxiliar "Will":

Negative	Traducción
I will not have become	Yo no me habré convertido
You will not have become	Tú no te habrás convertido
He will not have become	Él no se habrá convertido
She will not have become	Ella no se habrá convertido
It will not have become	Eso no se habrá convertido
We will not have become	Nosotros no nos habremos convertido
You will not have become	Ustedes no se habrán convertido
They will not have become	Ellos no se habrán convertido

En el modo interrogativo, se escribe primero el verbo auxiliar "Will" seguido del resto de la pregunta:

Interrogative	Traducción
Will I have become...?	¿Yo me habré convertido...?
Will you have become...?	¿Tú te habrás convertido...?
Will he have become...?	¿Él se habrá convertido...?
Will she have become...?	¿Ella se habrá convertido...?
Will it have become...?	¿Eso se habrá convertido...?
Will we have become...?	¿Nosotros nos habremos convertido...?
Will you have become...?	¿Ustedes se habrán convertido...?
Will they have become...?	¿Ellos se habrán convertido...?

Tanto en el modo afirmativo como en el negativo se pueden utilizar contracciones:

Affirmative	Traducción
I'll have become	Yo me habré convertido
You'll have become	Tú te habrás convertido
He'll have become	Él se habrá convertido
She'll have become	Ella se habrá convertido
It'll have become	Eso se habrá convertido
We'll have become	Nosotros nos habremos convertido
You'll have become	Ustedes se habrán convertido
They'll have become	Ellos se habrán convertido

Negative	Traducción
I won´t have become	Yo no me habré convertido
You won´t have become	Tú no te habrás convertido
He won´t have become	Él no se habrá convertido
She won´t have become	Ella no se habrá convertido
It won´t have become	Eso no se habrá convertido
We won´t have become	Nosotros no nos habremos convertido
You won´t have become	Ustedes no se habrán convertido
They won´t have become	Ellos no se habrán convertido

A continuación, se muestran algunos ejemplos:

The class will have ended by the time Martin gets here.
(La clase habrá terminado para cuando Martin haya llegado)

Jessica won't have bought the tickets before 9 p.m. because she will be at work till 8:50 p.m.
(Jessica no habrá comprado los boletos antes de las 9 p.m. porque ella estará en el trabajo hasta las 8:50 p.m.)

Algunas frases que usualmente se emplean junto al "future perfect tense" son las que se muestran en el siguiente cuadro:

Prepositional phrase	**Traducción**	**Example** *(traducción)*
By this time	A esta hora	By this time tomorrow, we'll have become registered nurses. *(Mañana a esta hora, nos habremos convertido en enfermeras registradas)*
From now	Dentro de	Two weeks from now, I'll have memorized the whole book. *(Dentro de dos semanas, habré memorizado todo el libro.)*
At	Al	At noon, the procedure will have ended. *(Al mediodía, el procedimiento habrá finalizado)*
Already	Ya	Will you have learned all the muscles of the arm already? *(¿Ya te habrás aprendido todos los músculos del brazo?)*
By the time	Para cuando	By the time they'll have developed a new vaccine, it'll be too late for us. *(Para cuando hayan desarrollado una nueva vacuna, será demasiado tarde para nosotros.)*
When	Cuando	When Charles finishes his training, he´ll have become a better doctor. *(Cuando Charles termine su entrenamiento, se habrá convertido en un mejor médico)*
Before	Antes	Dr. Chasse will have written the report before the meeting. *(El Dr. Chasse habrá escrito el informe antes de la reunión)*
As soon as	Tan pronto como	As soon as you finish this task, you'll have completed the whole course. *(Tan pronto como termine esta tarea, habrá completado todo el curso)*

A continuación, complete los siguientes ejercicios utilizando "future perfect tense" para afianzar lo aprendido:

1. _________ you _________________________ the goal by this time tomorrow? (achieve)
2. The nurse _____________________________________ the three leads on the patient's chest before 10 minutes have passed since the activation of the blue code. (place)
3. As soon as I finish writing this medical history, I _________________________________ all my rounds. (complete)
4. One year from now, the company _________________________________ ___ a new children's hospital. (build)
5. One week from now, I ____ ______ that my theory is correct. (demonstrate)
6. Don´t worry, the solution ____ ______________ before midnight. (not/crystallized)
7. _________ they ______________________________ all the samples by Tuesday? (collect)
8. By the time you can return to school, I ____________________________ ________a new prosthesis for you. (design)
9. When I move to Chicago, I ____________________________ in 4 different cities. (live)
10. Donovan ____________________________________ the whole chapter before the class starts because his little sister torn some of the pages. (not/read)
11. ________ you ____________________________________ the office before I come back? (clean)
12. _________ my father ______________________________ dinner before I pick him up? (eat)
13. Elizabeth and Natasha ____ ____ the results by the end of the day. (corroborate)
14. By the time you return from the bathroom, the tablets __________________________________ completely. (dissolve)

Respuestas de los ejercicios

1. Will you_have achieved_____ the goal by this time tomorrow?
2. The nurse __will have placed_____ the three leads on the patient's chest before 10 minutes have passed since the activation of the blue code.
3. As soon as I finish writing this medical history, I___will have completed all my rounds.
4. One year from now, the company __will have built____ a new children's hospital.
5. One week from now, I ____will have demonstrated____ that my theory is correct.
6. Don´t worry, the solution ___will not (won't) have crystallized____ before midnight.
7. _Will__ they __have collected____ all the samples by Tuesday?
8. By the time you can return to school, I _will have designed___ a new prosthesis for you. (design)
9. When I move to Chicago, I _will have lived__ in 4 different cities.
10. Donovan _will not (won't) have read_ the whole chapter before the class starts because his little sister torn some of the pages.
11. __Will__ you __have cleaned_____ the office before I come back?
12. _Will__ my father __have eaten_ dinner before I pick him up?
13. Elizabeth and Natasha _will have corroborated_ the results by the end of the day.
14. By the time you return from the bathroom, the tablets ___will have dissolved__ completely.

Present perfect continuous tense

"Present perfect continuous tense" ("presente perfecto continuo") es un tiempo verbal que se emplea para referirse a acciones que iniciaron en el pasado y que aún continúan en el presente (aún no han finalizado). El modo afirmativo se construye utilizando el verbo auxiliar **"Have"** en **"presente simple"**, más el verbo auxiliar **"Be"** en **"pasado participo"** y al verbo principal se le agrega la terminación **"-ing"**. Tomaremos como ejemplo al verbo "drink" ("beber"):

Subject	+	Have/ Has	+	Been	+	Verb/-ing	+	Complement

Affirmative	Traducción
I have been drinking	Yo he estado bebiendo
You have been drinking	Tú has estado bebiendo
He has been drinking	Él ha estado bebiendo
She has been drinking	Ella ha estado bebiendo
It has been drinking	Eso ha estado bebiendo
We have been drinking	Nosotros hemos estado bebiendo
You have been drinking	Ustedes han estado bebiendo
They have been drinking	Ellos han estado bebiendo

En el modo negativo se agrega el **"Not"** después del verbo auxiliar "Have/ Has":

Negative	Traducción
I have not been drinking	Yo no he estado bebiendo
You have not been drinking	Tú no has estado bebiendo
He has not been drinking	Él no ha estado bebiendo
She has not been drinking	Ella no ha estado bebiendo
It has not been drinking	Eso no ha estado bebiendo
We have not been drinking	Nosotros no hemos estado bebiendo
You have not been drinking	Ustedes no han estado bebiendo
They have not been drinking	Ellos no han estado bebiendo

En el modo interrogativo, se escribe primero el verbo auxiliar "Have/ Has" seguido del resto de la pregunta:

Interrogative	Traducción
Have I been drinking…?	¿Yo he estado bebiendo…?
Have you been drinking…?	¿Tú has estado bebiendo…?
Has he been drinking…?	¿Él ha estado bebiendo…?
Has she been drinking…?	¿Ella ha estado bebiendo…?
Has it been drinking…?	¿Eso ha estado bebiendo…?
Have we been drinking…?	¿Nosotros hemos estado bebiendo…?
Have you been drinking…?	¿Ustedes han estado bebiendo…?
Have they been drinking…?	¿Ellos han estado bebiendo…?

Tanto en el modo "afirmativo" como en el "negativo" se pueden utilizar contracciones:

Affirmative	Traducción
I've been drinking	Yo he estado bebiendo
You've been drinking	Tú has estado bebiendo
He's been drinking	Él ha estado bebiendo
She's been drinking	Ella ha estado bebiendo
It's been drinking	Eso ha estado bebiendo
We've been drinking	Nosotros hemos estado bebiendo
You've been drinking	Ustedes han estado bebiendo
They've been drinking	Ellos han estado bebiendo

Negative	Traducción
I haven't been drinking	Yo no he estado bebiendo
You haven't been drinking	Tú no has estado bebiendo
He hasn't been drinking	Él no ha estado bebiendo
She hasn't been drinking	Ella no ha estado bebiendo
It hasn't been drinking	Eso no ha estado bebiendo
We haven't been drinking	Nosotros no hemos estado bebiendo
You haven't been drinking	Ustedes no han estado bebiendo
They haven't been drinking	Ellos no han estado bebiendo

A continuación, se presentan algunos ejemplos:

They have been waiting for Dr. Spencer for 2 hours.
(Han estado esperando al Dr. Spencer por 2 horas)

Geena has been biting her nails.
(Geena se ha estado mordiendo las uñas)

Have you been seeing a therapist?
(¿Has estado viendo a una terapeuta?)

The patient hasn't been telling the truth.
(La paciente no ha estado diciendo la verdad)

A continuación, complete los siguientes ejercicios utilizando "present perfect continuous tense" para afianzar lo aprendido:

1. Laura told the psychiatrist that she ______________________________ ____________ about the accident. (dream)
2. The administrator ____________________________________the rules since the beginning. (dictate)
3. The asymptomatic carriers _____________________________________ __ the virus within their community. (spread)
4. We ____ the real problem. (not/address)
5. The babies ______________________________________ all morning. (cry)
6. ___________ Dr. Nelson ______________________________ the residents with respect? (treat)
7. The nurses ___________________________________ the proper protective equipment. (not/wear)
8. ________ Melanie ______________________________ laboratory mice with the bacteria? (inoculate)
9. Maybe, you ____ too much on this issue. (focus)
10. Vivian _____________________________ as part of her therapy every day. (swim)
11. __________ Taylor ____ all the information? (compile)
12. Your phone _____________________________________ for ten straight minutes. (Ring)
13. Mr. Torres ______________________________________his illness from his family. (hide)
14. ___________ Liza _______________________________________ herself? (hurt)
15. My mother ____ well lately. (not/feel)
16. John __________________________________ on a new project. (work)
17. Dr. Fletcher ______________________________________his phone since last night. (not/answer)
18. I ____________________________________the button for an hour, but nothing happens. (hit)

Respuestas de los ejercicios

1. Laura told the psychiatrist that she __has been dreaming__ about the accident.
2. The administrator __has been dictating__ the rules since the beginning.
3. The asymptomatic carriers __have been spreading__ the virus within their community.
4. We __have not (haven't) been addressing__ the real problem.
5. The babies __have been crying__ all morning.
6. __Has__ Dr. Nelson __been treating__ the residents with respect?
7. The nurses __have not (haven't) been wearing__ the proper protective equipment.
8. __Has__ Melanie __been inoculating__ laboratory mice with the bacteria?
9. Maybe, you __have been focusing__ too much on this issue.
10. Vivian __has been swimming__ as part of her therapy every day.
11. __Has__ Taylor __been compiling__ all the information?
12. Your phone __has been ringing__ for ten straight minutes.
13. Mr. Torres __has been hiding__ his illness from his family.
14. __Has__ Liza __been hurting__ herself?
15. My mother __has not (hasn't) been feeling__ well lately.
16. John __has been working__ on a new project.
17. Dr. Fletcher __has not (hasn't) been answering__ his phone since last night.
18. I __have been hitting__ the button for an hour, but nothing happens.

Past perfect continuous tense

"Past perfect continuous tense" ("pasado perfecto continuo") es un tiempo verbal que se emplea para referirse a acciones que iniciaron en el pasado, continuaron ocurriendo por un periodo de tiempo y finalizaron también en el pasado. El modo afirmativo se construye utilizando el verbo auxiliar **"Have"** en **"pasado simple"**, más el verbo auxiliar **"Be"** en **"pasado participo"** y al verbo principal se le agrega la terminación **"-ing"**. Tomaremos como ejemplo al verbo "hold" ("sostener"):

Subject + Had + Been + Verb/-ing + Complement

Affirmative	Traducción
I had been holding	Yo había estado sosteniendo
You had been holding	Tú habías estado sosteniendo
He had been holding	Él había estado sosteniendo
She had been holding	Ella había estado sosteniendo
It had been holding	Eso había estado sosteniendo
We had been holding	Nosotros habíamos estado sosteniendo
You had been holding	Ustedes habían estado sosteniendo
They had been holding	Ellos habían estado sosteniendo

En el modo negativo se agrega el **"Not"** después del verbo auxiliar "Had":

Negative	Traducción
I had not been holding	Yo no había estado sosteniendo
You had not been holding	Tú no habías estado sosteniendo
He had not been holding	**Él no había estado sosteniendo**
She had not been holding	Ella no había estado sosteniendo
It had not been holding	Eso no había estado sosteniendo
We had not been holding	Nosotros no habíamos estado sosteniendo
You had not been holding	Ustedes no habían estado sosteniendo
They had not been holding	Ellos no habían estado sosteniendo

En el modo interrogativo, se escribe primero el verbo auxiliar "Had" seguido del resto de la pregunta:

Interrogative	Traducción
Had I been holding…?	**¿Yo había estado sosteniendo…?**
Had you been holding…?	**¿Tú habías estado sosteniendo…?**
Had he been holding…?	**¿Él había estado sosteniendo…?**
Had she been holding…?	**¿Ella había estado sosteniendo…?**
Had it been holding…?	**¿Eso había estado sosteniendo…?**
Had we been holding…?	**¿Nosotros habíamos estado sosteniendo…?**
Had you been holding…?	**¿Ustedes habían estado sosteniendo…?**
Had they been holding…?	**¿Ellos habían estado sosteniendo…?**

Tanto en el modo "afirmativo" como en el "negativo" se pueden utilizar contracciones:

Affirmative	Traducción
I'd been holding	Yo había estado sosteniendo
You'd been holding	Tú habías estado sosteniendo
He'd been holding	**Él había estado sosteniendo**
She'd been holding	Ella había estado sosteniendo
It'd been holding	Eso había estado sosteniendo
We'd been holding	Nosotros habíamos estado sosteniendo
You'd been holding	Ustedes habían estado sosteniendo
They'd been holding	Ellos habían estado sosteniendo

Negative	Traducción
I hadn't been holding	Yo no había estado sosteniendo
You hadn't been holding	Tú no habías estado sosteniendo
He hadn't been holding	**Él no había estado sosteniendo**
She hadn't been holding	Ella no había estado sosteniendo
It hadn't been holding	Eso no había estado sosteniendo
We hadn't been holding	Nosotros no habíamos estado sosteniendo
You hadn't been holding	Ustedes no habían estado sosteniendo
They hadn't been holding	Ellos no habían estado sosteniendo

A continuación, se presentan algunos ejemplos:

I had been reading in my room for 2 hours when I fell asleep.
(Había estado leyendo en mi habitación durante 2 horas cuando me quedé dormido)

Had you been smoking marijuana before you fell down the stairs?
(¿Había estado fumando marihuana antes de caerse por las escaleras?)

Mr. Morris hadn't been drinking the night of the crash.
(El Sr. Morris no había estado bebiendo la noche del choque)

I'd been expecting an explanation from Dr. Bailey, but he never called.
(Había estado esperando una disculpa del Dr. Bailey, pero él nunca llamó)

En el "past perfect continuous tense" se pueden utilizar las siguientes expresiones:

Conjunction	**Traducción**	**Example** *(ejemplo)*
When	Cuando	I had been holding my breath for one minute when the doctor told me to take another deep breath. *(Había estado conteniendo la respiración durante dos minutos cuando el médico me dijo que tomara otra respiración profunda)*
For	Por	I had been waiting for 1 hour when I remembered that my appointment was until next Monday. *(Había estado esperando durante 1 hora cuando recordé que mi cita era hasta el próximo lunes)*
Since	Desde	Dr. Miller had been working in the hospital since the 1970s, but he was diagnosed with gastric cancer in the 1990s and had to resign. *(El Dr. Miller había estado trabajando en el hospital desde los años 70, pero le diagnosticaron cáncer gástrico en los* **años** *90 y tuvo que renunciar)*
Before	Antes	Before moving to San Diego to work with us, Dr. Lopez had been working for an insurance company. *(Antes de mudarse a San Diego para trabajar con nosotros, el Dr. López había estado trabajando para una compañía de seguros)*

A continuación, complete los siguientes ejercicios utilizando "past perfect continuous tense" para afianzar lo aprendido:

1. _____ you ___________________________ alcohol or doing drugs? (drink)
2. Joey _____________________________ weights all morning the day he fainted. (lift)
3. Amelia _____________________________ every morning since she was 12 years old. (run)
4. We found out that Michael _____________________________________ _______ the pills. (not/swallow)
5. Mr. Banks _____________________________ our recommendations. (not/follow)
6. I ____ with Nurse Brown for 10 minutes when she received a message from Dr. Ross telling her to go back to the ER. (talk)
7. ______ you _____________________________ your treatment when you had the panic attack? (take)
8. Dr. Smith __________________________________ your father's schizophrenia for ten years before he decided to take his own life. (treat)
9. Nurse Mitchell _____________________________ for leukemia patients for more than five years. (care)
10. Dr. Cox _________________________________ at the university for 20 years when he was fired. (teach)
11. Liz and June __________________________________ a new drug but they had to halt the research because two of the patients died due to the side effects of the drug. (test)
12. Dr. Adams __________________________________ our request for three years until we threatened to sue him. (ignore)

Respuestas de los ejercicios

1. _Had_ you _been drinking_ alcohol or doing drugs?
2. Joey _had been lifting_ weights all morning the day he fainted.
3. Amelia _had been running_ every morning since she was 12 years old.
4. We found out that Michael ___had not (hadn't) been swallowing___ the pills.
5. Mr. Banks _had not (hadn't) been following_ our recommendations.
6. I __had been talking___ with Nurse Brown for 10 minutes when she received a message from Dr.

Ross telling her to go back to the ER.

7. _Had_ you _been taking_ your treatment when you had the panic attack?
8. Dr. Smith _had been treating_ your father's schizophrenia for ten years before he decided to

take his own life.

9. Nurse Mitchell _had been caring_ for leukemia patients for more than five years.
10. Dr. Cox _had been teaching_ at the university for 20 years when he was fired.
11. Liz and June ___had been testing_ a new drug, but they had to halt the research because two of

the patients died due to the side effects of the drug.

12. Dr. Adams _had been ignoring_ our request for three years until we threatened to sue him.

Future perfect continuous tense

"Future perfect continuous tense" ("futuro perfecto continuo") es un tiempo verbal que se emplea para referirse a acciones que finalizarán en un momento determinado en el futuro. Las acciones mencionadas pueden iniciar en el pasado, presente o futuro y continuarán ocurriendo hasta que se alcance el punto en el tiempo que se fijó con anterioridad. El modo afirmativo se construye utilizando el verbo auxiliar **"Will"**, más el verbo auxiliar **"Have"** en **"infinitivo"**, más el verbo **"Be"** en **"pasado participo"** y al verbo principal se le agrega la terminación **"-ing"**. Tomaremos como ejemplo al verbo "run" ("correr"):

Subject	+	Will	+	Have	+	Been	+	Verb/-ing	+	Complement

Affirmative	Traducción
I will have been running	Yo habré estado corriendo
You will have been running	Tú habrás estado corriendo
He will have been running	Él habrá estado corriendo
She will have been running	Ella habrá estado corriendo
It will have been running	Eso habrá estado corriendo
We will have been running	Nosotros habremos estado corriendo
You will have been running	Ustedes habrán estado corriendo
They will have been running	Ellos habrán estado corriendo

En el modo negativo se agrega el **"Not"** después del verbo auxiliar "Will":

Negative	Traducción
I will not have been running	Yo no habré estado corriendo
You will not have been running	Tú no habrás estado corriendo
He will not have been running	Él no habrá estado corriendo
She will not have been running	Ella no habrá estado corriendo
It will not have been running	Eso no habrá estado corriendo
We will not have been running	Nosotros no habremos estado corriendo
You will not have been running	Ustedes no habrán estado corriendo
They will not have been running	Ellos no habrán estado corriendo

En el modo interrogativo, se escribe primero el verbo auxiliar "Will" seguido del resto de la pregunta:

Interrogative	Traducción
Will I have been running…?	¿Yo habré estado corriendo…?
Will you have been running…?	¿Tú habrás estado corriendo…?
Will he have been running…?	¿Él habrá estado corriendo…?
Will she have been running…?	¿Ella habrá estado corriendo…?
Will it have been running…?	¿Eso habrá estado corriendo…?
Will we have been running…?	¿Nosotros habremos estado corriendo…?
Will you have been running…?	¿Ustedes habrán estado corriendo…?
Will they have been running…?	¿Ellos habrán estado corriendo…?

Tanto en el modo afirmativo como en el negativo se pueden utilizar contracciones:

Affirmative	Traducción
I'll have been running	Yo habré estado corriendo
You'll have been running	Tú habrás estado corriendo
He'll have been running	Él habrá estado corriendo
She'll have been running	Ella habrá estado corriendo
It'll have been running	Eso habrá estado corriendo
We'll have been running	Nosotros habremos estado corriendo
You'll have been running	Ustedes habrán estado corriendo
They'll have been running	Ellos habrán estado corriendo

Negative	Traducción
I won´t have been running	Yo no habré estado corriendo
You won´t have been running	Tú no habrás estado corriendo
He won´t have been running	Él no habrá estado corriendo
She won't have been running	Ella no habrá estado corriendo
It won't have been running	Eso no habrá estado corriendo
We won't have been running	Nosotros no habremos estado corriendo
You won´t have been running	Ustedes no habrán estado corriendo
They won't have been running	Ellos no habrán estado corriendo

A continuación, se presentan algunos ejemplos:

At noon, I will have been running for two hours.
(Al mediodía, habré estado corriendo por dos horas)

In October, Annabel will have been working at the hospital for ten years.
(En octubre, Annabel habrá estado trabajando en el hospital durante diez años)

Your son won't have been living in New York for long by the time his visa expires.

(Su hijo no habrá estado viviendo en Nueva York por mucho tiempo cuando expire su visa)

Will you have been running for one hour when the alarm goes off?
(¿Habrás estado corriendo por una hora cuando suene la alarma?)

A continuación, complete los siguientes ejercicios utilizando "future perfect continuous tense" para afianzar lo aprendido:

1. By this time tomorrow, I ____ ____________ for two straight days. (work)
2. ________ Jack ____ abroad for two years next week? (live)
3. In two weeks, the hospital ____ cancer patients for more than two decades. (treat)
4. In May, Gabriela ____ to get pregnant for three years. (try)
5. In one hour, I ____ for five straight hours. (study)
6. At six o'clock, I ____ _____ for forty minutes. (wait)
7. _______ the janitor ____ the office for two hours at noon? (clean)
8. Don't worry! Barbara ____ ___ for too long by the time you arrive. (not/wait)

Respuestas de los ejercicios

1. By this time tomorrow, I will have been working for two straight days.
2. Will Jack have been living abroad for over two years next week?
3. In two weeks, the hospital will have been treating cancer patients for more than two decades.
4. In May, Gabriela will have been trying to get pregnant for three years.
5. In one hour, I will have been studying for five straight hours.
6. At six o'clock, I will have been waiting for forty minutes.
7. Will the janitor have been cleaning the office for two hours at noon?
8. Don't worry! Barbara will not (won't) have been waiting for too long by the time you arrive.

Conditionals

Los **"conditionals"** ("condicionales") son un tipo especial de enunciados que se utilizan para expresar situaciones en las que se especula sobre lo que podría pasar o podría haber pasado si una condición se cumpliera o se hubiera cumplido. Este tipo de enunciados emplean la conjunción **"If"** ("si") para denotar la **"condición"** que debe cumplirse para obtener un **"resultado"**. Estas expresiones se pueden organizar de dos formas:

Condition → Result

Result ← Condition

Por ejemplo:

If I studied every day, I would have better grades
(Si estudiara todos los días, tendría mejores calificaciones)

I would have better grades if I studied every day.
(Tendría mejores calificaciones si estudiara todos los días)

Tanto la "condición" como el "resultado" pueden encontrarse en modo afirmativo o negativo, dependiendo el caso. A continuación, se presentan los cuatro tipos de **"oraciones condicionales"** que hay.

Type 0

Este tipo de "enunciados condicionales" describen situaciones reales que tienen consecuencias o resultados ya conocidos e inevitables y se construyen de la siguiente manera:

"If" clause		**"Main" clause**
Simple present tense *(presente simple)*	+	Simple present tense *(presente simple)*

Por ejemplo:

If you cut an artery, it bleeds.
(Si cortas una arteria, sangra)

If you cut a nerve, it doesn't bleed.
(Si cortas un nervio, no sangra)

Type 1

En los "enunciados condicionales tipo 1", se tiene una condición que si es posible que pueda llegar a darse y su probable resultado. Este tipo de enunciados se construyen de la siguiente manera:

"If" clause		**"Main" clause**
Simple present tense *(presente simple)*	+	Simple future tense *(presente simple)*

Por ejemplo:

If you examine your patients more carefully, you will make fewer mistakes.
(Si examinas a tus pacientes con más cuidado, cometerás menos errores)

If Lillian doesn't send the application, she won't go to the Summit.
(Si Lillian no envía la solicitud, no irá a la Cumbre)

Type 2

En este tipo de "enunciados condicionales", se tiene una situación hipotética y su probable resultado, y se construyen de la siguiente manera:

"If" clause		**"Main" clause**
Simple past tense *(presente simple)*	+	Would + verb

Por ejemplo:

If Dr. Kim focused more on his studies, he would graduate as one of his generation's best students. *(Si el Dr. Kim se enfocara más en sus estudios, se graduaría como uno de los mejores estudiantes de su generación)*

If Nurse Larson weren't so arrogant, she would have more friends.
(Si la enfermera Larson no fuera tan arrogante, tendría más amigos)

Type 3

En los "enunciados condicionales tipo 3" se describen situaciones hipotéticas en el pasado que, de haberse concretado, tendrían un resultado diferente a la realidad actual. Estos enunciados se construyen de la siguiente manera:

"If" clause		**"Main" clause**
Past perfect tense *(pasado perfecto)*	+	Would + have + past participle *(Would + have + pasado participio)*

Por ejemplo:

If Dr. Frye had asked Mr. Mendoza about his eating habits, he would have known that he is lactose intolerant.
(Si el Dr. Frye le hubiera preguntado al Sr. Mendoza sobre sus hábitos alimenticios, habría sabido que es intolerante a la lactosa)

If Nurse Clarkson hadn't heard Mrs. Riggs screaming, she wouldn't have noticed that she had a heart attack.
(Si la enfermera Clarkson no hubiera escuchado a la señora Riggs gritar, no se habría dado cuenta que tuvo un infarto)

Modal verbs

En los "enunciados condicionales" tipo 1, 2 y 3, se pueden utilizar otros **"verbos modales"** en lugar de "Will" y "Would" para expresar el grado de certeza, permiso o recomendación que se le quiere dar al enunciado:

If Lillian doesn't send the application, she can't go to the Summit.
(Si Lillian no envía la solicitud, no puede ir a la Cumbre)

If Nurse Larson weren't so arrogant, she might have more friends.
(Si la enfermera Larson no fuera tan arrogante, podría tener más amigas)

If Nurse Clarkson hadn't heard Mrs. Riggs screaming, she couldn't have noticed that she had a heart attack.
(Si la enfermera Clarkson no hubiera escuchado a la señora Riggs gritar, no podría haber notado que tuvo un infarto)

Interrogative

En el modo interrogativo se coloca el verbo auxiliar al principio de la pregunta:

Does a nerve bleed if you cut it?
(¿Sangra un nervio si lo cortas?)

If Lillian doesn't send the application, can she go to the Summit?
(Si Lillian no envía la solicitud, ¿puede ir a la Cumbre?)

If Dr. Kim focused more on his studies, would he graduate as one of the best students of his generation?
(Si el Dr. Kim se enfocara más en sus estudios, ¿se graduaría como uno de los mejores estudiantes de su generación?)

Would Nurse Larson have more friends if she weren't so arrogant?
(¿Tendría más amigas la enfermera Larson si no fuera tan arrogante?)

Verb "Be"

El verbo **"Be"** ("ser o estar"), cuando se emplea en situaciones hipotéticas e irreales ("conditionals Type 2 and 3"), se conjuga como **"were"** para todos los sujetos tanto del plural como del singular:

Correct	If I were taller, I could reach the upper shelf. *(Si fuera más alto, podría alcanzar el estante s uperior)*
Incorrect I	f I was taller, I could reach the upper shelf.
Correct	If Julian were here, he would know what to do. *(Si Julian estuviera aquí, él sabría qué hacer)*
Incorrect	If Julian was here, he would know what to do about this situation.

A continuación, se presentan algunos ejercicios para afianzar lo aprendido:

Sobre cada enunciado se encuentran dos fragmentos de este. Acomódelos de manera correcta:

will burn your esophagus   drink bleach

1. If you ____________________, you ____________________________
____________________.

had completed the residency program   would have been a cardiologist

2. John ______________________________ if he ______________________
___________________________.

put breast milk in the microwave   destroys valuable immunological components

3. If you________________________________, the heat________________
___________________________.

wore her glasses   wouldn´t have a headache

4. Nurse McPherson_________________________________ if she
____________________________________.

had diagnosed my father's brain tumor earlier   would have survived

5. If Dr. Nielsen______________________________________, he______
___________________________.

will feel better in a few days   take your medicine as the doctor told you

6. If you____, you________
____________________________.

would get hurt   fell from the roof

7. If Hope______________________________, she_______________________________.

hadn't found you would have died

8. If the rescuers________________________________, you_______________________________.

develop immunity against many diseases vaccinate your children

9. If you___________________________________, they___________________________________.

might win prepare for the contest

10. If we______________________________________, we_________________________________.

could avoid a disciplinary procedure prove that Dr. Camacho is wrong

11. We _____________________________________ if we___________________________________.

were evacuated on time should be ok

12. Your family_________________________________ if they__________________________________.

must notify her superior accidentally pricks her finger with a needle

13. If a nurse____, she______________________________.

persist will have to consult a psychologist

14. If the nightmares ____________________________, you ____.

Respuestas de los ejercicios

1. If you drink bleach, you will burn your esophagus.
2. John would have been a cardiologist if he had completed the residency program.
3. If you put breast milk in the microwave, the heat destroys valuable immunological components.
4. Nurse McPherson wouldn´t have a headache if she wore her glasses.
5. If Dr. Nielsen had diagnosed my father's brain tumor earlier, he would have survived.
6. If you take your medicine as the doctor told you, you will feel better in a few days.
7. If Hope fell from the roof, she would get hurt.
8. If the rescuers hadn't found you, you would have died.
9. If you vaccinate your children, they develop immunity against many diseases.
10. If we prepare for the contest, we might win.
11. We could avoid a disciplinary procedure if we prove that Dr. Camacho is wrong.
12. Your family should be ok if they evacuated on time.
13. If a nurse accidentally pricks her finger with a needle, she must notify her superior.
14. If the nightmares persist, you will have to consult a psychologist.

Passive voice

En **"passive voice"** ("voz pasiva"), contrario a lo que sucede en **"active voice"** ("voz activa"), se da mayor importancia a las acciones realizadas y no a quien las realiza. En textos académicos y en artículos de divulgación científica se emplea ampliamente la "voz pasiva".

Veamos el siguiente ejemplo:

The book was written in 1972
(El libro fue escrito en 1972)

En el enunciado anterior, nos interesa conocer la fecha en que el libro fue escrito, pero en este momento no es relevante saber quién lo escribió, o quizá ya sabemos su nombre o puede que ya se haya mencionado en otro segmento del texto.

Si se desea mencionar quien realiza la acción, se debe utilizar la preposición "By" seguido del sujeto.

The book was written in 1972 by Richard Boyle
(El libro fue escrito en 1972 por Richard Boyle)

Si se quiere dar mayor énfasis a quien lleva acabo la acción, se debe cambiar el enunciado a las "voz activa":

Passive voice	**Active voice**
The book was written in 1972 by Richard Boyle *(El libro fue escrito en 1972 por Richard Boyle)*	Richard Boyle wrote the book in 1972 *(Richard Boyle escribió el libro en 1972)*

Se puede conjugar la voz pasiva en diferentes tiempos verbales, utilizando la siguiente estructura:

Appropriate form of the verb 'Be'	+	Main verb in Past participle

A continuación, se presentan algunos ejemplos en diferentes tiempos verbales, comparando la "voz pasiva" con la "voz activa" utilizando el verbo "sedate" ("sedar"):

Verb tense	**Active voice** *(traducción)*	**Passive voice** *(traducción)*
Simple present	The anesthesiologist sedates his patients with propofol *(El anestesiólogo seda a sus pacientes con Propofol)*	The patients are sedated with propofol *(Los pacientes son sedados con Propofol)*
Present continuous	The anesthesiologist is sedating the patient with propofol *(El anestesiólogo está sedando al paciente con Propofol)*	The patient is being sedated with propofol *(El paciente está siendo sedado con Propofol)*
Simple past	The anesthesiologist sedated the patient with propofol *(El anestesiólogo sedó al paciente con Propofol)*	The patient was sedated with propofol *(El paciente fue sedado con Propofol)*
Past continuous	The anesthesiologist was sedating the patient with propofol *(El anestesiólogo estaba sedando al paciente con Propofol)*	The patient was being sedated with propofol *(El paciente estaba siendo sedado con Propofol)*
Present perfect	The anesthesiologist has sedated the patient with propofol *(El anestesiólogo ha sedado al paciente con Propofol)*	The patient has been sedated with propofol *(El paciente ha sido sedado con Propofol)*
Past perfect	The anesthesiologist had sedated the patient with propofol *(El anestesiólogo había sedado al paciente con Propofol)*	The patient had been sedated with propofol *(El paciente había sido sedado con Propofol)*
Future	The anesthesiologist will sedate the patient with propofol *(El anestesiólogo sedará al paciente con Propofol)*	The patient will be sedated with propofol *(El paciente será sedado con Propofol)*
Future continuous	The anesthesiologist will be sedating the patient with propofol *(El anestesiólogo estará sedando al paciente con Propofol)*	The patient will be being sedated with propofol *(El paciente estará siendo sedado con Propofol)*
Conditional I	The anesthesiologist would sedate the patient with propofol if he were in pain *(El anestesiólogo sedaría al paciente con Propofol si tuviera dolor)*	The patient would be sedated with propofol if he were in pain *(El paciente sería sedado con Propofol si tuviera dolor)*
Conditional II	The anesthesiologist would have sedated the patient with propofol if he had been in pain *(El anestesiólogo habría sedado al paciente con Propofol si hubiera tenido dolor)*	The patient would have been sedated with propofol if he had been in pain *(El paciente habría sido sedado con Propofol si hubiera tenido dolor)*
Infinitive	The anesthesiologist must sedate the patient with propofol before the surgery *(El anestesiólogo debe sedar al paciente con Propofol antes de la cirugía)*	The patient must be sedated with propofol before the surgery *(El paciente debe ser sedado con Propofol antes de la cirugía)*

En los modos interrogativo y negativo de "passive voice", se seguirán las reglas del tiempo verbal en que se haya escrito el enunciado. Veamos los siguientes ejemplos:

Would the patient have been sedated with propofol if he had been in pain?
(¿Se habría sedado al paciente con propofol si hubiera tenido dolor?)

The patient wasn't sedated with propofol
(El paciente no fue sedado con propofol)

Los "verbos modales" se utilizan para formar el infinitivo de la "voz pasiva":

The patient has to be tested for HIV.
(Se le tiene que hacer la prueba del VIH al paciente)

Carol might be disappointed by the outcome of her rhinoplasty.
(Carol podría estar decepcionada por el resultado de su rinoplastia)

A continuación, se presentan algunos ejercicios para afianzar los aprendido:

Convierta los siguientes enunciados en "active voice" a "passive voice":

1. Dwayne and I accelerated the chemical reaction using a new type of enzyme.

R: ____
____

2. Noah established new rules for the laboratory yesterday.

R: ____
____

3. The administration has equipped our department with new computers.

R: ____
____

4. We will use the crude mortality rate (CMR) as an indicator of the population's overall health condition.

R: ____
____

5. The researchers evaluated the laboratory features of adults with melanoma.

R: ____
____

6. Dr. Michaels has selected 200 children for the study.

R: ____
____

7. Pauline and Aiden had identified the bacteria that caused the outbreak.

R: ____
____

8. Doctors implement isolation precautions to create barriers between people and germs.

R: ____
____

9. A lawyer provides legal advice to the doctors that work for the hospital.

R: ____
____

10. Gavin and Wade are purifying the samples.

R: ____
____

11. I was disinfecting the examination table this morning.

R: ____
____

12. We would consult a rheumatologist if there was no improvement.

R: ____
____

13. The nurse would have administered another dose of the anxiolytic if you had had an anxiety attack.

R: ____
____

14. The patient must cover all the expenses before being discharged from the hospital.

R: ____

Respuestas de los ejercicios

1. The chemical reaction was accelerated using a new type of enzyme.
2. New rules for the laboratory were established yesterday.
3. Our department has been equipped with new computers.
4. The crude mortality rate (CMR) will be used as an indicator of the population's overall health condition.
5. The laboratory features of adults with melanoma were evaluated.
6. 200 children have been selected for the study.
7. The bacteria that caused the outbreak had been identified.
8. Isolation precautions are implemented to create barriers between people and germs
9. Legal advice is provided to the doctors that work for the hospital.
10. The samples are being purified.
11. The examination table was being disinfected this morning.
12. A rheumatologist would be consulted if there was no improvement.
13. Another dose of the anxiolytic would have been administered if you had had an anxiety attack.
14. All expenses must be covered before being discharged from the hospital.

Possessive pronouns

Los **"possessive pronouns"** ("pronombres posesivos") se utilizan para determinar posesión o pertenencia y sustituyen al sujeto (a quien pertenece el objeto) en la oración.

Subject pronoun *(traducción)*	**Possessive pronoun** *(traducción)*
I *(yo)*	Mine *(mío/míos)*
You *(tú)*	Yours *(tuyo/tuyos)*
He *(él)*	His *(de él/suyo/suya)*
She *(ella)*	Hers *(de ella/suyo/suya)*
It *(eso/esa)*	–
We *(nosotros/nosotras)*	Ours *(nuestro/nuestra/nuestros/nuestras/de nosotros/de nosotras)*
You *(ustedes)*	Yours *(suyo/suya/suyos/suyas/de ustedes)*
They *(ellos/ellas)*	Theirs *(de ellos/de ellas / suyo/suya/suyos/suyas)*

Por ejemplo:

That book is mine.
(Ese libro es mío)

The computer is hers.
(La computadora es de ella)

The equipment is ours.
(El equipo es nuestro)

Se puede usar un "possessive pronoun" para sustituir enunciados completos y así evitar repetir palabras.

Whose computer is this? Is it yours?
(¿De quién es esta computadora? ¿Es tuya?)

En el ejemplo anterior, se evitó repetir la palabra "computer" en la segunda pregunta, ya que está implícito que se está hablando de la misma computadora.

Se pueden utilizar "pronombres posesivos" después de la palabra "of":

Dr. Kevorkian is a friend of his.
(El Dr. Kevorkian es un amigo suyo/de él)

Possessive adjectives

Los **"possessive adjectives"** ("adjetivos posesivos") se emplean para indicar que algo pertenece a alguien.

Subject pronoun *(traducción)*	**Possessive adjective** *(traducción)*
I *(yo)*	My *(mi/mis)*
You *(tú)*	Your *(tu/tus/su/sus)*
He *(él)*	His *(su/sus)*
She *(ella)*	Her *(su/sus)*
It *(eso/esa)*	Its *(su/sus)*
We *(nosotros/nosotras)*	Our *(nuestro/nuestra/nuestros/ nuestras)*
You *(ustedes)*	Your *(su/sus)*
They *(ellos/ellas)*	Their *(su/sus)*

Por ejemplo:

This is my book.
(Este es mi libro)

That is her computer.
(Esa es su computadora/ Esa computadora es de ella)

Los "possessive adjectives" se pueden usar para señalar una relación de amistad o familiar:

She is my mother.
(Ellas es mi madre)

Dr. Kevorkian is his friend.
(El Dr. Kevorkian es su amigo)

También se les emplea para hablar de partes del cuerpo:

Can you open your mouth?
(¿Puedes abrir tu boca?)

También se puede expresar pertenencia o posesión usando un **apóstrofe** y una **"S"**:

This is the laryngoscope of Dr. Martin / This is Dr. Martin's laryngoscope.
(Este es el laringoscopio del Dr. Martin)

Hay que recordar que si el sustantivo o el nombre de la persona termina en "S" se le agrega el apóstrofe al final:

The assistant of Dr. Castells / Dr. Castells' assistant.
(La asistente del Dr. Castell)

Si los dueños del objeto son 2 o más personas, el apóstrofe y la "S" se le colocan al último sujeto en aparecer en el enunciado:

The project of Steve, Susan, and Karl / Steve, Susan, and Karl's project.
(El proyecto de Steve, Susan y Karl)

A continuación, se presentan algunos ejercicios para afianzar lo aprendido:

Escriba el "possessive pronoun" que corresponda:

1. Excuse me, but that stethoscope is ________________.
2. Well, Mr. Simpson asked for the air mattress first, so it is ______________ now.
3. The ultrasound machine doesn't work. Tell Mike and Judith to bring ________________.
4. We worked hard on this project. All the credit is ________________.
5. All the prizes are ______________. You have earned them.
6. Dr. Gordon lost his white coat last week. I think this is ________________.
7. Nurse Lane doesn't like to use someone else's scissors. She must use ________________.
8. Is this your pen or is it ________________? They look very similar.
9. Nurse Silva's watch has her initials written on it. This isn't __________________.
10. We found it, so now it is __________________.

Escriba el "possessive adjective" que corresponda:

11. That is ______________ otoscope. I lost it last week.
12. This is ______________ phone number. Don't forget to call them tomorrow.
13. This is _______________office, and we won't leave!
14. Don't forget to push________________ buttons very carefully. It is a very expensive machine.
15. You can put ________________jacket on the coat rack.
16. Dr. Miles is going to use ________________ endoscope.
17. Nurse Valdez brought ________________ children with her.

Respuestas de los ejercicios

1. Excuse me, but that stethoscope is _mine_.
2. Well, Mr. Simpson asked for the air mattress first, so it is __his__ now.
3. The ultrasound machine doesn't work. Tell Mike and Judith to bring _theirs_.
4. We worked hard on this project. All the credit is _ours_.
5. All the prizes are _yours_. You have earned them.
6. Dr. Gordon lost his white coat last week. I think this is _his_.
7. Nurse Lane doesn't like to use someone else's scissors. She must use _hers_.
8. Is this your pen or is it _mine_? They look very similar.
9. Nurse Silva's watch has her initials written on it. This isn't_hers_.
10. We found it, so now it is _ours_.
11. That is _my_ otoscope. I lost it last week.
12. This is _their_ phone number. Don't forget to call them tomorrow.
13. This is _our_ office, and we won't leave!
14. Don't forget to push _its_buttons very carefully. It is a very expensive machine.
15. You can put _your_ jacket on the coat rack.
16. Dr. Miles is going to use _his_ endoscope.
17. Nurse Valdez brought _her_ children with her.

Reflexive pronouns

Los **"reflexive pronouns"** ("pronombres reflexivos") son aquellos que se utilizan para indicar que la acción que realiza el sujeto recae en sí mismo y se les identifica por su terminación en **"-self"** (singular) y **"-selves"** (plural).

Subject pronoun *(traducción)*	**Reflexive pronoun** *(traducción)*
I *(yo)*	Myself *(yo mismo)*
You *(tú)*	Yourself *(tú mismo)*
He *(él)*	Himself *(él mismo)*
She *(ella)*	Herself *(ella misma)*
It *(eso/esa)*	Itself *(por* sí mismo)
We *(nosotros/nosotras)*	Ourselves *(nosotros mismos/nosotras mismas)*
You *(ustedes)*	Yourselves (ustedes mismos/ustedes mismas)
They *(ellos/ellas)*	Themselves *(ellos mismos/ellas mismas)*

Por ejemplo:

Dr. Oliver likes to introduce himself.
(Al Dr. Oliver le gusta presentarse a sí mismo)

Don't worry, I'll find it myself.
(No te preocupes, lo encontraré yo mismo)

If you are not careful, you are going to cut yourself with the knife.
(Si no tienes cuidado te vas a cortar con el cuchillo)

They can take care of themselves.
(Pueden cuidarse a sí mismos)

Cuando se quiere hacer énfasis en el sujeto que realiza la acción, usualmente se coloca el "pronombre reflexivo" al final de la oración:

Nurse Stevens organized all the files herself.
(La enfermera Stevens organizó todos los archivos ella misma)

Did the residents prepare everything themselves?
(¿Los residentes prepararon todo ellos mismos?)

Se usa "By" más el "reflexive pronoun" para señalar que la acción la realiza el sujeto estando solo:

I always have lunch by myself.
(Siempre almuerzo solo)

Los "pronombres reflexivos" por lo general no se usan con acciones que la mayoría de las personas realizan normalmente por sí mismas:

Correct	Marcus washed his hands. (Marcus se lavó las manos)
Incorrect	Marcus washed his hands himself.

La excepción sería en el caso de que la persona no pueda hacer o no realice normalmente las acciones que se mencionan, en cuyo caso, se usa el "pronombre reflexivo" para hacer énfasis en el sujeto:

Mary goes to school by herself despite being too young.
(Mary va sola a la escuela a pesar de ser demasiado joven)

Michael dressed by himself despite not being able to move his right hand.
(Michael se vistió a si mismo a pesar de no poder mover su mano derecha)

A continuación, se presentan algunos ejercicios para afianzar lo aprendido:

Escriba el "reflexive pronoun" correcto donde corresponda:

1. I like to call my patients ________________. Thanks anyway.
2. You'll have to build it __________________.
3. Nurse Taylor repositions Mrs. Green every two hours all by __________________.
4. Megan and Kelly, you'll have to calibrate the equipment __________________.
5. Dr. Joe Hopkins_________________ founded this hospital.
6. We must exclude _________________ and our friends from the research.
7. Eric, Ryan, and Roy have been handling the problem __________________.
8. Thanks to physical therapy, Matt could walk by _________________ again.
9. The ultrasound machine turns ________________ off.
10. You will get _________________ in serious trouble if you don't follow the rules of the clinic.
11. Dr. Kerry translated the article __________________.
12. Dr. Adams was having dinner with his patient. I saw it _________________.
13. Dr. Jill Smith collects the samples ___________________.
14. The computer can detect and correct an error in the performance of the equipment by______.
15. Dr. Griffin and I are going to treat Mr. Russell ________________.
16. I guess I'll have to eat by ________________ then.
17. The residents must perform the procedure by ___________________ and without help.
18. Nurse Perry wrote the speech all by ___________________.

Respuestas de los ejercicios

1. I like to call my patients _myself_. Thanks anyway.
2. You'll have to build it _yourself_.
3. Nurse Taylor repositions Mrs. Green every two hours all by _herself_.
4. Megan and Kelly, you'll have to calibrate the equipment _yourselves_.
5. Dr. Joe Hopkins_himself_ founded this hospital.
6. We must exclude _ourselves_ and our friends from the research.
7. Eric, Ryan, and Roy have been handling the problem _themselves_.
8. Thanks to physical therapy, Matt could walk by _himself_ again.
9. The ultrasound machine turns _itself_ off.
10. You will get _yourself_ in serious trouble if you don't follow the rules of the clinic.
11. Dr. John Kerry translated the article _himself_.
12. Dr. Adams was having dinner with his patient. I saw it _myself_.
13. Dr. Jill Smith collects the samples _herself_.
14. The computer can detect and correct an error in the performance of the equipment by_itself_.
15. Dr. Griffin and I are going to treat Mr. Russell ourselves.
16. I guess I'll have to eat by _myself_ then.
17. The residents must perform the procedure by_themselves_ and without help.
18. Nurse Perry wrote the speech all by _herself_.

Coordinating conjunctions

Las **conjunciones** son palabras que unen enunciados, frases o cláusulas permitiendo de esta manera dar mayor fluidez a un párrafo, ya que, de otra forma, se tendrían que utilizar varios enunciados cortos.

Las **"coordinating conjunctions"** ("conjunciones coordinantes") son aquellas que enlazan dos elementos que tienen una misma estructura gramatical. Estas son **"For"** ("porque/pues/ya que/debido a"), **"And"** ("y"), **"Nor"** ("ni/tampoco"), **"But"** ("pero"), **"Or"** ("o"), **"Yet"** ("aun así/pero aún/pero/sin embargo") y **"So"** ("para que/entonces/por lo que/así que").

"For" se utiliza cuando se da una explicación o motivo para realizar una acción:

I like being a pediatrician, for I prefer to work with children.
(Me gusta ser pediatra, porque prefiero trabajar con niños)

"And" une una idea con otra:

John works as a physician at the children's hospital and as a teacher at the state university.
(John trabaja como médico en el hospital infantil y como profesor en la universidad estatal)

"Nor" se usa para presentar una alternativa negativa para otra idea también negativa:

Neither Nurse Carroll nor Nurse Edmund wants to work on Christmas day.
(Ni la enfermera Carroll ni la enfermera Edmund quieren trabajar en el día de Navidad)

"But" se emplea para contrastar dos ideas:

Mr. Brannan. You are going to recover from the paralysis, but you probably won't be able to play professional baseball again.
(Sr. Brannan. Se va a recuperar de la parálisis, pero probablemente no podrá volver a jugar béisbol profesional)

"Or" nos permite presentar una elección entre diferentes alternativas:

The new chief surgeon is going to be either Dr. Quimby or Dr. Devoe.
(El nuevo cirujano jefe será el Dr. Quimby o el Dr. Devoe)

"Yet" se utiliza para introducir una idea que contrasta con otra y estas deben mantener una secuencia lógica:

Dr. Kilmer. I've been taking the treatment for months now, yet I still feel depressed.
(Dr. Kilmer. He estado tomando el tratamiento durante meses, pero todavía me siento deprimido)

"So" se emplea para indicar que una acción sucede como consecuencia o resultado de otra:

Don't worry. I'm going to interview the remaining patients so that you can go home early.
(No te preocupes. Yo voy a entrevistar a los pacientes restantes para que puedas irte a casa temprano)

En los ejemplos anteriores, en algunos enunciados se puede observar el uso de una "," antes de las conjunciones y en otros no. Por lo general, las conjunciones van precedidas por una coma si los enunciados unidos por ellas son independientes uno del otro.

I've been taking the treatment for months now / I still feel depressed

I've been taking the treatment for months now, yet I still feel depressed.

Cuando se usa "And" para nombrar a los integrantes de un conjunto de manera individual, se coloca una coma antes de la conjunción si hay más de dos elementos. Lo mismo sucede con "Or". El colocar la coma antes de "And" u "Or" se conoce como **"serial comma"** y más que una regla, es una sugerencia para mejorar el estilo del enunciado:

John and Peter are med students.
(John y Peter son estudiantes de medicina)

John, Peter, and Mary are med students.
(John, Peter y Mary son estudiantes de medicina)

If you are lactose intolerant, you can't eat cheese or yogurt.
(Si eres intolerante a la lactosa, no puedes comer queso ni yogurt)

If you are lactose intolerant, you can't eat cheese, yogurt, or ice cream.
(Si eres intolerante a la lactosa, no puedes comer queso, yogurt o helado)

A continuación, se presentan algunos ejercicios para afianzar lo aprendido.

Escriba sobre la línea "For", "And", "Nor" o "But" según corresponda:

1. Nurse Cepeda ____________________ Dr. Grabowski work together.
2. Neither Dr. Studer ____________________ Dr. Luck wrote the memo.
3. You are going to feel a burning sensation on your lower back, ________________________ it's going to last just a few seconds.
4. I'll tell Mrs. Morrison the bad news, ________________________ I have been her family physician for many years.
5. I don't know how to use the medical record system ___________________________ the database.
6. John must find a new pediatrician for his son, _________________________ Dr. Trainor moved to Atlanta last week.
7. You can do low-impact exercises, ___________________________ you cannot do weight training.
8. Mr. Bonham sees a rheumatologist because he has arthritis ____________________________ osteoarthritis.

Escriba sobre la línea "Or", "Yet", o "So" según corresponda:

9. I have followed all your recommendations, _________________________ I don't see any improvement in my health.
10. Are you going to use the Kelly _________________________ mosquito forceps?
11. Nurse Lovato is very kind, __________________________ everyone likes her.
12. Would you rather work with Dr. Ling _________________________ Dr. McCoy?
13. Mrs. Brook's daughter bought her a pill organizer, __________________________ she doesn't forget to take her medications.
14. Dr. Brush is very busy, __________________________ he always finds time to teach the residents.

Respuestas de los ejercicios

1. Nurse Cepeda _and_ Dr. Grabowski work together.
2. Neither Dr. Studer _nor_ Dr. Luck wrote the memo.
3. You are going to feel a burning sensation on your lower back, _but_ it's going to last just a few seconds.
4. I'll tell Mrs. Morrison the bad news, _for_ I have been her family physician for many years.
5. I don't know how to use the medical record system _nor_ the database.
6. John must find a new pediatrician for his son, _for_ Dr. Trainor moved to Atlanta last week.
7. You can do low-impact exercises, _but_ you cannot do weight training.
8. Mr. Bonham sees a rheumatologist because he has arthritis _and_ osteoarthritis.
9. I have followed all your recommendations, _yet_ I don't see any improvement in my health.
10. Are you going to use the Kelly _or_ mosquito forceps?
11. Nurse Lovato is very kind, _so_ everyone likes her.
12. Would you rather work with Dr. Ling _or_ Dr. McCoy?
13. Mrs. Brook's daughter bought her a pill organizer, _so_ she doesn't forget to take her medications.
14. Dr. Brush is very busy, _yet_ he always finds time to teach the residents.

Correlative conjunctions

Las **conjunciones** son palabras que unen enunciados, frases o cláusulas permitiendo de esta manera dar mayor fluidez a un párrafo, ya que, de otra forma, se tendrían que utilizar varios enunciados cortos.

Las **"correlative conjunctions"** ("conjunciones correlativas") están conformadas por dos conjunciones que trabajan juntas para entrelazar dos ideas que comparten una misma estructura gramatical (por ejemplo, unen un sustantivo con un sustantivo, un verbo con un verbo, etc.).

En el siguiente cuadro se presentan las "correlative conjunctions" más comunes:

Correlative conjunction	**Traducción**	**Example** *(ejemplo)*
Either… or	Ya sea… o O… o	Either John or Mary will review the files. *(O John o Mary revisarán los archivos)*
Both… and	Tanto… como	You know you can trust both Nurse Brown and Nurse Miller. *(Sabes que puedes confiar tanto en la enfermera Brown como en la enfermera Miller)*
Whether… or	Ya sea… o Si… o	We didn't know whether you preferred to use your single or married name. *(No sabíamos si prefería usar su nombre de soltera o casada)*
Neither… nor	Ni… ni	Neither Dr. Taylor nor Dr. Walker works here anymore. *(Ni el Dr. Taylor ni el Dr. Walker trabajan más aquí)*

Not only... but also	No sólo... sino que	Not only did Dr. Cooper arrive late, but he also forgot about the meeting. *(No sólo llegó tarde el Dr. Cooper, sino que también se olvidó de la reunión)*
As...as	Tan... como	Nurse Ellis works as hard as Nurse Harrison. *(La enfermera Ellis trabaja tan duro como la enfermera Harrison)*
Such... that	Tal... que	Such was the severity of the car crash that there were no survivors. *(Tal fue la gravedad del accidente automovilístico que no hubo sobrevivientes)*
Scarcely... when	Apenas... cuando	Scarcely had Dr. Smith walked into his apartment when he got an urgent call from the hospital. *(El Dr. Smith apenas había entrado en su departamento cuando recibió una llamada urgente del hospital)*
As many... as As much... as	Tantos... como	Don´t worry. There are as many seats as speakers and attendees. *(No te preocupes. Hay tantos asientos como oradores y asistentes)*
No sooner... than	En cuanto/ Tan pronto como...	No sooner had I finished reviewing the exams than I was called to the dean's office. *(En cuanto terminé de revisar los exámenes, me llamaron a la oficina del decano)*
Rather... than	Prefiere... que	Nurse Mason would rather work at the ER than the pediatric ward. *(La enfermera Mason preferiría trabajar en la sala de emergencias que en la sala de pediatría)*

Cuando un enunciado empieza con las "conjunciones correlativas" "Not only... but also", "Scarcely... when" y "No sooner... than", se escribe el verbo auxiliar antes que el sujeto:

Correct	Not only did Dr. Cooper arrive late, but he also forgot about the meeting. *(No sólo llegó tarde el Dr. Cooper, sino que también se olvidó de la reunión)*
Incorrect	Not only Dr. Cooper did arrive late, but he also forgot about the meeting.
Correct	Scarcely had Dr. Smith walked into his apartment when he got an urgent call from the hospital. *(El Dr. Smith apenas había entrado en su departamento cuando recibió una llamada urgente del hospital)*
Incorrect	Scarcely Dr. Smith had walked into his apartment when he got an urgent call from the hospital.
Correct	No sooner had I finished reviewing the exams than I was called to the dean's office. *(En cuanto terminé de revisar los exámenes, me llamaron a la oficina del decano)*
Incorrect	No sooner I had finished reviewing the exams than I was called to the dean's office.

Cuando el enunciado empieza con el sujeto, el verbo auxiliar se escribe después de este:

Correct	Dr. Smith had scarcely walked into his apartment when he got an urgent call from the hospital. *(El Dr. Smith apenas había entrado en su departamento cuando recibió una llamada urgente del hospital)*

Incorrect	Had Dr. Smith scarcely walked into his apartment when he got an urgent call from the hospital.

Con "Either... or" y "Neither... nor", el verbo se conjuga de acuerdo con el segundo sujeto en aparecer en el enunciado (en el caso de que uno de los dos sujetos este en plural, lo más usual es que se coloque al sujeto que se encuentra en plural después de "Or" o "Nor"):

Either we or Jonathan is going to assist you today.
(O nosotros o Jonathan te vamos a ayudar hoy)

Either Jonathan or we are going to assist you today.
(O Jonathan o nosotros te vamos a ayudar hoy)

Neither we nor Jonathan is going to assist you today.
(Ni nosotros ni Jonathan te vamos a ayudar hoy)

Neither Jonathan nor we are going to assist you today.
(Ni Jonathan ni nosotros te vamos a ayudar hoy)

Así también deben coincidir los pronombres con el segundo sujeto en aparecer en el enunciado cuando se usan "Either... or" y "Neither... nor":

Neither Dr. Parkland nor Nurse Addison expressed her opinion.
(Ni el Dr. Parkland ni la enfermera Addison expresaron su opinión)

Neither Nurse Addison nor Dr. Parkland expressed his opinion.
(Ni la enfermera Addison ni el Dr. Parkland expresaron su opinión)

A continuación, se presentan algunos ejercicios para afianzar lo aprendido:

Escriba "Neither... nor", "Both... and", "Whether... or" según corresponda:

1. It doesn't matter _______________ you agree ___________________ not with your superior; you must follow her instructions.
2. ___________________ Dr. Brady ___________________ Dr. Addis are excellent physicians.
3. ___________________ Nurse Bank ___________________ I knew about the problem. I swear no one told us about it.
4. Dr. Steinman wants to talk with ___________________ Nurse Rives ___________________ Nurse Pell in his office right now.
5. Jack wants to talk with ___________________ the psychologist ___________________ the psychiatrist about his PTSD. He says that he doesn't need any help.
6. The doctors must decide ___________________ to remove the tumor ___________________ treat it with radiotherapy.

Escriba "Either... or", "Such... that", "As... as" según corresponda:

7. ___________________ you are lying, ___________________ your medical record is wrong.
8. The bite of a cobra is ___________________ deadly ___________________ a scorpion sting.
9. ___________________ is his fear of needles ___________________ he fainted in front of the doctor.
10. ___________________ he already knew he has Hepatitis C ___________________ he suspected it.
11. Loratadine is ___________________ efficient ___________________ cetirizine as a treatment for hives.
12. ___________________ is the cost of health care in US ___________________ not many people can afford to get sick.

Escriba "Not only... but also", "Scarcely... when", "No sooner... than",

"Rather… than" según corresponda:

13. I would ________________ call my mother ________________my father. My father and I don't have a good relationship.
14. He is ________________ a pediatrician ________________ an immunologist.
15. Mr. Jefferson would ________________ be in his house with his family ________________ being here in the hospital.
16. ________________ had Dr. Mallon left the clinic ________________ he received an emergency call from the clinic.
17. ________________ is Nurse Furtado smart ________________ kind.
18. ________________ had they finished closing skin ________________ they had to reopen the wound because the patient continued bleeding.
19. ________________had I enter my office________________ Mr. Garcia called to cancel his appointment.
20. ________________ had Dr. Kiernan finished his presentation ________________ everybody started leaving.

Respuestas de los ejercicios

1. It doesn't matter _whether_ you agree _or_ not with your superior; you must follow her instructions.
2. _Both_ Dr. Brady _and_ Dr. Addis are excellent physicians.
3. _Neither_ Nurse Bank _nor_ I knew about the problem. I swear no one told us about it.
4. Dr. Steinman wants to talk with _both_ Nurse Rivers _and_ Nurse Pell in his office right now.
5. Jack wants to talk with _neither_ the psychologist _nor_ the psychiatrist about his PTSD. He says

that he doesn't need any help.

6. The doctors must decide _whether_ to remove the tumor _or_ treat it with radiotherapy.
7. _Either_ you are lying, _or_ your medical record is wrong.
8. The bite of a cobra is _as_ deadly _as_ a scorpion sting.
9. _Such_ is his fear of needles _that_ he fainted in front of the doctor.
10. _Either_ he already knew he has Hepatitis C _or_ he suspected it.
11. Loratadine is _as_ efficient _as_ cetirizine as a treatment for hives.
12. _Such_ is the cost of health care in the US _that_ not many people can afford to get sick.
13. I would _rather_ call my mother _than_ my father. My father and I don't have a good relationship.
14. He is _not only_ a pediatrician _but also_ an immunologist.
15. Mr. Jefferson would _rather_ be in his house with his family _than_ being here in the

hospital.

16. _Scarcely_ had Dr. Mallon left the clinic _when_ he received an emergency call from the clinic.
17. _Not only_ is Nurse Furtado smart _but also_ kind.
18. _No sooner_ had they finished closing skin _than_ they had to reopen the wound because the

patient continued bleeding.

19. _Scarcely_ had I enter my office _when_ Mr. Garcia called to cancel his appointment.
20. _No sooner_ had Dr. Kiernan finished his presentation _than_ everybody started leaving.

Subordinating conjunctions

Las conjunciones son palabras que unen enunciados, frases o cláusulas permitiendo de esta manera dar mayor fluidez a un párrafo, ya que, de otra forma, se tendrían que utilizar varios enunciados cortos.

Las **"subordinating conjunctions"** ("conjunciones subordinantes") son palabras que conectan a una **cláusula independiente** (una oración que no ocupa de otra para tener sentido) con una **cláusula dependiente** (una oración que ocupa de otra para tener sentido). La cláusula dependiente aporta información extra acerca de la cláusula principal, usualmente en una relación de causa y efecto o mostrando un cambio de tiempo o lugar entre las dos cláusulas. Veamos el siguiente ejemplo:

Albert applied to Harvard because he wants to study medicine there.
(Albert aplicó para Harvard porque quiere estudiar medicina ahí)

Independent clause	**Subordinating conjunction**	**Dependent clause**
Albert applied to Harvard	because	he wants to study medicine there.
(Albert aplicó para Harvard)	*(porque)*	*(quiere estudiar medicina ahí)*

Cuando se inicia un enunciado con la cláusula dependiente, se escribe una coma para indicar donde inicia la cláusula independiente, pero si el enunciado comienza con la cláusula independiente, no se necesita escribir una coma entre las dos cláusulas:

Albert applied to Harvard because he wants to study medicine there.
(Albert aplicó para Harvard porque quiere estudiar medicina ahí)

Because he wants to study medicine there, Albert applied to Harvard.
(Porque quiere estudiar medicina ahí, Albert aplicó para Harvard)

Cuando tanto la cláusula independiente como la dependiente introducen una situación que acontece en el futuro, el verbo de la cláusula dependiente debe escribirse en **"simple present tense"** ("presente simple") o en **"present perfect tense"** ("presente perfecto"):

I'll go to the bathroom before I go to the ER.
(Iré al baño antes de ir a la sala de emergencias)

I'll interview the patient after I have talked with her father.
(Entrevistaré a la paciente después de haber hablado con su padre)

A continuación, se presentan algunas de las "subordinating conjunctions" más comunes:

Subordinating conjunction	**Traducción**	**Example** *(ejemplo)*
Cause and effect *(causa y efecto)*		
As	Como Porque	Mr. Longoria will be admitted to the ICU, as you requested. *(El Sr. Longoria será admitido en la UCI como usted lo solicitó)*
Because	Porque	Albert applied to Harvard because he wants to study medicine there. *(Albert aplicó para Harvard porque quiere estudiar medicina ahí)*
In order that	Para que	Nurse Anderson talked with the parents of the patient in order that they could understand the situation. *(La enfermera Anderson habló con los padres de la paciente para que pudieran entender la situación)*
Now that	Ahora que	Now that I have your attention, we are going to start with the class. *(Ahora que tengo su atención, vamos a comenzar con la clase)*
Since	Ya que Como	Since Dr. Smith doesn't want to follow the clinic's rules, we have no choice but to fire him. *(Ya que el Dr. Smith no quiere seguir las reglas de la clínica, no tenemos otra opción más que despedirlo)*
So	Así que Para que	I'll be at the clinic this afternoon so you can come over for your yearly physical exam. *(Estaré en la clínica esta tarde para que pueda venir a su examen físico anual)*

Condition *(condición)*		
As long as	Mientras Siempre que	You will feel better as long as you follow our recommendations. *(Te sentirás mejor mientras sigas nuestras recomendaciones)*
Assuming	Asumiendo Suponiendo	Assuming that I am wrong, what's the worst that can happen? *(Suponiendo que estoy equivocada, ¿qué es lo peor que puede pasar?)*
Even if	Aun si Aun cuando Incluso si	Even if we remove the whole tumor, you won't recover your sight. *(Incluso si eliminamos todo el tumor, no recuperará la vista)*
If	Si	You should see a doctor if you don't feel well. *(Deberías consultar a un médico si no te sientes bien)*
In case	En caso de	In case of an emergency, you should call 911. *(En caso de emergencia, debe llamar al 911)*
Once	Una vez que	You can go home once the doctor signs the discharge form. *(Puede irse a casa una vez que el médico firme la hoja del alta)*
Only if	Sólo si	Only if Mr. Thomas receives a heart transplant, he could survive. *(Solo si el Sr. Thomas recibe un trasplante de corazón, podría sobrevivir)*
Unless	Al menos que	We cannot carry out any laboratory test unless we have the authorization of the patient. *(No podemos realizar ninguna prueba de laboratorio a menos que tengamos la autorización del paciente)*

Opposition *(oposición)*		
Whereas	Mientras que	Nurse Clarkson is very diligent, whereas Nurse Longoria is not. *(La enfermera Clarkson es muy diligente, mientras que la enfermera Longoria no lo es)*
While	Mientras que	Pediatricians treat children, while internists treat adults. *(Los pediatras tratan a los niños mientras que los internistas tratan a los adultos)*
Time *(tiempo)*		
After	Después Luego	After the surgery, you'll have to breathe through your mouth for a week. *(Después de la cirugía, tendrá que respirar por la boca durante una semana)*
Before	Antes	Change Mr. Castro's bed sheets before you leave. *(Cambie las sábanas del Sr. Castro antes de irse)*
Now	Ahora	Dr. Lee has more time for his family now that he is retired. *(El Dr. Lee tiene más tiempo para su familia ahora que está retirado)*
Since	Desde	I have not seen Dr. Chavez since this morning. *(No he visto al Dr. Chávez desde esta mañana)*
Until	Hasta	The cafeteria remains open until midnight. *(La cafetería permanece abierta hasta la medianoche)*
When	Cuando	When all of this is over, I'll get a coffee. *(Cuando todo esto termine, iré por un café)*
While	Mientras	Would you like some coffee while you wait? *(¿Quieres un café mientras esperas?)*

Como se puede observar en el cuadro anterior, algunas conjunciones tienen más de un significado y este va a depender del contexto con que se les use.

A continuación, se presentan algunos ejercicios para afianzar lo aprendido:

Escriba sobre la raya "Assuming", "As", "After" o "Whereas" según corresponda:

1. ______________________ everyone knows, the clinic is going through a financial crisis.
2. ______________________ that I have a tattoo, can I donate blood?
3. Dr. King is always late, ________________________ Dr. Reed is always on time.
4. Nurse Rouse called the authorities ________________________ the patient had left.

Escriba sobre la raya "Because", "As long as", "While" o "Before" según corresponda:

5. ______________________ you started working here, Dr. Newell was our only orthopedist.
6. Chief Nurse Odell won't bother you ________________________ you do your job.
7. Karen is a nurse, ________________________ Rachel is a doctor.
8. The teacher asked you to leave the classroom ________________________ you weren't paying attention.

Escriba sobre la raya "In order that", "Even if", "Since" según corresponda:

9. There was no possibility to save his life ________________________ he had arrived at the hospital sooner.
10. Chief Nurse Archer supervised everything ________________________ the inspection was a success.

11. We hadn't had that many cases of croup ______________________ last winter.

Escriba sobre la raya "Now that", "If", "Until" según corresponda:

12. ______________________ we are all here, we can start the meeting.
13. The patient remained trapped in a cave for two days ______________________ two speleologists found him.
14. ______________________ there isn't anything else you want to tell me; I'll see you next week.

Escriba sobre la raya "So", "In case", "When" según corresponda:

15. Do you remember ______________________ the last time you had a seizure was?
16. I am your boss ______________________ you don't remember!
17. Write it down in your notebook, ______________________ you don't forget.

Escriba sobre la raya "Once", "Only if", "Unless" según corresponda:

18. I can interview the patient for you ______________________ you don't want me to.
19. ______________________ you start taking this kind of medication, you cannot drink alcohol.
20. We'll try to help you ______________________ you compromise to stop doing drugs.

Respuestas de los ejercicios

1. _As_ everyone knows, the clinic is going through a financial crisis.
2. _Assuming_ that I have a tattoo, can I donate blood?
3. Dr. King is always late, _whereas_ Dr. Reed is always on time.
4. Nurse Rouse called the authorities _after_ the patient had left.
5. _Before_ you started working here, Dr. Newell was our only orthopedist.
6. Chief Nurse Odell won't bother you _as long as_ you do your job.
7. Karen is a nurse, _while_ Rachel is a doctor.
8. The teacher asked you to leave the classroom _because_ you weren't paying attention.
9. There was no possibility to save his life _even if_ he had arrived at the hospital sooner.
10. Chief Nurse Archer supervised everything _in order that_ the inspection was a success.
11. We hadn't had that many cases of croup _since_ last winter.
12. _Now that_ we are all here, we can start the meeting.
13. The patient remained trapped in a cave for two days _until_ two speleologists found him.
14. _If_ there isn't anything else you want to tell me; I'll see you next week.
15. Do you remember _when_ the last time you had a seizure was?
16. I am your boss in case you don't remember!
17. Write it down in your notebook, _so_ you don't forget.
18. I can interview the patient for you _unless_ you don't want me to.
19. _Once_ you start taking this kind of medication, you cannot drink alcohol.
20. We'll try to help you _only if_ you compromise to stop doing drugs.

Though, even though, although, in spite of, and despite

"Though", **"even though"**, **"although"**, **"in spite of"** y **"despite"** son expresiones que se usan para conectar dos ideas que contrastan entre sí. Usualmente se les traduce como **"a pesar de"** o **"aunque"**, sin embargo, no se emplean como sinónimos ya que existen diferencias en la forma en que se utilizan.

In spite of and despite

"in spite of" y "despite" son preposiciones y deben ir seguidos de un **sustantivo** o de un verbo en **"gerundio"** (verbo con terminación en -ing). Hay que recordar que "despite" se usa como una sola palabra y utilizar "despite of" es incorrecto.

Despite being the best student in the class, he wasn't chosen as class president.
(A pesar de ser el mejor alumno de la clase, no fue elegido presidente de la clase)

Despite the treatment, he still had a headache.
(A pesar del tratamiento, todavía tenía dolor de cabeza)

In spite of being the best student in the class, he wasn't chosen as class president.
(A pesar de ser el mejor alumno de la clase, no fue elegido presidente de la clase)

In spite of the treatment, he still had a headache.
(A pesar del tratamiento, todavía tenía dolor de cabeza)

Though, even though, and although

"Though", "even though" y "although" son **conjunciones** y, por lo tanto, deben ir acompañadas de un sujeto y de un verbo conjugado. "Even though" y "although" suelen escribirse al principio de una oración, mientras que "though" usualmente se escribe al final.

Even though he is the best student in the class, he wasn't chosen as class president.

(Aunque es el mejor alumno en su clase, no fue elegido presidente de la clase)

Even though he had taken the treatment, he still had a headache.

(A pesar de que había tomado el tratamiento, todavía tenía dolor de cabeza)

Although he is the best student in the class, he wasn't chosen as class president.

(Aunque es el mejor alumno en su clase, no fue elegido presidente de la clase)

Although he had taken the treatment, he still had a headache.

(A pesar de que había tomado el tratamiento, todavía tenía dolor de cabeza)

He is the best student in the class. He wasn't chosen as class president, though.

(Es el mejor alumno de la clase. Sin embargo, no fue elegido presidente de clase)

He had taken the treatment. He still had a headache, though.

(Había tomado el tratamiento. Sin embargo, todavía tenía dolor de cabeza)

A continuación, se presentan algunos ejercicios:

Complete los siguientes enunciados con "Though", "even though", "although", "despite" o "in spite of" donde corresponda:

1. ________________________ Dr. Molina had been his physician for years, Mr. Jones decided to ask for a second opinion.

2. ________________________ he had surgery to remove the brain tumor a year ago, he still couldn't see well.

3. Dr. Collins still can use the operating room of the hospital ____________________ the investigation against him.

4. Nurse Bell was fired yesterday. She had already found another job, ___________________________.

5. ________________________ our article complied with all the magazine's quality standards, they decided not to publish it.

6. _____________________ having a disability, Mia was able to earn a college degree.

7. Dr. Gray had prescribed her antidepressants. Emily didn't want to take them, _________________.

8. Rose is a great nurse. We must fire her, _________________.

9. _____________________ James has diabetes, he drinks two cans of soda with every meal.

10. Dr. Cook is still working as a physician _____________________ having his medical license revoked.

11. Dr. Barnes gave a talk about fibromyalgia __________________ not being an expert in the subject.

12. Dr. Bennett is a very talented physician. He doesn't have many patients, ___________________.

13 Mr. Smith smokes two packs of cigarettes a day ________________________ being diagnosed with emphysema two years ago.

14. __________________________ Kelly is younger than the other nurses, she deserves the position of chief nurse.

Respuestas de los ejercicios

1. __Although/even though__ Dr. Molina had been his physician for years, Mr. Jones decided to ask for a second opinion.
2. __Although/even though__he had surgery to remove the brain tumor a year ago, he still couldn't see well.
3. Dr. Collins still can use the operating room of the hospital __despite/in spite of__ the investigation against him.
4. Nurse Bell was fired yesterday. She had already found another job, _ though___._
5. __Although/even though__ our article complied with all the magazine's quality standards, they decided not to publish it.
6. __Despite/in spite of__ having a disability, Mia was able to earn a college degree.
7. Dr. Gray had prescribed her antidepressants. Emily didn't want to take them, __though__.
8. Rose is a great nurse. We must fire her, __though__.
9. __Although/even though__ James has diabetes, he drinks two cans of soda with every meal.
10. Dr. Cook is still working as a physician ___despite/in spite of_ having his medical license revoked.
11. Dr. Barnes gave a talk about fibromyalgia _despite/in spite of_ not being an expert in the subject.
12. Dr. Bennett is a very talented physician. He doesn't have many patients, _though___.

13 Mr. Smith smokes two packs of cigarettes a day __despite/in spite of__ being diagnosed with emphysema two years ago.

14. __Although/even though__ Kelly is younger than the other nurses, she deserves the position of Chief Nurse.

Prepositions

Las **"prepositions"** ("preposiciones") son palabras que se utilizan para mostrar la relación que guardan dos objetos, personas o situaciones entre sí. Las "preposiciones" usualmente van seguidas de un sustantivo, un pronombre o un artículo. La principal diferencia con las **"conjunctions"** ("conjunciones") es que las preposiciones no unen una "cláusula dependiente" con una "cláusula independiente". Sin embargo, algunas palabras pueden funcionar tanto como una "preposition" o como una "conjunction" y esto va a depender del contexto de la oración.

Las "prepositions" se utilizan para hablar sobre posición, ubicación, dirección o el tiempo y muchas de ellas pueden usarse con relación a más de una de estas características.

En el siguiente cuadro se muestran algunas de las preposiciones más comunes:

Preposition	**Traducción**	**Example** (ejemplo)
Position *(posición)*		
Above	Encima /Por encima	Mr. Stevens' blood glucose levels are above the normal limit. *(Los niveles de glucosa en sangre del Sr. Stevens están por encima del límite normal)*
Across	Al otro lado Transversalmente	The patient you are looking for is in the room that is across the internal medicine ward. *(El paciente que está buscando está en la habitación que está al otro lado de la sala de medicina interna)*
Against	Contra	Lean your briefcase against the wall so it won't fall. *(Apoye su maletín contra la pared para que no se caiga)*
Among	Entre	We are happy to have such a talented doctor among us. *(Estamos felices de tener un médico tan talentoso entre nosotros)*

Around	Alrededor	The synovial fluid is the liquid around your joints. *(El líquido sinovial es el líquido que esta alrededor de tus articulaciones)*
Behind	Detrás	The heart is located behind the sternum. *(El corazón está ubicado detrás del esternón)*
Below	Abajo	The incision is made 2 cm below the knee. *(La incisión se realiza 2 cm por debajo de la rodilla)*
Beneath	Debajo	The gallbladder sits just beneath the liver. *(La vesícula biliar se encuentra justo debajo del hígado)*
Beside	Junto a Al lado de	The bullet passed just beside the aorta. *(La bala pasó justo al lado de la aorta)*
Between	Entre	You cannot put an immunosuppressed patient between two patients with pneumonia! *(¡No se puede colocar a un paciente inmunodeprimido entre dos pacientes con neumonía!)*
By	Junto Cerca Al lado	The bullet passed just beside the aorta. *(La bala pasó justo al lado de la aorta)*
In front of	En frente de	Your stethoscope is right in front of you. *(Su estetoscopio está justo en frente de usted)*
Inside	Dentro	The nurse thinks that we might have left a gauze pad inside the patient. *(La enfermera piensa que quizá dejamos una gasa dentro del paciente)*
Near	Cerca	The edema is more severe on the right side of the brain, near the fourth ventricle. *(El edema es más severo en el lado derecho del cerebro, cerca del cuarto ventrículo)*

Next to	Al lado de	The tumor is located next to the left kidney. *(El tumor se encuentra al lado del riñón izquierdo)*
Outside	Fuera de	Just put the box outside my office. *(Sólo pon la caja afuera de mi oficina)*
Over	Encima Sobre	Just put your ID over the scanner. *(Simplemente ponga su identificación sobre el escáner)*
Through	A través de	The urethra is a long tube that goes through the penis. *(La uretra es un tubo largo que pasa a través del pene)*
Under	Debajo	The valve is going to be under the skin on the outside of your skull. *(La válvula estará debajo de la piel del exterior de su cráneo)*
Underneath	Debajo	Put the pill underneath your tongue. *(Coloque la píldora debajo de su lengua*

Direction *(dirección)*		
Across	A través de	Only a few types of antibiotics can pass across the brain-blood barrier. *(Sólo unos cuantos tipos de antibióticos pueden atravesar la barrera hematoencefálica)*
Against	Opuesto a Contra	He hit his head against the wall. *(Se golpeó la cabeza contra la pared)*

Along	A lo largo	There is a large plaque along the artery wall. *(Hay una gran placa a lo largo de la pared de la arteria)*
Around	Alrededor	The cerebrospinal fluid flows around the brain and spinal cord. *(El líquido cefalorraquídeo circula alrededor del cerebro y la médula espinal)*
Away from	Lejos de	Ma'am, you have to move away from the patient. *(Señora, tiene que alejarse del paciente)*
Down	Abajo	You must go down three floors. *(Tienes que bajar tres pisos)*
From	De Desde	The bleeding could be coming from the abdominal cavity. *(El sangrado podría estar proviniendo de la cavidad abdominal)*
Off (of)	Fuera de	The pills fell off her bag. *(Las pastillas se cayeron de su bolso)*
Onto	Sobre	His wife turned him onto his back. *(Su esposa lo volteó sobre su espalda)*

Out of	Fuera de	An out-of-control car ran over two bystanders. *(Un auto fuera de control atropelló a dos transeúntes)*
Over	Encima Sobre	He broke his leg, trying to jump over a fence. *(Se rompió la pierna tratando de saltar sobre una cerca)*
Through	A través de Por	You must breathe through your mouth when using a nebulizer. *(Debe respirar por la boca cuando use un nebulizador)*
To	A Al	Karen must go to the lab to pick up the samples. *(Karen deben ir al laboratorio a recoger las muestras)*
Toward	Hacia	Please move just a little toward your left. *(Por favor, muévase un poco hacia su izquierda)*
Under	Debajo Bajo	We'll keep you under medical surveillance. *(Lo mantendremos bajo vigilancia médica)*
Up	Arriba	Now look up, please. *(Ahora mira hacia arriba, por favor)*

Time *(tiempo)*

After	Después	I can't stay after 9 p.m., sorry. *(No puedo quedarme después de las 9 pm, lo siento)*

Before	antes de	You must not drink or eat before surgery. *(No debe beber ni comer antes de la cirugía)*
By	Para Por	You will have forgotten about the accident by tomorrow. *(Te habrás olvidado del accidente para mañana)*
During	Durante	Dr. Benet's phone rang during the meeting. *(El teléfono del Dr. Benet sonó durante la reunión)*
For	Por Durante	We'll keep you under medical surveillance for at least 48 hours. *(Lo mantendremos bajo vigilancia médica durante al menos 48 horas)*
From	De Desde	Dr. Lindell will be in his office from 9 a.m. to 11 a.m. *(El Dr. Lindell estará en su consultorio de 9 a.m. a 11 a.m.)*
To	A	The lecture is from 7 p.m. to 9 p.m. (*La conferencia es a partir de las 7 p.m. a las 9 p.m.)*
Until	Hasta	Mr. Johnson says he can't wait until noon. *(El Sr. Johnson dice que no puede esperar hasta el mediodía)*

A continuación, se presentan algunos ejercicios para afianzar lo aprendido:

Escriba sobre la raya "Out of", "From", "Down", "Through" o "To" donde corresponda:

1. The portable tank ran ______________________ oxygen.
2. Dr. Kelsey got a letter ______________________ The American Board of Pediatrics.
3. I'm going ______________________ the ER to evaluate a patient who jumped ______________________ the second floor.
4. Now look ______________________, please.
5. Blood leaves the left ventricle of the heart ______________________ the aorta.

Escriba sobre la raya "Under", "After", "By", "Above" o "Outside" según corresponda:

6. Can you pass ______________________ my house on your way to work? There is something I need to tell you in private.
7. The adrenal glands are located ______________________ the kidneys.
8. His father died ______________________ strange circumstances.
9. Only the ER remains open ______________________ 9 p.m.
10. Nurse Brown was assaulted ______________________ her house.

Escriba sobre la raya "Beneath", "After", "Onto", "Before", "Because", "In front of" u "Off" según corresponda:

11. A witness rolled him over ______________________ his left side ______________________ he couldn't breathe.
12. The patient suffered a linear-skull fracture ______________________ falling ______________________ a couch.
13. This clinic was a disaster ______________________ you became the medical director.

14. Eve felt a small lump ______________________ her breast, near the sixth rib.
15. The sternum is _______________________the heart.

Respuestas de los ejercicios

1. The portable tank ran _out of_ oxygen.
2. Dr. Kelsey got a letter _from_ The American Board of Pediatrics.
3. I'm going _to_ the ER to evaluate a patient who jumped _from_ the second floor.
4. Now look _down_, please.
5. Blood leaves the left ventricle of the heart _through_ the aorta.
6. Can you pass _by_ my house on your way to work? There is something I need to tell you in private.
7. The adrenal glands are located _above_ the kidneys.
8. His father died _under_ strange circumstances.
9. Only the ER remains open _after_ 9 p.m.
10. Nurse Brown was assaulted _outside_ her house.
11. A witness rolled him over _onto_ his left side _because_ he couldn't breathe.
12. The patient suffered a linear-skull fracture _after_ falling _off_ a couch.
13. This clinic was a disaster _before_ you became the medical director.
14. Eve felt a small lump _beneath_ her breast, near the sixth rib.
15. The sternum is _in front of_ the heart.

In, on, and at

"In", **"On"** y **"At"** son preposiciones que tienen diversos usos, los cuales se explicarán en este apartado.

In

La preposición "In" se emplea para expresar que alguien o algún objeto se encuentran dentro de un lugar o dentro de otro objeto y para indicar que algo pasó de estar "afuera" a estar "adentro".

In = En/ dentro

The ophthalmoscope is in its case.
(El oftalmoscopio está en su estuche)

The documents are in the drawer.
(Los documentos están en el cajón)

Put the keys to your office in your pocket, so you don't lose them.
(Guarda las llaves de tu consultorio en tu bolsillo para que no las pierdas)

También se le puede utilizar para denotar una ocupación o función específica:

Dr. Ciara Wilson works in the FDA.
(La Dra. Ciara Wilson trabaja en la FDA)

A psychiatrist is a physician who specializes in treating behavioral and thought disorders.
(Un psiquiatra es un médico que se especializa en el tratamiento de trastornos del comportamiento y del pensamiento)

Into

La preposición "into" se utiliza en situaciones en las que un objeto o persona se mueve de "afuera" hacia "adentro". La diferencia con "In" es que "into" se refiere más al desplazamiento de la persona o del objeto que a su ubicación.

Into	=	En/ interesado en

Nurse Waltz just walked into Dr. Smith's office.
(La enfermera Waltz acaba de entrar en la oficina del Dr. Smith)

También se puede emplear para expresar que una persona tiene un gran interés en una actividad, arte o persona:

Dr. Wilson is really into classical music.
(El Dr. Wilson está realmente interesado en la música clásica)

La preposición "Into" se usa después de algunos verbos para describir un cambio:

Susan's daughter had changed into a violent and aggressive person in just a few weeks.
(La hija de Susan se había convertido en una persona violenta y agresiva en unas pocas semanas)

On

La preposición "On" se emplea para indicar que alguien o algo se encuentran sobre un objeto o sobe una superficie:

On	=	En/ sobre

Ariana has a birthmark on her left shoulder.
(Ariana tiene una marca de nacimiento en su hombro izquierdo)

The scalpel is on the Mayo tray.
(El bisturí está sobre la bandeja de Mayo)

También se le puede usar para señalar que alguien se encuentra o encontraba dentro de algún medio de transporte público:

I was on the bus when I fell and hurt my wrist.
(Estaba en el autobús cuando me caí y me lastimé la muñeca)

La preposición "On" se usa para referirse a los medios de comunicación:

I heard about the accident on the radio.
(Escuché sobre el accidente en la radio)

At

Se utiliza la preposición "At" para referirse a una posición estática:

At	=	En/ a

We were at the dinner table when my sister had a seizure.
(Estábamos en la mesa cuando mi hermana tuvo una convulsión)

También se le puede utilizar para indicar a que se refiere una acción:

She is pointing at her left leg.
(Ella está señalando a su pierna izquierda)

Otro uso que tiene la preposición "At" es para referirse a actividades que involucren a un grupo de personas:

The patient was at a party when she fainted.
(La paciente estaba en una fiesta cuando se desmayó)

Prepositions of time

Las preposiciones "In", "On" y "At" se pueden utilizar para referirse a diferentes momentos en el tiempo, y es en este punto que su uso se vuelve un poco más confuso. Por lo general se utilizan de la siguiente manera:

- In: semanas, meses, años, estaciones, décadas, periodos largos y siglos.
- On: días y fechas.
- At: tiempo preciso (hora, momento del día, etc.).

En la siguiente tabla se muestran algunos ejemplos:

In	On	At
In a week *(en una semana)*	On Sunday *(en domingo)*	At 6 o'clock *(a las 6 en punto)*
In June *(en junio)*	On the first day *(en el primer día)*	At 9:00 am *(a las 9 am)*
In 2010 *(en el 2010)*	On the 20th *(El día 20)*	At noon *(al medio día)*
In autumn /in the fall *(en el otoño)*	On October 20 *(el 20 de octubre)*	At the moment *(en este momento)*
In the 1980s *(en los 1980s)*	On October 20, 2010 *(el 20 de octubre del 2010)*	
In the past *(en el pasado)*		
In the 12th century *(en el siglo 12)*		

Cuando se habla de "la mañana", "la tarde" y "la noche", se utiliza "In", pero si se especifica el día se usa "On":

Morning	=	Mañana
Afternoon	=	Tarde
Evening	=	Noche

In	On
In the morning *(en la mañana)*	On Tuesday morning *(en la mañana del martes)*
In the afternoon *(en la tarde)*	On Wednesday afternoon *(en la tarde del miércoles)*
In the evening *(en la noche)*	On Friday evening *(en la noche del viernes)*

Cuando se utilizan las expresiones "Last", "Next", "Every" y "This" no se van a utilizar las preposiciones "In", "On" y "At".

Last	=	Pasado/anterior
Next	=	Próximo
Every	=	Cada
This	=	Este

Por ejemplo:

Correct	Incorrect
We had a chickenpox outbreak last November *(Tuvimos un brote de varicela el noviembre anterior)*	We had a chickenpox outbreak in last November
The meeting is next Thursday *(La reunión es el próximo jueves)*	The meeting is on next Thursday
Dr. Monroe consults every Monday *(El Dr. Monroe consulta todos los lunes)*	Dr. Monroe consults on every Monday
We'll talk about the results of your laboratory tests this afternoon. *(Hablaremos sobre los resultados de sus pruebas de laboratorio esta tarde.)*	We will talk about the results of your laboratory tests in this afternoon.

Para hablar de fechas especiales y festividades, se hace de la siguiente manera:

- In: para mencionar festividades en general
- On: para hablar de festividades que terminan en "Day"
- At: Para hablar de festividades que no terminan en "Day"

Por ejemplo:

In the Christian holidays.
(En las fiestas cristianas)

On New Year's day.
(En el día de Año Nuevo)

At Christmas.
(En Navidad)

Prepositions of place

Las preposiciones "In", "On" y "At" se emplean para referirse a la ubicación que tiene un persona u objeto. Por lo general se utilizan de la siguiente manera:

- In: espacios cerrados, vecindarios, ciudades, países y continentes.
- On: pisos de un edificio, avenidas y calles.
- At: direcciones y localizaciones específicas.

En la siguiente tabla se muestran algunos ejemplos:

In	On	At
In an office. *(En una oficina)*	On the 3rd floor *(En el 3er piso)*	At 2250 Elm Street *(En el 2250 de la calle Elm)*
In Beverly Hills *(En Beverly Hills)*	On Fifth Avenue *(En la Quinta Avenida)*	At school *(En la escuela)*
In Chicago *(En Chicago)*	On Elm Street *(En la calle Elm)*	
In Denmark *(En Dinamarca)*		
In Europe *(En Europa)*		

A continuación, se presentan algunos ejercicios para afianzar lo aprendido:

Escriba "On", "At", "In" o "Into" donde corresponda:

1. Randy heard __________ the news that a fire broke out _________ a Kindergarten located __________ Manhattan ____________ Monday morning.
2. The operating rooms are located __________ the second floor of the hospital.
3. I´ll meet you __________ the cafeteria.
4. The medical equipment store is ________ Vallejo Street.
5. The fertility clinic is ________ 203 San Bernardino Street.
6. Ms. Padilla's surgery is ________ two weeks.
7. Your stethoscope is _________ my backpack.
8. John is really __________ pediatrics, but he might choose to specialize _______ cardiology.
9. The glove had a hole, and now I have bloodstains _______ my right hand.
10. The secretary is _________ the front desk.
11. The patient was shot during a robbery _______ a pizza restaurant ________ Chinatown.
12. I was looking ________ your patient's chest X-Rays, and I think that he might have tuberculosis.
13. Nurse O'neal works _______ a public hospital _______ the UK.
14. Dr. Mathis walked __________ the hospital five minutes ago.
15. The patient has two tattoos, one _______ her right breast and another _______ her left forearm.
16. A common mole rarely turns ________ melanoma.
17. Only doctors and nurses work _________ Christmas day.
18. Mrs. Olsen must take her pills ________ 7 o'clock ________ the morning.
19. Don't forget that we have a meeting with Dr. Rollins _______ July 10.
20. ________ the 18th century, surgeons didn't wash their hands before surgery.

Respuestas de los ejercicios

1. Randy heard __on__ the news that a fire broke out _at__ a Kindergarten located __in__ Manhattan __on__ Monday morning.
2. The operating rooms are located ____on____ the second floor of the hospital.
3. I'll meet you __at_____ the cafeteria
4. The medical equipment store is ____on_____ Vallejo Street.
5. The fertility clinic is __at___ 203 San Bernardino Street.
6. Ms. Padilla's surgery is __in___ two weeks.
7. Your stethoscope is ____in____ my backpack.
8. John is really __into____ pediatrics, but he might choose to specialize __ in____ cardiology.
9. The glove had a hole, and now I have bloodstains __on__ my right hand.
10. The secretary is __at__ the front desk.
11. The patient was shot during a robbery __at__ a pizza restaurant __in__ Chinatown.
12. I was looking ___at___ your patient's chest X-Rays, and I think that he might have tuberculosis.
13. Nurse O'neal works __in__ a public hospital __in___the UK.
14. Dr. Mathis walked ___into__ the hospital five minutes ago.
15. The patient has two tattoos, one __on___ her right breast and another __on___ her left forearm.
16. A common mole rarely turns ___into____ melanoma.
17. Only doctors and nurses work ____on___Christmas day.
18. Mrs. Olsen must take her pills __at___ 7 o'clock __in____ the morning.
19. Don't forget that we have a meeting with Dr. Rollins ___on__ July 10.
20. __In___ the 18th century, surgeons didn't wash their hands before surgery.

Who, what, why, when, which, where, whose, and how

Para hacer preguntas abiertas en inglés, generalmente se utilizan las siguientes palabras:

How	=	Cómo
what	=	Qué/ cuál
When	=	Cuándo
Where	=	Dónde
Which	=	Cuál (decisión)
Who	=	Quién
Why	=	Por qué
Whose	=	De quién

"Who" se usa únicamente para referirse a personas:

Who is she?
(¿Quién es ella?)

Who is in charge?
(¿Quién está a cargo?)

"Where" se emplea para preguntar por un lugar o una ubicación:

Where are the operating rooms?
(¿Dónde están los quirófanos?)

Where are you from?
(¿De dónde eres?)

"When" se utiliza para referirse a un momento en el tiempo o alguna ocasión:

When did you last eat?
(¿Cuándo fue la última vez que comiste?)

When is your birthday?
(¿Cuándo es tu cumpleaños?)

"Why" se usa para para pedir una explicación o un motivo:

Why are you here?
(¿Por qué estás aquí?)

Why are you so nervous?
(¿Por qué estás tan nervioso?)

"What" se emplea para hacer preguntas que van encaminadas a conocer una información específica:

What is your name?
(¿Cuál es tu nombre?)

What is that?
(¿Qué es eso?)

"Which" se utiliza cuando hay que tomar una decisión:

Which scalpel blade are you going to use doctor?
(¿Qué hoja de bisturí vas a usar doctora?)

"How" generalmente se usa para hacer preguntas acerca de la manera en que algo se hace:

How do I turn on the monitor?

(¿Cómo enciendo el monitor?)

Con "How" existen otras expresiones que sirven para hacer otro tipo de preguntas:

- How much: preguntas sobre cantidades (sustantivos no contables).
- How many: preguntas sobre cantidades (sustantivos contables).
- How often: se refiere a la frecuencia con que se realiza una acción.
- How far: se refiere a distancias.

How much does a pulse oximeter cost?
(¿Cuánto cuesta un oxímetro de pulso?)

How many siblings do you have?
(¿Cuántos hermanos tiene usted?)

How often do you exercise?
(¿Qué tan frecuente te ejercitas?)

How far is your house from the nearest hospital?
(¿A qué distancia está tu casa del hospital más cercano?)

"Whose" se utiliza para hacer preguntas sobre posesión y pertenencia:

Whose cell phone is this?
(¿De quién es este teléfono celular?)

A continuación, se presentan algunos ejercicios:

Complete las siguientes preguntas con “Who”, “What”, “Why”, “When”, “Which”, “Where”, “Whose” o “How” donde corresponda:

1. And _______________ fault is that?
2. _______________ did the train wreck happen? It happened near Nashville.
3. _______________ defibrillator are we going to use? This one or that one?
4. _______________ will accompany Mrs. Mayfield during her stay at the clinic?
5. _______________ blood sample is that?
6. _______________ nurse is going to be in charge of the ward today? Nurse Novak is in charge today.
7. _______________ do you want to be a gynecologist? Because my father was a gynecologist.
8. _______________is going to tell Mr. Dodd the bad news?
9. _______________ is Dr. Costa’s new office?
10. _______________ was your last colonoscopy?
11. _______________ resident is going to assist you during the surgery? Fred or Sarah?
12. _______________ aren’t you helping the other nurses with their duties?
13. _______________ were you doing in my office?
14. _______________ often do you take your pills, Mr. Hopper?
15. _______________ did the stomachache start? It started this morning.
16. _______________ can I remove the I.V. tubing from the pump?
17. _______________ is responsible for not activating the Code Blue?
18. Exactly _______________ does it hurt? Just below my left knee!
19. _______________ did you try to hurt yourself?
20. _______________ will be my next appointment? Would next Tuesday be okay?
21. _______________ were you doing when the stomachache started? I was having breakfast.
22. _______________ am I supposed to pay for the surgery? I don’t have insurance!
23. _______________ idea was it to let Mr. Robbins eat before the surgery?
24. _______________ type of catheter are you going to use?

Respuestas a los ejercicios

1. And __whose___ fault is that?
2. __Where__ did the train wreck happen? It happened near Nashville.
3. __Which__ defibrillator are we going to use? This one or that one?
4. __Who__ will accompany Mrs. Mayfield during her stay at the clinic?
5. _Whose_ blood sample is that?
6. __Which___ nurse is going to be in charge of the ward today? Nurse Novak is in charge today.
7. __Why__ do you want to be a gynecologist? Because my father was a gynecologist.
8. ___Who___ is going to tell Mr. Dodd the bad news?
9. __Where___ is Dr. Costa's new office?
10. __When___ was your last colonoscopy?
11. _Which__ resident is going to assist you during the surgery? Fred or Sarah?
12. __Why_aren't you helping the other nurses with their duties?
13. __What_ were you doing in my office?
14. __How__often do you take your pills, Mr. Hopper?
15. __When__ did the stomachache start? It started this morning.
16. __How__ can I remove the I.V. tubing from the pump?
17. __Who__ is responsible for not activating the Code Blue?
18. Exactly __where__ does it hurt? Just below my left knee!
19. __Why___ did you try to hurt yourself?
20. __When__ will be my next appointment? Would next Tuesday be okay?
21. _What__were you doing when the stomachache started? I was having breakfast.
22. _How_ am I supposed to pay for the surgery? I don't have insurance!
23. _Whose__ idea was it to let Mr. Robbins eat before the surgery?
24. _What__ type of catheter are you going to use?

Demonstrative adjectives

Los **"demonstrative adjectives"** ("adjetivos demostrativos") se usan para describir que tan cerca o alejado se encuentra un objeto o persona o para señalar que se está hablando específicamente de alguien o algo. Los "adjetivos demostrativos" varían dependiendo de si hablamos en plural o singular:

Near
(cerca)

Singular	Plural
This *(este/esta)*	**These** *(estos/estas)*

Far
(lejos)

Singular	Plural
That *(aquel/aquella)*	**Those** *(aquellos/aquellas)*

Por ejemplo:

Which stretcher are we going to use? This one or that one?
(¿Qué camilla vamos a usar? ¿Esta o aquella?)

We are going to need these catheters. Bring them in your waist bag.
(Vamos a necesitar estos catéteres. Tráigalos en su cangurera)

Could you pass me those tongue depressors?
(¿Podrías pasarme esos abatelenguas?)

En los enunciados anteriores se habla de la proximidad que guardan los objetos en relación con la persona que está hablando, pero también se señala un objeto en específico (podría haber otros similares a la misma distancia).

Los **"demonstrative adjectives"** también pueden utilizarse para referirse a personas:

Excuse me, could you tell me who that nurse is?
(Disculpe, ¿podría decirme quién es esa enfermera?)

Officers arrest this man!
(¡Oficiales detengan a este hombre!)

I am going to tell those doctors that they can't eat in the dressing room.
(Les diré a esos médicos que no pueden comer en el vestidor)

I'm happy to be working with these excellent physicians.
(Estoy feliz de trabajar con estos excelentes médicos)

El "adjetivo demostrativo" "This" se puede usar para presentar a alguien:

Dr. Jones, this is Dr. Williams.
(Dr. Jones, este es el Dr. Williams)

Los "demonstrative adjectives" también se pueden utilizar para referirse a eventos, relatos o situaciones:

That is an amazing story!
(¡Esa es una historia sorprendente!)

This is what happened.
(Esto es lo que sucedió)

Those rumors are not true!
(¡Esos rumores no son ciertos!)

These stories that you tell are incredible!
(¡Estas historias que cuentas son increíbles!)

Como con todos los adjetivos, los "demonstrative adjectives" deben ir acompañados del sujeto al que se están refiriendo.

"This", "That", "These" y "Those" también pueden funcionar como **"demonstrative pronouns"** ("pronombres demostrativos"), en cuyo caso, van a sustituir al sujeto en la oración.

Por ejemplo:

The food looks delicious! *(¡La comida se ve deliciosa!)*	→	That looks delicious! *(¡Eso se ve delicioso!)*
The macule on your shoulder could be a melanoma. *(La mácula en tu hombre podría ser un melanoma)*	→	This could be a melanoma. *(Esto podría ser un melanoma)*

Los "demonstrative pronouns" se usan generalmente en el idioma hablado, ya que se tendría que señalar al objeto del que se está hablando. En el lenguaje escrito también se les puede utilizar, pero debe quedar claro a que objeto o persona nos estamos refiriendo.

A continuación, se presentan algunos ejercicios para afianzar lo aprendido:

Escriba "This" o "These" donde corresponda:

1. Are you going to use __________ goggles or those?
2. ___________ is my pen, and that one is yours.
3. ___________ plastic bedpan is broken.
4. ___________ gauze sponges are not going to be enough.
5. ___________ oximeter doesn't have batteries.
6. Could you look at ______________ penlight for a second, please?
7. Mrs. Lenox, are ___________ your children?
8. ___________ articles are going to help you understand the subject better.
9. Dr. Hott needs __________ laryngoscope.
10. ___________ laryngoscope blades are dirty.

Escriba "That" o "Those" donde corresponda:

11. We are going to use ____________ infusion pump.
12. Take ____________ phototherapy lamps to the warehouse.
13. Guard, can you tell ____________ man that he must wait outside?
14. Who is ____________ woman? I don't think she works here.
15. Nurse Dong, throw _____________ cotton swabs in the trash can, please.
16. ____________ are Miriam's glasses.
17. ____________ white coat belongs to Dr. Rech.
18. ____________ scissors belong to Nurse Quill.
19. ____________ monitors are not working properly.
20. Is ____________ Dr. McColl? He looks older than I remembered.

Respuestas de los ejercicios

1. Are you going to use __these__ goggles or those?
2. __This__ is my pen, and that one is yours.
3. _This_ plastic bedpan is broken.
4. __These__ gauze sponges are not going to be enough.
5. _This_ oximeter doesn't have batteries.
6. Could you look at __this__ penlight for a second, please?
7. Mrs. Lenox, are __these__ your children?
8. __These__ articles are going to help you understand the subject better.
9. Dr. Hott needs __this__ laryngoscope.
10. _These_ laryngoscope blades are dirty.
11. We are going to use _that__ infusion pump.
12. Take __those__ phototherapy lamps to the warehouse.
13. Guard, can you tell __that__ man that he must wait outside?
14. Who is _that_ woman? I don't think she works here.
15. Nurse Dong, throw __those__ cotton swabs in the trash can, please.
16. __Those__ are Miriam's glasses.
17. _That__ white coat belongs to Dr. Rech.
18. Those scissors belong to Nurse Quill.
19. _Those_ monitors are not working properly.
20. Is _that_ Dr. McColl? He looks older than I remembered.

Participial adjectives

Los **"participial adjectives"** ("adjetivos participios") son los que tienen terminación **"-ed"** o **"-ing"** y reciben su nombre debido a que estas son las terminaciones que se les da a los verbos regulares en **"past participle"** ("pasado participio") y a todos los verbos en **"present participle"** ("participio presente" o "gerundio") respectivamente. Por ejemplo:

"Worry"
(preocupar)

Malcolm is worried about his daughter, who was hospitalized yesterday.
(Malcolm está preocupado por su hija que fue hospitalizada ayer)

This is a worrying situation.
(Esta es una situación preocupante)

"Confuse"
(confundir)

Jack is confused by the anatomy exam questions.
(Jack está confundido por las preguntas del examen de anatomía)

The confusing anatomy exam questions.
(Las confusas preguntas del examen de anatomía)

En los ejemplos anteriores, se puede apreciar que los adjetivos en "past participle" expresan cómo se siente una persona (sentido pasivo), mientras que los que están en "present participle" hacen referencia a la situación que está provocando dicho sentimiento (sentido activo). A continuación, se muestra una lista con algunos verbos que se pueden utilizar como "participial adjectives":

Infinitive	Traducción	Infinitive	Traducción
1. Alarm	Alarmar	34. Frighten	Asustar
2. Aggravate	Agravar	35. Frustrate	Frustrar
3. Amaze	Asombrar	36. Fulfill	Cumplir
4. Amuse	Entretener	37. Gratify	Satisfacer
5. Annoy	Molestar	38. Horrify	Horrorizar
6. Astonish	Asombrar	39. Humiliate	Humillar
7. Astound	Asombrar	40. Inspire	Inspirar
8. Bewilder	Desconcertar	41. Insult	Insultar
9. Bore	Aburrir	42. Interest	Interesar
10. Captivate	Cautivar	43. Intrigue	Intrigar
11. Challenge	Desafiar	44. Irritate	Irritar
12. Charm	Encantar	45. Mystify	Mistificar
13. Comfort	Consolar	46. Move	Mover/conmover
14. Concern	Preocupar	47. Overwhelm	Abrumar
15. Confuse	Confundir	48. Perplex	Dejar perplejo
16. Convince	Convencer	49. Please	Satisfacer
17. Depress	Deprimir	50. Puzzle	Desconcertar
18. Devastate	Devastar	51. Relax	Relajar
19. Disappoint	Decepcionar	52. Satisfy	Satisfacer
20. Discourage	Desalentar	53. Shock	Sorprender
21. Disgust	Disgustar	54. Sicken	Enfermar
22. Distress	Angustiar	55. Sooth	Calmar
23. Disturb	Perturbar	56. Surprise	Sorprender
24. Embarrass	Avergonzar	57. Tempt	Tentar
25. Enchant	Encantar	58. Terrify	Atemorizar
26. Encourage	Alentar	59. Threaten	Amenazar
27. Energize	Energizar	60. Thrill	Emocionar
28. Entertain	Entretener	61. Tire	Fatigar
29. Exasperate	Exasperar	62. Touch	Tocar
30. Excite	Excitar	63. Trouble	Preocupar
31. Exhaust	Agotar	64. Unsettle	Intranquilizar
32. Fascinate	Fascinar	65. Worry	Preocupar
33. Flatter	Halagar		

Algunos verbos sólo pueden ser utilizados en "past participle" para formar "adjetivos participios" cuando se refieren a como se sienten las personas, pero estos verbos no cumplen con estas normas para referirse a situaciones y hay que tener cuidado con el contexto con que se les emplea.

Infinitive *(traducción)*	**Participial adjective** *(traducción)*	**Adjective** *(traducción)*
1. Scare *(asustar)*	Scared *(asustado)*	Scary *(de miedo/ espantoso)*
2. Delight *(deleitar)*	Delighted *(encantado)*	Delightful *(encantador/ encantadora)*
3. Impress *(impresionar)*	Impressed *(impresionado)*	Impressive *(impresionante)*
4. Stress *(estresar)*	Stressed *(estresado)*	Stressful *(estresante)*
5. Offend *(ofender)*	Offended *(ofendido)*	Offensive *(ofensivo)*

Por ejemplo:

My son was delighted with all the medical staff.
(Mi hijo estaba encantado con todo el personal médico)

The medical staff has been delightful.
(El personal médico ha sido encantador)

Algunos verbos irregulares también pueden actuar como "participial adjectives". Algunos verbos sólo pueden usarse como adjetivos en "past participle":

Infinitive	Traducción
1. Break	Romper
2. Drink	Beber
3. Fall	Caer
4. Forbid	Prohibir
5. Forget	Olvidar
6. Freeze	Congelar
7. Hide	Ocultar
8. Lose	Perder
9. Shake	Agitar
10. Spill	Derramar
11. Spoil	Arruinar
12. Steal	Robar
13. Swell	Inflamar
14. Tear	Romper
15. Upset	Molestar
16. Write	Escribir

Por ejemplo:

Try not to move; you may have a broken rib.
(Trate de no moverse, es posible que tenga una costilla rota)

We have been working for 12 hours, and we are all reaching our breaking point.
(Llevamos 12 horas trabajando y todos estamos llegando a nuestro punto crítico)

Se pueden utilizar las palabras **"More"** junto a los "participial adjectives" para hacer comparaciones entre dos personas o situaciones y la palabra **"Most"** para el superlativo:

The article of the NEJM is more interesting than the one in the BMJ.
(El artículo del NEJM es más interesante que el del BMJ)

This is the most interesting article I have ever read about HIV.
(Este es el artículo más interesante que he leído sobre el VIH)

A continuación, se presentan algunos ejercicios para afianzar lo aprendido:

Coloque la forma correcta del "participial adjective" sobre la raya para completar los enunciados:

1. Dr. Ford was ___________________________ by a hug that a 5-year-old patient gave him. (move)
2. The massage was very ____________________________, thanks! (relax)
3. I must say that I find Dr. Gibson's comment extremely ______________________________! (offend)
4. These blood samples are ______________________________! Who put them in the freezer? (freeze)
5. Police haven't found the _______________________________ equipment. (steal)
6. Mr. Nichols received _______________________________ news from Dr. Garcia. (devastate)
7. Julia says that her job as an E.R. nurse is quite _________________________________! (stress)
8. The main conference turned out to be very _________________________________. (bore)
9. Not being able to cure Mr. Reyes has been very _________________________________ for Dr. Michaels. (frustrate)
10. Jamie was _________________________________ to meet Dr. Boyd. (thrill)
11. Nurse Fuller is _________________________________ because she worked two shifts. (exhaust)
12. Nurse Lynch received a very _____________________________________ email from the administration. (flatter)
13. Dr. Walters is _____________________________________ that it was Mitchell who altered Mr. Phelps health records. (convince)
14. Mrs. Peralta was ____________________________________ by the situation. (overwhelm)
15. Nurse Mullins is a ____________________________________ woman. (charm)
16. Being told that you must be hospitalized in the ICU can be a ______________________________ situation. (frighten)

17. I am ______________________________ at the effort made by the first-year residents. (amaze)
18. The ______________________________ baby syndrome is a severe form of child abuse. (shake)
19. Dr. Lyons felt ______________________________ by Mr. Ball. (threaten)

Respuestas de los ejercicios

1. Dr. Ford was _moved_ by a hug that a 5-year-old patient gave him.
2. The massage was very _relaxing_, thanks!
3. I must say that I find Dr. Gibson's comment extremely _offensive_!
4. These blood samples are _frozen_! Who put them in the freezer?
5. Police haven't found the _stolen_ equipment.
6. Mr. Nichols received _devastating_ news from Dr. Garcia.
7. Julia says that her job as an E.R. nurse is quite _stressful_!
8. The main conference turned out to be very _boring_.
9. Not being able to cure Mr. Reyes has been very _frustrating_ for Dr. Michaels.
10. Jamie was _thrilled_ to meet Dr. Boyd.
11. Nurse Fuller is _exhausted_ because she worked two shifts.
12. Nurse Lynch received a very _flattering_ email from the administration.
13. Dr. Walters is _convinced_ that it was Mitchell who altered Mr. Phelps health records.
14. Mrs. Peralta was _overwhelmed_ by the situation.
15. Nurse Mullins is a _charming_ woman.
16. Being told that you must be hospitalized in the ICU can be a _frightening_ situation.
17. I am _amazed_ at the effort made by the first-year residents.
18. The_shaken_ baby syndrome is a severe form of child abuse.
19. Dr. Lyons felt _threatened_ by Mr. Ball.

Comparative and superlative adjectives

Los **"comparative adjectives"** ("adjetivos comparativos") se usan para comparar personas, objetos o situaciones. Los **"superlative adjectives"** ("adjetivos superlativos") se utilizan para expresar el grado máximo o mínimo que puede llegar a alcanzar alguna característica de un objeto, persona o situación. Los "comparative adjectives" se forman agregando la terminación **"-er"** a los adjetivos conformados por una sola sílaba, mientras que con los "superlative adjectives" se agrega la terminación **"-est"**:

Hard *(duro/fuerte)*	<	Harder *(más duro/más fuerte)*	<	Hardest *(el más duro/el más fuerte)*
Smart *(inteligente)*	<	Smarter *(más inteligente)*	<	Smartest *(el más inteligente)*

Si la terminación del adjetivo es una **"-e"** únicamente se agrega una **"-r"** o **"-st"**:

Wise *(sabio)*	<	Wiser *(más sabio)*	<	Wisest *(el más sabio)*

Si el adjetivo termina en una consonante más **"-y"**, esta se cambia por una **"i"** y se agrega la terminación **"-er"** o **"-est":**

Funny *(gracioso)*	<	Funnier *(más gracioso)*	<	Funniest *(el más gracioso)*

Cuando los adjetivos terminan en una vocal más una consonante, se duplica esta última:

Big *(grande)*	<	Bigger *(más grande)*	<	Biggest *(el más grande)*

Para la mayoría de los adjetivos conformados por 2 o más silabas se utiliza la palabra **"More"** ("más") para formar los "comparative adjectives", y se usa la palabra **"Most"** ("el más") para los "superlative adjectives":

Intelligent *(inteligente)*	<	More intelligent *(más inteligente)*	<	Most intelligent *(el más inteligente)*

Los siguientes adjetivos de dos sílabas se pueden usar con la terminación "-er" o "-est" o con la palabra "More" o "Most":

Adjective *(traducción)*	**Comparative adjective** *(traducción)*	**Superlative adjective** *(traducción)*
Common *(común)*	Commoner/more common *(más común)*	Commonest/most common *(el más común)*
Cruel *(cruel)*	Crueler/more cruel *(más cruel)*	Cruelest/most cruel *(el más cruel)*
Gentle *(gentil)*	Gentler/more gentle *(más gentil)*	Gentlest/most gentle *(el más gentil)*
Handsome *(guapo)*	Handsomer/more handsome *(más guapo)*	Handsomest/most handsome *(el más guapo)*
Likely *(probable)*	Likelier/more likely *(más probable)*	Likeliest/most likely *(el más probable)*
Narrow *(estrecho)*	Narrower/more narrow *(más estrecho)*	Narrowest/most narrow *(el más estrecho)*
Pleasant *(agradable)*	Pleasanter/mo re pleasant *(más agradable)*	Pleasantest/most pleasant *(el más agradable)*
Polite *(cortés)*	Politer/more polite *(más cortés)*	Politest/most polite *(el más cortés)*
Simple *(simple)*	Simpler/more simple *(más simple)*	Simplest/most simple *(el más simple)*

Los "irregular comparatives" no siguen las reglas que se presentaron previamente y estos deben ser memorizados:

Adjective *(traducción)*	***Irregular comparative*** *(traducción)*	**Irregular superlative** *(traducción)*
Bad *(malo)*	Worse *(peor)*	Worst *(el peor)*
Far *(lejos)*	Further/farther *(más lejos)*	Furthest/farthest *(lo más lejos)*
Good *(Bueno)*	Better *(mejor)*	Best *(el mejor)*
Little *(poco)*	Less *(menos)*	Least *(el menos)*
Much *(mucho)*	More *(más)*	Most *(el más/lo más)*

Cuando se comparan dos personas, objetos o situaciones para determinar cuál de ellas es superior, se utiliza la palabra **"Than"** ("que"):

This weight loss clinic is cleaner than the clinic on Oak Street.
(Esta clínica de pérdida de peso está más limpia que la clínica en Oak Street)

Cuando se describe como una persona, objeto o situación ha ido cambiando de manera progresiva se usa **"And"** ("y"):

Mr. Williams' brain tumor got bigger and bigger in just a few months.
(El tumor cerebral del Sr. Williams se hizo más y más grande en solo unos meses)

Frecuentemente su usa **"The"** ("el/la/los/las") para indicar una relación de dependencia entre dos acciones:

The more you drink alcohol, the more your liver suffers.
(Cuanto más bebe alcohol, más sufre su hígado)

El artículo "The" también se usa con los "superlative adjectives":

Dr. Jones is the best vascular surgeon I have ever met.
(El Dr. Jones es el mejor cirujano vascular que he conocido)

Se puede modificar a los "comparative adjectives" utilizando **"quantifiers"** ("cuantificadores") para expresar de manera inespecífica que tan amplia o estrecha es la diferencia entre las dos personas, objetos o situaciones:

Dr. White is much taller than his wife.
(El Dr. White es mucho más alto que su esposa)

Dr. White is a little taller than his wife.
(El Dr. White es un poco más alto que su esposa)

Hay otras expresiones que se utilizan para realizar comparaciones. Cuando se quiere expresar que una característica de una persona, objeto o situación es inferior a la de otra se emplea **"not as...as"** ("No tan...como") y **"less...than"** ("Menos...que"):

That operating room is not as big as this one.
(Ese quirófano no es tan grande como este)

That bed is less comfortable than this one.
(Esa cama es menos cómoda que esta)

Para indicar una característica de una persona, objeto o situación es similar o igual a la de otra se usa **"as...as"** ("Tan...como"):

That operating room is as big as this one.
(Esa sala de operaciones es tan grande como esta)

A continuación, se presentan algunos ejercicios para afianzar lo aprendido:

Escriba la forma correcta del adjetivo, ya sea “comparative adjective” o “superlative adjective” donde corresponda:

1. Nurse Elwood is ______________________________ than we first thought. (skilled)
2. Dr. Kendrick is ________________________________ than Dr. Graham, but Dr. Mason is the _________________________ of the three physicians. (smart)
3. The poison of the black-widow spider is ______________________________ than the venom of most spiders. (deadly)
4. The saw-scaled viper is the ___________________________ snake in the world. (dangerous)
5. Nurse Vaughn is the ___________________________ person I know. (responsible)
6. Before the accident, I could run ______________________________ than everyone else in high school. (fast)
7. Mrs. Emery’s son brought her the ________________________________ flowers I have seen in my life. (beautiful)
8. The esophageal stricture will become ___________________ and ________________________________. (narrow)
9. Nurse Linwood does not work as ________________________________ as the other nurses. (hard)
10. Anatomy is much less __________________________________ than physiology. (difficult)
11. Your boss is just as ___________________________________ as mine. (cruel)
12. Dr. Delmar is the ___________________________________ resident that we have ever had. (clumsy)
13. The ___________________________________ the food you eat, the ___________________________________ you will feel. (healthy)
14. Your assistant should be ___________________________________ with the patients. (friendly)
15. The infection is much ___________________________________ than we first thought. (bad)
16. This article is our ____ so far! (good)

Respuestas de los ejercicios

1. Nurse Elwood is _more skilled_ than we first thought.
2. Dr. Kendrick is _smarter_ than Dr. Graham, but Dr. Mason is the _ smartest_ of the three
physicians.
3. The poison of the black widow spider is _deadlier_ than the venom of most spiders.
4. The saw-scaled viper is the _most dangerous_ snake in the world.
5. Nurse Vaughn is the _most responsible_ person I know.
6. Before the accident, I could run _faster_ than everyone else in high school.
7. Mrs. Emery's son brought her the _most beautiful_ flowers I have seen in my life.
8. The esophageal stricture will become _more_and _more narrow_/The esophageal stricture will
become_narrower_ and _narrower_.
9. Nurse Linwood does not work as _hard_ as the other nurses.
10. Anatomy is much less _difficult_ than physiology.
11. Your boss is just as _cruel_ as mine.
12. Dr. Delmar is the _clumsiest_ resident that we have ever had.
13. The _healthier_ the food you eat, the _healthier_ you will feel.
14. Your assistant should be _more friendly_ with the patients / Your assistant should be _friendlier_ with the patients.
15. The infection is much _worse_ than we first thought.
16. This article is our _best_ so far!

Quantifiers

Existen dos tipos de sustantivos cuando se requiere expresar cantidades: los **"countable nouns"** ("sustantivos contables") son aquellos a los que se les puede agregar un valor numérico (por ejemplo, "two books", "three stethoscopes"); mientras que a los **"uncountable nouns"** ("sustantivos incontables") no se les puede agregar un valor numérico ya que representan ideas abstractas, cualidades u objetos que no pueden ser contados (por ejemplo, "beauty", "joy", "water", "air", etc.).

Los **"quantifiers"** ("cuantificadores"), son expresiones que nos ayudan a enunciar de una manera inespecífica cuánto hay de algo. Para decidir que "cuantificador" usar, se tiene que determinar si el sustantivo es "contable" o "incontable" y la cantidad que se desea expresar (menor o mayor).

A lot of

"A lot of" es un "cuantificador" que se usa para expresar que algo se encuentra en grandes cantidades. Se puede utilizar tanto para "countable nouns" como para "uncountable nouns".

The clinic has a lot of volunteers working in the burn unit.
(La clínica tiene muchos voluntarios trabajando en la unidad de quemados)

There is a lot of money missing from the clinic's bank account.
(Falta mucho dinero de la cuenta bancaria de la clínica)

Much

"Much" se usa para expresar que algo se encuentra en grandes cantidades o para preguntar cuánto hay de algo. Se emplea únicamente con "uncountable nouns".

How much time is left before the shift ends?
(¿Cuánto tiempo queda antes de que termine el turno?)

The other nurses don't have as much work as I do!
(¡Las otras enfermeras no tienen tanto trabajo como yo!)

Many

"Many" se utiliza para expresar que algo se encuentra en grandes cantidades o para preguntar cuánto hay de algo. Se usa únicamente con "countable nouns" en plural.

I can't go to the party. I still have many patients waiting.
(No puedo ir a la fiesta. Todavía tengo muchos pacientes esperando)

How many nurses work at the clinic?
(¿Cuántas enfermeras trabajan en la clínica?)

Plenty

"Plenty" es un "cuantificador" que se usa generalmente en el inglés informal para indicar que se cuenta con una cantidad suficiente o un poco más que suficiente de algo.

We have plenty of food for the volunteers.
(Tenemos suficiente comida para los voluntarios)

Don't worry about money. The clinic has plenty save up for times like these.
(No te preocupes por el dinero, la clínica tiene mucho guardado para momentos como estos)

Little and a little

"Little" y **"A little"** se usan para expresar que algo es escaso o que se encuentra en pequeñas cantidades. Se emplean únicamente con "uncountable nouns". La diferencia entre ellos es la connotación que se le da al enunciado:

We still have a little time left.
(Todavía nos queda un poco de tiempo)
We have little time left.
(Nos queda poco tiempo)

Como se puede observar en los ejemplos anteriores, "A Little" tiene una connotación positiva, mientras que "Little" tiene una connotación negativa.

Few and a few

"Few" y **"A few"** son cuantificadores que se utilizan para expresar que algo es escaso o que se encuentra en pequeñas cantidades. Se emplean únicamente con "countable nouns". Por lo general, "A few" se utiliza para darle un sentido positivo al enunciado, mientras que "Few" se usa con una connotación negativa.

We have a few patients today.
(Tenemos algunos pacientes hoy)

We have few patients today.
(Hoy tenemos pocos pacientes)

Some and any

"Some" se usa para denotar una cantidad limitada y se puede emplear con "countable nouns" y con "uncountable nouns". "Some" se utiliza en los modos afirmativo e interrogativo. **"Any"** tiene una función similar a "Some", pero generalmente se usa en los modos negativo e interrogativo.

There is some water left in the bottle.
(Queda un poco de agua en la botella)

There isn't any water left in the bottle.
(No queda agua en la botella)

No and none

"No" y **"None"** se emplean para negar o para indicar la ausencia total de algo. se pueden usar con "countable nouns" y con "uncountable nouns".

There was no difference between the two groups.
(No hubo diferencia entre los dos grupos)

Is there any difference between the two groups? None.
(¿Hay alguna diferencia entre los dos grupos? Ninguna)

A continuación, se presentan algunos ejercicios para afianzar lo aprendido:

Escriba "Much" o "Many" donde corresponda:

1. There are __________________ options to treat a common cold.
2. Joyce didn't want to take the medication, but she didn't have _________________choice.
3. _________________ doctors believe that acupuncture doesn't work.
4. Our team has put _________________ effort into this research.
5. We don't have ___________________ information about the victims of the bus crash.

Escriba "Little" o "Few" donde corresponda:

6. You are just a __________________ days away from being discharged from the hospital.
7. There is ___________________hope that your son might walk again.
8. There is ___________________ chance of surviving a black mamba bite.
9. You will feel better after a ____________________ hours of hydrotherapy.
10. Give the patient a _____________________ minutes to assimilate the bad news.

Escriba "Some" o "Any" donde corresponda:

11.Nurse, excuse me. Could you give me __________________ milk for my baby, please?
12. Jessica doesn't need _______________________ help.
13. There aren't _____________________ aspirins left in the bottle.
14. Would you like ______________________ water?
15. There haven't been _______________________ changes in Mr. Malloy's health condition.

Escriba "No" o "Plenty" donde corresponda:

16. There is ___________________ of space in your room for all your things, Mr. Doe. It is huge!

17. There is ___________________ doubt now that Mr. has HIV. The lab results confirmed it.
18. Above all, get __________________ of rest and avoid stressful activities.
19. Dr. Conroy has __________________ experience treating gunshot wounds. He has never worked in the ER.
20. Dr. Portillo had ____________________ of opportunities, but he chose not to tell the truth.

Escriba "A lot of" o "None" donde corresponda:

21. That is ___________________ of your business!
22. Nurse Killian has ____________________ patients under her care today.
23. The explosion hurt _______________________ of the children. All of them were discharged just a few hours after admission.
24. My sister swallowed __________________ pills, and after a few minutes, she passed out!

Respuestas de los ejercicios

1. There are __many____options to treat a common cold.
2. Joyce didn't want to take the medication, but she didn't have __much__ choice.
3. __Many__ doctors believe that acupuncture doesn't work.
4. Our team has put __much__ effort into this research.
5. We don't have __much____ information about the victims of the bus crash.
6. You are just a ___few__ days away from being discharged from the hospital.
7. There is __little____ hope that your son might walk again.
8. There is __little____ chance of surviving a black mamba bite.
9. You will feel better after a __few__ hours of hydrotherapy.
10. Give the patient a ___few_____ minutes to assimilate the bad news.
11. Nurse, excuse me. Could you give me ___some____ milk for my baby, please?
12. Jessica doesn't need ___any_____ help.
13. There aren't __any___ aspirins left in the bottle.
14. Would you like __some____ water?
15. There haven't been __any__ changes in Mr. Malloy's health condition.
16. There is __plenty__ of space in your room for all your things, Mr. Doe. It is huge!
17. There is __no___doubt now that Mr. Duff has HIV. The lab results confirmed it.
18. Above all, get __plenty____ of rest and avoid stressful activities.
19. Dr. Conroy has ___no___ experience treating gunshot wounds. He has never worked in the ER.
20. Dr. Portillo had __plenty__ of opportunities, but he chose not to tell the truth.
21. That is __none__ of your business!
22. Nurse Killian has __a lot of___ patients under her care today.
23. The explosion hurt _none_ of the children. All of them were discharged just a few hours after admission.
24. My sister swallowed __a lot of__ pills, and after a few minutes, she passed out!

Modal verbs

Los **"modal verbs"** ("verbos modales") son verbos auxiliares que se emplean para indicar habilidades, posibilidades, obligaciones y recomendaciones. Los "verbos modales" no se conjugan y siempre deben ir acompañados de otro verbo.

Can and could

El verbo modal **"Can"** se utiliza para indicar **habilidad** o **posibilidad** en el presente. El modo afirmativo se construye con el verbo "Can" acompañado del verbo principal en **"infinitivo"**:

Subject + Can + Verb + Complement

Por ejemplo:

Ability
(Habilidad)

We can use sign language to communicate with the patient.
(Podemos usar el lenguaje de señas para comunicarnos con el paciente)

Steve can drive the ambulance.
(Steve puede conducir la ambulancia)

Possibility
(Posibilidad)

It can get very cold here in the ER.
(Puede hacer mucho frío aquí en la sala de emergencias)

It can be dangerous to drive while it rains.
(Puede ser peligroso conducir mientras llueve)

En el modo negativo se agrega el **"Not"** después del verbo modal "Can" y se puede usar la contracción **"Can't"**:

Rosario cannot reach the upper shelf.
(Rosario no puede alcanzar el estante superior)

I can't fathom what they were thinking.
(No puedo entender lo que estaban pensando)

You can't leave the building.
(No puedes salir del edificio)

En el modo interrogativo, se coloca al verbo modal "Can" al principio de la pregunta:

Can you move your fingers?
(¿Puede mover sus dedos?)

Can you feel anything below the waist?
(¿Puede sentir algo debajo de la cintura?)

Can I help you with something else?
(¿Puedo ayudarle con algo más?)

Para indicar que es imposible que una situación o evento haya sucedido, se utiliza el verbo modal "Can" en modo **"negativo"**, más el verbo auxiliar **"Have"** en **"infinitivo"** y el verbo principal en **"pasado participio"**:

Johnny cannot have committed suicide.
(Johnny no puede haberse suicidado)

The file was right here. They can't have lost it!
(El archivo estaba justo aquí. ¡No pueden haberlo perdido!)

El verbo modal **"Could"** se utiliza para expresar habilidad o posibilidad, pero en tiempo pasado y sigue la misma estructura que el verbo **"Can"**:

Subject + Could + Verb + Complement

Por ejemplo:

Dr. Sanchez could finish all his work on time.
(El Dr. Sánchez pudo terminar todo su trabajo a tiempo)

Nurse Reed could speak French, but she doesn't work here anymore.
(La enfermera Reed podía hablar francés, pero ya no trabaja aquí)

You could easily get lost in that hospital.
(Te podías perder fácilmente en ese hospital)

El verbo modal "Could" también se puede utilizar para referirse a una posibilidad o una situación que podría estarse llevando a cabo en el presente, pero no se sabe con seguridad:

Dr. Smith could be in her office.
(La doctora Smith podría estar en su consultorio)

Nurse Hall could have a copy of the key.
(La enfermera Hall podría tener una copia de la llave)

El verbo modal "Could" se emplea para hacer sugerencias:

You could apologize to Dr. Cane.
(Podrías disculparte con el Dr. Cane)

You could buy another ultrasound machine.
(Podrías comprar otra máquina de ultrasonido)

En el modo negativo se agrega el **"Not"** después del verbo modal "Could" y se puede usar la contracción **"Couldn't"**:

Mr. Garrison could not find Dr. Robinson's office.
(El Sr. Garrison no pudo encontrar el consultorio del Dr. Robinson)

Sophia couldn't believe the bad news.
(Sophia no podía creer las malas noticias)

Para hacer suposiciones sobre el pasado, se utiliza el verbo modal "Could", más el verbo auxiliar **"Have"** en **"infinitivo"** y el verbo principal en **"pasado participio":**

Nurse Young could have lied about her criminal record.
(La enfermera Young podría haber mentido sobre sus antecedentes penales)

It's nine o'clock. Mrs. Webb could have arrived by now.
(Son las nueve en punto. La señora Webb podría haber llegado ya)

También se puede utilizar la estructura anterior para referirse a una situación que finalmente no se concretó:

They could have found a cure, but the government cut their funds.
(Podrían haber encontrado una cura, pero el gobierno recortó sus fondos)

The administration could have fired Dr. Mendez, but they gave him another chance.
(La administración podría haber despedido al Dr. Méndez, pero le dieron otra oportunidad)

Para indicar que es imposible que una situación o evento haya sucedido, se utiliza el verbo modal "Could" en modo **"negativo"**, más el verbo auxiliar **"Have"** en **"infinitivo"** y el verbo principal en **"pasado participio":**

Mr. Moore's wife couldn't have hurt him because she isn't strong enough.
(La esposa del Sr. Moore no podría haberlo lastimado porque no es lo suficientemente fuerte)

Para pedir permiso se puede utilizar tanto "Can" como "Could", pero este último se considera como más formal:

Can I go home early today? *(¿Puedo irme a casa temprano hoy?)*	/	Could I go home early today? (¿Podría irme a casa temprano hoy?)

Para pedir favores o hacer una petición, también se puede utilizar tanto "Can" como "Could", pero este último se considera como más formal:

Can you tell who's next on the list? *(¿Puedes decirme quién es el próximo en la lista?)*	/	Could you tell me who's next on the list? *(¿Podría decirme quién es el próximo en la lista)*

Must and have to

"Must" y **"Have to"** son dos verbos modales que se utilizan para expresar una obligación o un deber. La diferencia entre ellos reside en que "Must" se utiliza para situaciones que se dan de manera informal, mientras que "Have to" se emplea para situaciones más formales, como leyes o reglamentos que podrían acarrear consecuencias desfavorables de no ser acatadas.

You must organize your desk.
(Debes organizar tu escritorio)

You must see a dermatologist at once.
(Debes ver a un dermatólogo de inmediato)

En las situaciones anteriores se hace una sugerencia, en la cual, las personas involucradas pueden tomar la decisión de realizarlas o no, de acuerdo con su propio criterio.

Erika has to get a visa and a green card if she wants to work in the US.
(Erika tiene que obtener una visa y una tarjeta de residencia si quiere trabajar en los Estados Unidos)

Before the surgery, you have to sign an informed consent form.
(Antes de la cirugía, usted tiene que firmar un formulario de consentimiento informado)

En los ejemplos utilizando "Have to", las personas involucradas deben obedecer las reglas que se les han impuesto, o de lo contrario, afrontar las consecuencias (por ejemplo, no poder trabajar en los Estados Unidos o que se cancele la cirugía si el paciente se rehúsa a dar su consentimiento).

También se puede utilizar "Must" para obligaciones formales, sin embargo, usualmente no se refieren a un individuo en particular, sino que hacen referencia a reglamentos o leyes.

Doctors and nurses must wash their hands before and after touching a patient.
(Los médicos y las enfermeras deben lavarse las manos antes y después de tocar a un paciente)

Visitors must turn off their cell phones.
(Los visitantes deben apagar sus teléfonos celulares)

El verbo modal "Must" se puede emplear para expresar una posibilidad y al utilizarlo con este fin, se asume que es muy probable que se tenga razón.

Dr. Jackson must have forgotten about the meeting.
(El Dr. Jackson debe haberse olvidado de la reunión)

The residents must be at the cafeteria.
(Los residentes deben estar en la cafetería)

El modo negativo con "Must" se forma agregando **"Not"** después de este, y se utiliza para decir que algo está prohibido.

You must not forget that I'm your boss.
(No debes olvidar que soy tu jefe)

Residents must not leave the hospital during their shift.
(Los residentes no deben abandonar el hospital durante su turno)

En el modo interrogativo, se coloca al verbo modal "Must" al principio de la pregunta:

Must Jenny adjust her scrubs?
(¿Jenny debe ajustar su uniforme quirúrgico?)

Must I talk with the family of the patient in room 305?
(¿Debo hablar con la familia del paciente en la habitación 305?)

Para referirse a situaciones que ocurrieron en el pasado se usará "Had to":

We had to remove 10 cm of the small intestine.
(Tuvimos que extraer 10 cm de intestino delgado)

The nurses had to restraint the patient because he was very agitated.
(Las enfermeras tuvieron que sujetar al paciente porque estaba muy agitado)

El modo negativo e interrogativo de "Have to" se construirá usando el verbo auxiliar **"Do"** en los tiempos "presente simple" o "pasado simple":

I don't have to listen to you.
(No tengo porque escucharte)

The nurses did not have to ask for permission to use the rest area.
(Las enfermeras no tuvieron que pedir permiso para usar el área de descanso)

Did you have to suture the wound?
(¿Tuviste que suturar la herida?)

Do you have to leave already?
(¿Ya te tienes que ir?)

May and might

"May" y **"Might"** son dos verbos modales que se utilizan para indicar posibilidad o probabilidad y no se tiene la certeza de que las acciones que se mencionan vayan a ocurrir (aunque se considera que "May" tiene mayor certeza que "Might"):

Dr. Ferguson might assist me with my thesis.
(El Dr. Ferguson podría ayudarme con mi tesis)

Your daughter may be pregnant.
(Puede que su hija esté embarazada)

El verbo modal "May" se puede utilizar para pedir y otorgar permisos (no se puede usar "Might" con este fin):

May I go to the bathroom?
(¿Puedo ir al baño?)

You may go now.
(Ya puedes irte)

Se emplea el verbo modal "Might" para hablar de situaciones que ocurrieron en el pasado (no se puede usar "May" con este fin):

Nurse Bianchi didn't come to work today. She might have quit her job.
(La enfermera Bianchi no vino a trabajar hoy. Ella podría haber renunciado a su trabajo)

Dr. Murphy and Hansen never arrived last night. They might have lost their flight.
(El Dr. Murphy y el Dr. Hansen nunca llegaron anoche. Podrían haber perdido su vuelo)

En ocasiones se puede utilizar "May" para hablar de un pasado cercano, sin embargo, cuando este es el caso, se considera que las acciones mencionadas aún pueden llegar a completarse:

Dr. Murphy and Dr. Hansen have yet to arrive. They may have missed their flight.
(El Dr. Murphy y el Dr. Hansen aún no han llegado. Puede que hayan perdido su vuelo)

En el ejemplo anterior, se da a entender que existe aún la posibilidad de que el Dr. Murphy y el Dr. Hansen acudan a su compromiso.

El modo negativo de "May" y "Might" se forman agregando "Not" después del verbo modal (Existe la contracción "mightn't" pero está casi no se usa):

You may not like what you are about to hear.
(Puede que no le guste lo que está a punto de escuchar)

Karla's father might not want her to be here when the doctor tells him the diagnosis.

(El padre de Karla podría no querer que ella esté aquí cuando el médico le diga el diagnóstico)

Should

El verbo modal **"Should"** se puede usar para ofrecer un consejo:

You should seek medical attention immediately!
(¡Debería buscar atención médica de inmediato!)

You should avoid arguing with your supervisor.
(Deberías evitar discutir con su supervisor)

De la misma manera, se puede usar para pedir un consejo o una opinión, en cuyo caso, se construye la pregunta colocando el verbo "Should" al principio:

Should I buy a new stethoscope?
(¿Debería comprar un nuevo estetoscopio?)

Should Mark start eating more vegetables?
(¿Debería Mark comenzar a comer más verduras?)

Should Karen and Susan continue to work together after what happened?
(¿Deberían Karen y Susan seguir trabajando juntas después de lo que pasó?)

El verbo modal "should" también se puede usar para hablar de obligaciones:

Anthony should be at the hospital before 9:00 a.m.
(Anthony debería estar en el hospital antes de las 9:00 a.m.)

We should continue with our research.
(Deberíamos continuar con nuestra investigación)

El verbo modal "Should" se puede utilizar para señalar expectativas:

The nurses should be here already.
(Las enfermeras ya deberían estar aquí)

Randall should have finished corroborating the data by now.
(Randall ya debería haber terminado de corroborar los datos)

El modo negativo se forma agregando el "Not" después del verbo modal "Should" y se puede abreviar como "Shouldn´t":

The procedure shouldn't take more than 40 minutes.
(El procedimiento no debería durar más de 40 minutos)

Dr. Keppler should not be here.
(El Dr. Keppler no debería estar aquí)

Would

El verbo modal **"Would"** se utiliza para formular preguntas de una manera más cordial y usualmente se traduce como "querría", "quisiera" o "me gustaría":

Would you like some coffee?
(¿Quieres un café?)

Would you like to make an appointment?
(¿Le gustaría hacer una cita?)

Would you open the door for Mr. Gordon, please?
(¿Podrías abrirle la Puerta al Sr. Gordon, por favor?)

También se puede usar el verbo "Would" para expresar una preferencia:

John would love to work with Dr. Tanaka. He is so smart!
(A John le encantaría trabajar con el Dr. Tanaka. ¡Es tan inteligente!)

I would like to know your opinion on this.
(Me gustaría saber tu opinión sobre esto)

El modo negativo se forma agregando "Not" después del verbo "Would" y se puede abreviar como "Wouldn't":

I wouldn't like to interrupt your meeting.
(No me gustaría interrumpir su reunión)

I would not want to be alone during the surgery.
(No quisiera estar solo durante la cirugía)

El verbo modal "Would" se puede utilizar para expresar acciones que se repetían con cierta frecuencia en el pasado:

Nurse Brown would always greet the patients with a smile.
(La enfermera Brown siempre saludaba a los pacientes con una sonrisa)

When he was young, Dr. Starling would always go to the gym after work.
(Cuando era joven, el Dr. Starling siempre iba al gimnasio después del trabajo)

Otra de las formas en que se puede emplear el verbo "Would" es para expresar compromisos adquiridos en el pasado y que aún no se han llevado a cabo:

The administrator promised me he would give me a raise.
(El administrador me prometió que me daría un aumento)

A continuación, se presentan algunos ejercicios para afianzar lo aprendido:

Complete los siguientes enunciados utilizando "Can" y "Would":

1. Dr. Keppler, I ____________________ love to work with you, but I ______________ (not) because I still don't have my medical license.
2. ______________ you like to join us for breakfast? Sorry, but I ____________________________(not). I just started with an intermittent fasting plan.
3. Dr. O'Connor is in his office. ______________________ you like me to tell him that you are here?
4. Nurse Campbell ____________________ help you with your problem.
5. I ____________________(not) know where to start.
6. When Nurse Robertson worked here, she ____________________ bring a cake every Thursday.

Complete los siguientes enunciados utilizando "Should" o "May or Might":

7. You ____________________talk with your supervisor about this. He ________________ help you.
8. Caroline and Richard _______________ work things out. They can't continue fighting in front of everyone.
9. Dr. Baird __________be here by now. He __________have lost the address.
10. They haven't answered their phones since yesterday. They______________ have had an accident.
11. __________________ I hire a new medical assistant?

Complete los siguientes enunciados utilizando "Could" o "Must or Have to":

12. You __________________ ask Chief Nurse Cooper for permission to go to the summit. She is usually very accessible.
13. Employees ________________report with their supervisors at the beginning of their shift.
14. You ______________________ get a medical license to practice medicine in the US.
15. Dr. Mitchell, you ____________________ read this article!

Respuestas de los ejercicios

1. Dr. Keppler, I __would__ love to work with you, but I _cannot (can't)__ because I still don't have my medical license.
2. _Would__ you like to join us for breakfast? Sorry, but I ___cannot (can't)___. I just started with an intermittent fasting plan.
3. Dr. O'Connor is in his office. ___Would___ you like me to tell him that you are here?
4. Nurse Campbell __can__ help you with your problem.
5. I _would not (wouldn't)__ know where to start.
6. When Nurse Robertson worked here, she ___would___ bring a cake every Thursday.
7. You ___should___talk with your supervisor about this. He __might/may___ help you.
8. Caroline and Richard __should__ work things out. They can't continue fighting in front of
everyone.
9. Dr. Baird___should_____ be here by now. He ___may__ have lost the address.
10. They haven't answered their phones since yesterday. They __might__ have had an accident.
11. ___Should___ I hire a new medical assistant?
12. You __could__ ask Chief Nurse Cooper for permission to go to the summit. She is usually very
accessible.
13. Employees___must___ report with their supervisors at the beginning of their shift.
14. You __have to__ get a medical license to practice medicine in the US.
15. Dr. Mitchell, you __must__ read this article!

Phrasal verbs

Los "**Phrasal Verbs**" ("verbos compuestos") son expresiones idiomáticas que están formadas por un verbo ("verb") más una preposición (**"preposition"**) o un adverbio (**"adverb"**). En ocasiones se pueden traducir de manera literal, pero en otras no, ya que su significado usualmente no corresponde con el significado que generalmente se les da a las palabras que los componen. Se debe recordar que la conjugación se va a aplicar únicamente al verbo y nunca a la preposición o al adverbio.

Verb	+	Adverb		
Lie	+	Down	=	Acostarse (Significado literal)

Ejemplo: The patient is lying down.
(El paciente está acostado)

Turn	+	Down	=	Rechazar (Significado no literal)

Ejemplo: He turned down the treatment.
(Rechazó el tratamiento)

Verb	+	Preposition		
Looking	+	After	=	Cuidar de (Significado no literal)

Ejemplo: He is looking after his sick mother.
(Él está cuidando de su madre enferma)

Algunos "phrasal verbs" van a estar conformados por tres elementos.

Verb	+	Adverb	+	Preposition		
Cut	+	Back	+	On	=	Reducir

Ejemplo: The cardiologist wants me to cut back on fatty foods.
(El cardiólogo quiere que reduzca los alimentos grasos)

Los verbos compuestos pueden tener más de un significado y este debe inferirse de acuerdo con el sentido que se le da en la oración.

Make + Up = Inventar

Ejemplo: He made up the symptoms.
(El inventó los síntomas)

Make + Up = Reconciliarse

Ejemplo: The doctor and the nurse made up after they had a heated discussion.
(El doctor y la enfermera se reconciliaron luego de una acalorada discusión)

Make + Up = Compensar

Ejemplo: The radiologist must make up the time he owes to the hospital.
(El radiólogo debe compensar el tiempo que le debe al hospital)

Cuando un "phrasal verb" se compone de **Verbo + Adverbio**, estos pueden ser **transitivos** (llevan un objeto directo) o **intransitivos** (no llevan un objeto directo).

Ejemplos:

- Transitivo: Mary just **got over** cancer. (Get over=superar; el objeto sería=cáncer)
  (Mary acaba de superar el cáncer)

- Intransitivo: The X-ray machine **broke down.** (brake down= descomponerse)
  (La máquina de rayos X se descompuso)

Cuando un verbo compuesto tiene un objeto directo, usualmente se puede separar en dos partes o mantener sus elementos juntos.

Ejemplo:

Turn on
(encender/ abrir)

✓ They **turned on** the oxygen flow last week
✓ They **turned** the oxygen flow **on** last week
(Abrieron el flujo de oxígeno la semana pasada)

Sin embargo, si el objeto directo es un pronombre, se debe separar al verbo compuesto en dos partes y el pronombre se coloca en medio.

Ejemplo:

✓ They **turned** *it* **on** last week (pronombre= It)
(Lo abrieron la semana pasada)

× They **turned on** it last week (incorrecto).

Cuando un "phrasal verb" va acompañado de una preposición suele llamársele **"prepositional verb"**. Debido a que las preposiciones siempre llevan un objeto, todos los "prepositional verbs" son transitivos y además sus elementos deben permanecer juntos.

Ejemplo:

Waiting for
(esperar)

✓ John is **waiting for** his lab results
(John está esperando por sus estudios de laboratorio)

× John is **waiting** his lab results **for**.

Cuando un verbo compuesto está formado por un **Verbo + Adverbio + Preposición** también se les conoce con el nombre de **"phrasal-prepositional verbs".** Al igual que con los "prepositional verbs", por el hecho de contar con una preposición, estos verbos van a ser transitivos y sus elementos no pueden ser separados.

Ejemplo:

Put up with
(soportar)

Tim had to **put up with** severe pain after the surgery
(Tim tuvo que soportar un dolor intenso posterior a la cirugía)

X Tim had to **put** severe pain **up with** after the surgery.
X Tim had to **put up** severe pain **with** after the surgery.

Existen ciertos verbos compuestos que están relacionados con la salud y la enfermedad y a continuación, se muestra una lista con los más comunes.

Phrasal verb	**Traducción**	**Example** *(ejemplo)*
Black out	Desmayarse, perder el conocimiento	He blacked out after seeing blood. *(Se desmayó después de ver sangre)*
Blocked up	Obstruido	I cannot breathe well because my nose is blocked up. *(No puedo respirar bien porque tengo tapada la nariz)*
Break out	Aparecer súbitamente/ llenarse de ronchas u otras lesiones Sudar profusamente	Susan brakes out in a rash when she eats peanuts. *(Susan se llena de ronchas cuando come cacahuates)* I broke out in a cold sweat and felt sick. (*Comencé a sudar frio y a sentirme enfermo)*
Come down with	Enfermarse	My son is coming down with a cold. *(Mi hijo se está resfriando)*

Come to	Recuperar la consciencia	When Caroline came to, she noticed that she was at the hospital. *(Cuando Caroline volvió en sí, se dio cuenta de que estaba en el hospital)*
Cut down on/ cut back on	Disminuir el consumo de algo (alimentos, bebidas, drogas, etc.)	David must cut down on the number of cigarettes he smokes daily. *(David debe reducir la cantidad de cigarros que fuma a diario)*
Fight off	Luchar contra una enfermedad	The immune system helps the body fight off infections. *(El Sistema inmune ayuda al cuerpo a eliminar las infecciones)*
Get over	Recuperarse de una enfermedad	Marcus got over a severe urinary tract infection. *(Marcus superó una grave infección del tracto urinario)*
Lay up	Recostarse, guardar reposo debido a una enfermedad	My mother is laying up with a broken hip. *(Mi madre está en cama con la cadera rota)*
Pass away	Fallecer	I am sorry to inform you that your father has passed away. *(Lamento informarle que su padre ha fallecido)*
Pass out	Desmayarse, perder el conocimiento	He passed out after he got hit in the head. *(Se desmayó después de haber sido golpeado en la cabeza)*
Pick up	Contagiarse, contraer	If you don´t wash your hands, you are going to pick up a disease. *(Si no te lavas las manos vas a contraer una enfermedad)*

Pull through	Sobrevivir o recuperarse	He had a very serious accident, but the doctors believe he will pull through. *(Tuvo un accidente muy grave, pero los doctores creen que se recuperará)*
Run over	Atropellar	The patient was run over by a drunk driver. *(El paciente fue atropellado por un conductor ebrio)*
Stuffed up	Obstruido	My nose is all stuffed up because of my allergies. *(Mi nariz esta obstruida debido a mis alergias)*
Swell up	Inflamado, hinchado	Her face swelled up after she had eaten shrimps. *(Su cara se hinchó después de que comió camarones)*
Throw up	Vomitar	Jonathan got dizzy and threw up. *(Jonathan se mareo y vomitó)*

A continuación, se presentan algunos ejercicios que servirán de práctica y ayudarán a memorizar algunos de los verbos compuestos más comunes relacionados con la medicina. Recuerde colocar el verbo en el tiempo gramatical adecuado:

Pass out   Come down with   Come to   Brake out   Fight off

1.- A well-nourished child can_______________________ diseases better than a malnourished child.
2.- Adrian got so drunk that he ___________________.
3.- She __________________ a few minutes after the surgery.
4.- I don't feel well. I think I'm___________________________ the flu.
5.- Donald had a fever, and he_____________________ with blisters all over his body.

Get over   Black out   Pick up   Lay-up   Pull through

6.- Sarah remains in critical condition, but we are expecting her to_______________________.
7.- His body's defenses are quite low, and if he is not careful, he could __________________ a viral infection.
8.- His blood pressure dropped so low that he ______________________ and woke up on the floor of his office a few minutes later.
9.- Lisa was________________ in bed with acute bronchitis.
10.- The virus stays in your body long after you ______________the illness.

Stuffed up   Run over   Swell up   Pass away

11.- Her lips started to _____________________ after she bit the sandwich.
12.- Everyone at the clinic has a _____________nose due to cold or allergies.
13.- The patient was_____________________ by a distracted driver.
14.- Lucy's father___________________ last night at the age of ninety-two.

Throw up   Blocked up   Cut down on

15.- My stomach hurts, and I feel like I am going to ______________________.
16.- Rachel must________________ the amount of saturated fat un her diet.
17.- Julian said that he couldn't smell the flowers because his nose was________________________.

Respuestas a los ejercicios

1.- A well-nourished child can fight off diseases better than a malnourished child.
2.- Adrian got so drunk that he passed out.
3.- She came to a few minutes after the surgery.
4.- I don't feel well. I think I'm coming down with the flu.
5.- Donald had a fever, and he broke out with blisters all over his body.
6.- Sarah remains in critical condition, but we are expecting her to pull through.
7.- His body's defenses are quite low, and if he is not careful, he could pick up a viral infection.
8.- His blood pressure dropped so low that he blacked out and woke up on the floor of his office a few minutes later.
9.- Lisa was laid up in bed with acute bronchitis.
10.- The virus stays in your body long after you get over the illness.
11.- Her lips started to swell up after she bit the sandwich.
12.- Everyone at the clinic has a stuffed-up nose due to cold or allergies.
13.- The patient was run over by a distracted driver.
14.- Lucy's father passed away last night at the age of ninety-two.
15.- My stomach hurts, and I feel like I am going to throw up.
16.- Rachel must cut down on the amount of saturated fat un her diet.
17. Julian said that he couldn't smell the flowers because his nose was blocked up.

Introduction to medical terminology

La "**terminología médica**", traducido al inglés como **"medical terminology"**, es un vocabulario especial utilizado por los profesionales de las ciencias de la salud para comunicarse entre ellos y esta es consistente y uniforme en todo el mundo.

Los términos utilizados en medicina y en enfermería provienen en su mayoría del latín y el griego. En ocasiones algunas palabras médicas pueden parecer largas, pero en realidad resumen enunciados aún más largos. Tomemos como ejemplo la siguiente palabra:

Otorhinolaryngology

Si la dividimos en sus diferentes elementos, obtendríamos que cada uno de ellos tiene un significado diferente:

ot/o	=	**ear** *(oído)*
rhin/o	=	**nose** *(nariz)*
Laryng/o	=	**larynx** *(laringe)*
-logy	=	**study of** *(estudio de)*

"The study of diseases of the ear, nose, and throat."
(El estudio de las enfermedades del oído, la nariz y la garganta)

La mayoría de los términos médicos se pueden dividir en tres componentes:

Prefix *(Prefijo)*	+	**Root** *(Raíz)*	+	**Suffix** *(Sufijo)*

Estos mantendrán siempre el mismo significado, y al aprenderlos, el estudiante será capaz de analizar y recordar muchos términos.

"The root" es la parte fundamental de un término médico. Establece el significado básico de la palabra y es el componente al que se unen los otros elementos.

El **"prefix"** se agrega a la raíz al principio de la palabra para modificar su significado, mientras que el **"suffix"** se agrega al final con el mismo propósito.

Tomemos como ejemplo la siguiente palabra:

Hypothermia
(Hipotermia)

Prefix		**Root**		**Suffix**
Hypo-	+	therm	+	-ia

Word	Meaning	Significado en español
Hypo-	Below, low	Disminuido, bajo
therm	Heat, temperature	Calor, temperatura
-ia	Condition of…	Condición de…

"**Hypothermia:** the condition of having an abnormally low body temperature."
(Hipotermia: condición de tener una temperatura corporal anormalmente baja)

Los términos que contienen más de una raíz reciben el nombre de **"palabras compuestas"**, que se traduce al inglés como **"compound words"**.

Como, por ejemplo:

Neuroblastoma
(Neuroblastoma)

Root		**Root**		**Suffix**
Neur/o-	+	blast	+	-oma

Word	Meaning	Significado en español
Neur/o	Nerve, nervous system	Nervio, sistema nervioso
Blast	Embryonic state	Estado embrionario
-oma	Tumor	Tumor

"**Neuroblastoma:** a malignant tumor of immature nerve cells."
(Neuroblastoma: tumor maligno derivado de células nerviosas inmaduras)

En muchas ocasiones, se agrega un **"prefix"** que termina en consonante a una **"root"** que empieza con una consonante; o un **"sufix"** cuya primera letra es una consonante a una **"root"** que acaba en consonante. Para poder ayudar a la pronunciación de estas combinaciones, es necesario agregar una vocal entre ellos. Esta vocal recibe el nombre de **"combining vowel"** y a las palabras a las que se les ha agregado esta, se les conoce como **"combining forms".**

Por ejemplo:

Gastrostomy
(Gastrostomía)

Root		**Combining vowel**		**Suffix**
Gastr	+	o	+	-stomy

Word	Meaning	Significado en español
Gastr/o	Stomach	Estómago
-stomy	Opening	Abertura, orificio

"**Gastrostomy:** an opening into the stomach from the abdominal wall."
(Gastrostomía: una abertura al estómago desde la pared abdominal)

A continuación, se presenta una lista de algunas de las raíces más comúnmente empleadas en medicina:

Root	**Meaning**	**Significado en español**	**Example** *(Ejemplo)*
Abdomin/o	Abdomen	Abdomen	Abdominal *(Abdominal)*
Acou	Hearing	Audición	Acoustic *(Acústica)*
Acr/o	Extremity/ peak	Extremidad/ en lo más alto	Acromegaly *(Acromegalia)*
Aden/o	Gland	Glándula	Adenopathy *(Adenopatía)*
Adipo	Fat	Grasa	Adipocytes *(Adipocitos)*
Alb	White	Blanco	Albinism *(Albinismo)*
Andr/o	Male	Masculino	Androsterone *(Androsterona)*
Angi/o	Vessel	Vaso	Angiology *(Angiología)*
Ankyl	Crooked/fusion	Torcido/fusión	Ankylosing *(Anquilosante)*
Bili	Bile	Bilis	Biliary *(Biliar)*
Blast	Embryonic state	Estado embrionario	Blastocyst *(Blastocisto)*
Blephar/o	Eyelid	Párpado	Blepharospasm *(Blefaroespasmo)*
Brachi/o	Arm	Brazo	Brachial *(Braquial)*
Brady	Slow	Lento	Bradylalia *(Bradilalia)*
Calc	Heel	Talón	Calcaneus *(Calcáneo)*
Carcin/o	Cancer	Cáncer	Carcinoma *(Carcinoma)*
Caud	Tail	Cola	Caudal *(Caudal)*

Cephal/o	Head	Cabeza	Cephalohematoma (Cefalohematoma)
Cerebr/o	Cerebrum	Cerebro	Cerebritis *(Cerebritis)*
Cervic/i/o	Neck	Cuello	Cervix *(Cérvix)*
Chol/e	Bile	Bilis	Cholecystectomy *(Colecistectomía)*
Chondr/o	Cartilage	Cartílago	Chondromalacia *(Condromalacia)*
Col/i/o	Colon	Colon	Colonoscopy *(Colonoscopia)*
Cost/o	Rib	Costilla	Costochondritis *(Costocondritis)*
Cut	Skin	Piel	Cutaneous *(Cutáneo)*
Cyst/i/o	Bladder	Vejiga	Cystocele *(Cistocele)*
Cyt/o	Cell	Célula	Cytology *(Citología)*
Derm	Skin	Piel	Dermabrasion *(Dermoabrasión)*
Dors/i/o	Back	Espalda	Dorsum *(Dorso)*
Enter/o	Intestine	Intestino	Enteral *(Enteral)*
Fasci	Bundle	Haz	Fascia (Fascia)
Febri	Fever	Fiebre	Febrile *(Febril)*
Fil	Threadlike	Parecido a un hilo	Filiform *(Filiforme)*
Galact/o	Milk	Leche	Galactorrhea *(Galactorrea)*
Gastr/o	Stomach	Estómago	Gastrointestinal *(Gastrointestinal)*
Ger/o or Geront/o	Aging	Envejecer	Geriatrics *(Geriatría)*

Gest	Carry	Llevar, portar	Gestation *(Gestación)*
Gloss/o	Tongue	Lengua	Macroglossia *(Macroglosia)*
Glyc/o or gluc/o	Sweet	Dulce, azúcar	Glycogen *(Glucógeno)*
Gyn/o	Woman	Mujer	Gynecologist *(Ginecólogo)*
Heme/a/o or hemato	Blood	Sangre	Hemorrhage *(Hemorragia)*
Hepat	Liver	Hígado	Hepatomegaly *(Hepatomegalia)*
Hist/i/o	Tissue	Tejido	Histology *(Histología)*
Hydro	Water/hydrogen	Agua/ Hidrogeno	Hydrophilic *(Hidrofílico)*
Hyster	Uterus	Útero	Hysteroscopy *(Histeroscopia)*
Ile/o	Ileum	Íleon	Ileocecal *(Ileocecal)*
Ili/o	Ilium/flank	Hueso ilion/ flanco	Iliac *(Iliaco)*
Ischi/o	Hip	Cadera	Ischial *(Isquiática)*
Jejun/o	Jejunum	Yeyuno	Jejunostomy *(Yeyunostomía)*
Kerat/o	Horny tissue/ cornea	Tejido engrosado/ capa córnea	Keratinized *(Queratinizado)*
Kine/t/o	Movement	Movimiento	Kinesthesia *(Cinestesia)*
Labio	Lips	Labios	Labium *(Labio)*
Lact/o	Milk	Leche	Lactiferous *(Lactífero)*
Laryng/o	Larynx	Laringe	Laryngeal *(Laríngeo)*
Latero	Side	Lado	Bilateral *(Bilateral)*

Lip/o	Fat	Grasa	Liposuction *(Liposucción)*
Lith/o	Stone	Piedra/ cálculo	Nephrolithiasis *(Nefrolitiasis)*
Mamm/o	Breast	Senos	Mammography *(Mamografía)*
Mast/o	Breast	Senos	Mastectomy *(Mastectomía)*
Meno	Menses	Menstruación	Menorrhagia *(Menorragia)*
Ment	Mind	Mente	Mentality *(Mentalidad)*
Mio	Less/smaller	Menos/más pequeño	Miosis *(Miosis)*
My/o	Muscle	Músculo	Myometrium *(Miometrio)*
Myc/o	Fungus	Hongo	Mycosis *(Micosis)*
Myel/o	Marrow/ spinal cord	Médula/ Médula espinal	Myeloid *(Mieloide)*
Myx	Mucus	Moco	Myxoid *(Mixoide)*
Nas/o	Nose	Nariz	Intranasal *(Intranasal)*
Nephr/o	Kidney	Riñón	Nephrotic *(Nefrótico)*
Ocul/o	Eye	Ojo	Oculomotor *(Oculomotor)*
Ophthalm/o	Eye	Ojo	Ophthalmology *(Oftalmología)*
Orchi/o	Testes	Testículos	Orchidopexy *(Orquidopexia)*
Oro	Mouth	Boca	Oral *(Oral)*
Oss or osteo	Bone	Hueso	Osteopenia *(Osteopenia)*
Ot/o	Ear	Oído	Otorrhea *(Otorrea)*

Ox/y	Oxygenation	Oxigenación	Oxyhemoglobin *(Oxihemoglobina)*
Path/o	Disease	Enfermedad	Pathology *(Patología)*
Ped/o	Child	Niño(a)	Pedophile *(Pedófilo)*
Pharmaco	Medicine	Medicina	Pharmacodynamics *(Farmacodinamia)*
Pharyng/o	Pharynx	Faringe	Pharyngitis *(Faringitis)*
Phleb/o	Vein	Vena	Phlebotomy *(Flebotomía)*
Phot/o	Light	Luz	Photosensitivity *(Fotosensibilidad)*
Plasm/o	Substance of a cell	Sustancia de una célula	Cytoplasm *(Citoplasma)*
Pleur/o	Pleura	Pleura	Pleurodesis *(Pleurodesis)*
Pneum/o	Lung	Pulmón	Pneumothorax *(Neumotórax)*
Pod/o	Foot	Pie	Podiatrist *(Podiatra)*
Proct/o	Rectum	Recto	Proctologist *(Proctólogo)*
Prote/o	Protein	Proteína	Proteolysis *(Proteólisis)*
Psych/o	Mind	Mente	Psychosis *(Psicosis)*
Pulmo/n	Lung	Pulmón	Pulmonary *(Pulmonar)*
Pyel/o	Renal pelvis	Riñón	Pyelonephritis *(Pielonefritis)*
Pyr/o	Heat	Calor	Pyrosis *(Pirosis)*
Ren/o	Kidney	Riñón	Renal *(Renal)*
Rhin/o	Nose	Nariz	Rhinoplasty *(Rinoplastia)*

Sangui	Blood	Sangre	Sanguineous *(Sanguíneo)*
Sarc/o	Flesh	Carne	Sarcoma *(Sarcoma)*
Scler/o	Hard	Duro	Atherosclerosis *(Ateroesclerosis)*
Scolio	Crooked	Torcido	Scoliosis *(Escoliosis)*
Sensi	Perception/ feeling	Percepción/ sentimiento	Sensible *(Sensible)*
Sep	Decay	Deteriorar	Septic *(Séptico)*
Soma or somat/o	Body	Cuerpo	Somatometry *(Somatometría)*
Sten/o	Narrow	Estrecho	Stenosis *(Estenosis)*
Tachy	Rapid/swift	Rápido	Tachypnea *(Taquipnea)*
Therm/o	Heat	Calor	Thermometer (Termómetro)
Thorac/o	Chest	Pecho	Thoracentesis *(Toracocentesis)*
Thromb/o	Clot	Coágulo	Thrombus *(Trombo)*
Toxi/o	Poison	Veneno	Toxicology *(Toxicología)*
Trache/o	Trachea	Tráquea	Tracheostomy *(Traqueostomía)*
Ur/o	Urinary/urine	Urinario/orina	Urology *(Urología)*
Vas/o	Vessel	Vaso	Vasospasm *(Vasoespasmo)*
Ven/i/o	Vein	Vena	Venotomy *(Venotomía)*
Vesic/o	Bladder	Vejiga	Vesicoureteral *(Vesicoureteral)*

A continuación, realizaremos algunos ejercicios para completar la lección:

Relacione las siguientes raíces con su significado en inglés.

1. Acr/o	( )	A.	White
2. Therm/o	( )	B.	Poison
3. Path/o	( )	C.	Heat
4. Alb	( )	D.	Flesh
5. Kine/t/o	( )	E.	Movement
6. Tachy	( )	F.	Extremity
7. Toxi/o	( )	G.	Disease
8. Sarc/o	( )	H.	Swift

Coloque sobre la línea la raíz que se relacione con las siguientes palabras y su significado en inglés:

	ROOT	**Meaning in English**
9. Torcido/fusión		
10. Percepción/ sentimiento		
11. Talón		
12. Piedra/ cálculo		
13. Cola		
14. Luz		
15. Duro		
16. Espalda		
17. Fiebre		
18. Estrecho		

Referencias

Cohen BJ, DePetris A. Concepts of medical terminology. En: Troy D, editor. Medical terminology: an illustrated guide. 7th edition. USA: Lippincott Williams & Wilkins; 2014. p. 1-13.

Key concepts of medical terminology. En: Comerford K, Schaeffer L, editors. Medical Terminology made Incredibly Easy! 3rd edition. USA: Lippincott Williams & Wilkins; 2009. p. 1-18.

Respuestas a los ejercicios

1. F
2. C
3. G
4. A
5. E
6. H
7. B
8. D
9. Ankyl - Crooked/fusion
10. Sensi - Perception/feeling
11. Calc - Heel
12. Lith/o - Stone
13. Caud - Tail
14. Phot/o - Light
15. Scler/o - Hard
16. Dors/i/o - Back
17. Febri - Fever
18. Sten/o - Narrow

Prefixes

Los **"prefijos"** (traducido al inglés como **"prefixes"**) son componentes de una palabra que se agregan a una raíz al principio de un término para modificar su significado. Tomemos como ejemplo la siguiente palabra:

Primigravida
(Primigrávida)

Prefix		**Root**
Prim/i-	+	Gravid/a

Word	Meaning	Significado en español
Prim/i-	First	Primero
Gravid	Pregnancy	Embarazo

"**Primigravida:** a woman who is pregnant for the first time"
(Primigrávida: una mujer que está embarazada por primera vez)

Los "prefixes" tienen diferentes funciones y significados dentro de la terminología médica y usualmente indican ciertas características del término al que se agregan.

Prefixes for numbers

Algunos prefijos nos van a indicar cantidades. Por ejemplo, nos pueden señalar si un término se refiere a objetos que vienen en pares, si se está dividiendo una región del cuerpo en 4 o más segmentos, si es la primera vez que sucede algún evento, etc. A continuación, se enlistan algunos de ellos:

Prefix	**Meaning**	**Significado en español**	**Example** *(Ejemplo)*
Bi-	Two/twice	Dos/doble	Biconvex *(Biconvexo)*
Di-	Two/twice	Dos/doble	Dinucleotide *(Dinucleótido)*
Dipl/o-	Double	Doble	Diplococci *(Diplococos)*
Hemi-	Half/one side	Mitad/un solo lado	Hemiplegia *(Hemiplejía)*
Mon/o-	One	Uno	Monoxide *(Monóxido)*
Multi-	Many	Mucho	Multicellular *(Multicelular)*
Poly-	Many	Mucho	Polysaccharides *(Polisacáridos)*
Prim/i-	First	Primero	Primipara *(Primípara)*
Quadr/i-	Four	Cuatro	Quadrant *(Cuadrante)*
Semi-	Half/partial	Mitad/parcial	Semipermeable *(Semipermeable)*
Tetra-	Four	Cuatro	Tetrad *(Tétrada)*
Tri-	Three	Tres	Triphasic *(Trifásico)*
Uni-	One	Uno	Uniform *(Uniforme)*

Prefixes for color

Entre las características que los prefijos dan a los términos médicos, se encuentran los colores. Los prefijos nos van a dar a entender la coloración que tiene un objeto, una lesión o el paciente. En la siguiente tabla se muestran algunos de ellos:

Prefix	Meaning	Significado en español	Example *(Ejemplo)*
Cyan/o-	Blue	Azul	Cyanotic *(Cianótico)*
Erythr/o-	Red	Rojo	Erythroderma *(Eritrodermia)*
Leuk/o-	White	Blanco	Leukonychia *(Leuconiquia)*
Melan/o-	Black/dark	Negro/oscuro	Melanoma *(Melanoma)*
Xanth/o-	Yellow	Amarillo	Xanthoma *(Xantoma)*

Negative prefixes

También existen prefijos que señalan la ausencia de alguna característica u oposición. A continuación, se enlistan algunos de ellos:

Prefix	Meaning	Significado en español	Example *(Ejemplo)*
A-, an-	Lack of/absence	Falta de/ ausencia	Anaerobe *(Anaerobio)*
Anti-	Against	En contra	Antispasmodic *(Antiespasmódico)*
De-	Without/ removal/loss	Sin/remover/ perder	Devascularization *(Desvascularización)*
Dis-	Absence/ removal/ separation	Ausencia/remover/ separación	Dissection *(Disección)*
In-, im-	Not	No	Insoluble *(Insoluble)*
Non-	Not	No	Nonviable *(No viable)*
Un-	Not	No	Uninjured *(Ileso)*

Prefixes for direction

Los prefijos pueden indicar la dirección que siguen ciertas partes del cuerpo al moverse. Así mismo, señalan la forma en que se llevan a cabo algunos procedimientos y el incremento de algunas secreciones.

Prefix	**Meaning**	**Significado en español**	**Example** *(Ejemplo)*
Ab-	Away from	Alejarse de	Abduction *(Abducción)*
Ad-	Toward/near	Hacia/cerca	Adjacent *(Adyacente)*
Dia-	Through	A través de	Diarrhea *(Diarrea)*
Per-	Through	A través de	Per os *(Vía oral)*
Trans-	Through	A través de	Transudate *(Trasudado)*

Prefixes for degree

Algunos prefijos nos pueden indicar si una característica se encuentra en menor o mayor grado del que se considera como normal.

Prefix	**Meaning**	**Significado en español**	**Example** *(Ejemplo)*
Hyper-	Abnormally high/ increased	Anormalmente elevado/ incrementado	Hyperextension *(Hiperextensión)*
Hypo-	Abnormally low/ decreased	Anormalmente bajo/ disminuido	Hypotension *(Hipotensión)*
Olig/o-	Few/scanty	Poco/escaso	Oliguria *(Oliguria)*
Pan-	All	Todo	Panhypopituitarism *(Panhipopituitarismo)*
Super-	Above/excess	Encima/exceso	Superficial *(Superficial)*

Prefixes for size and comparison

Existen prefijos que nos ayudaran a comparar diversas características y otros que permiten comprender si el termino se refiere a estructuras macro o microscópicas.

Prefix	**Meaning**	**Significado en español**	**Example** *(Ejemplo)*
Equi-	Equal/same	Igual/el mismo	Equivalence *(Equivalencia)*
Eu-	True/easy/good/ normal	Verdadero/fácil/ bueno/normal	Eutrophic *(Eutrófico)*
Hetero-	Other/different/ unequal	Otro/diferente/ desigual	Heterologous *(Heterólogo)*
Homo-, homeo-	Same/ unchanging	El mismo/ inmutable	Homogeneous *(Homogéneo)*
Iso-	Equal/ same	Igual/el mismo	Isocoria *(isocoria)*
Macro-	Large/ abnormally large	Grande/ anormalmente grande	Macrophage *(Macrófago)*
Mega-, megalo-	Large/ abnormally large	Grande/ anormalmente grande	Megalomania *(Megalomanía)*
Micro-	Small	Pequeño	Microscopic *(Microscópico)*
Neo-	New	Nuevo	Neonatology *(Neonatología)*
Normo-	Normal	Normal	Normoglycemia *(Normoglicemia)*
Ortho-	Straight/correct/ upright	Derecho/correcto/ recto	Orthopnea *(Ortopnea)*
Poikilo-	Varied/irregular	Variable/ irregular	Poikilothermia *(Poiquilotermia)*
Pseudo-	False	Falso	Pseudoparalysis *(Pseudoparálisis)*
Re-	Again/ back	De vuelta/ atrás	Regurgitation *(Regurgitación)*

Prefixes for time and/or position

Algunos prefijos tienen la función de indicar si algún evento ocurre antes o después de las acciones que se implican en un término y también pueden señalar la posición que guardan ciertas estructuras con relación a otras.

Prefix	**Meaning**	**Significado en español**	**Example** *(Ejemplo)*
Ante-	Before	Antes de	Anterograde *(Anterógrado)*
Post-	After/Behind	Después de/atrás de	Postnatal *(Postnatal)*
Pre-	Before/in front of	Antes de/ enfrente de	Premenstrual *(Premenstrual)*
Pro-	Before/in front of	Antes de/ enfrente de	Progressive *(Progresivo)*

Prefixes for position

Los siguientes prefijos son similares a los anteriores, con la diferencia de que solo indican posición y no tiempo.

Prefix	**Meaning**	**Significado en español**	**Example** *(Ejemplo)*
Dextr/o-	Right	Derecha	Dextrocardia *(Dextrocardia)*
Ec-, ecto-	Out/outside	Afuera/ fuera de	Ectopic *(Ectópico)*
End/o-	In/within	En/ dentro de	Endoscopy *(Endoscopia)*
Ex/o-	Away from/ outside	Lejos de/ fuera de	Extrinsic *(Extrínseco)*

Mes/o-	Middle	En medio	Mesocolon *(Mesocolon)*
Sinistr/o-	Left	Izquierda	Sinistromanual *(Zurdo)*
Syn-, sym-	Together	Juntos	Symphysis *(Sínfisis)*
Tel/e/o-	End	Fin	Telomere *(Telómero)*

A continuación, realizaremos algunos ejercicios para completar la lección:

Relacione los siguientes prefijos con su significado en inglés.

1. Dipl/o-	( )	A.	Within
2. Prim/i-	( )	B.	Before
3. End/o-	( )	C.	Double
4. Ante-	( )	D.	Irregular
5. Poikilo-	( )	E.	Through
6. Anti-	( )	F.	Few
7. Per-	( )	G.	Against
8. Olig/o-	( )	H.	First

Coloque sobre la línea el prefijo que se relacione con las siguientes palabras y su significado en inglés:

	PREFIX	**Meaning in English**
9. Nuevo		
10. En medio		
11. Blanco		
12.Mitad/un solo lado		
13. Después de/atrás de		
14. Derecha		
15. Fin		
16. Tres		
17.Azul		
18. Mitad/parcial		
19. Todo		
20. Encima/exceso		

Referencias

Cohen BJ, DePetris A. Prefixes. En: Troy D, editor. Medical terminology: an illustrated guide. 7th edition. USA: Lippincott Williams & Wilkins; 2014. p. 32-51.

Key concepts of medical terminology. En: Comerford K, Schaeffer L, editors. Medical Terminology made Incredibly Easy! 3rd edition. USA: Lippincott Williams & Wilkins; 2009. p. 1-18.

Respuestas a los ejercicios

1. C
2. H
3. A
4. B
5. D
6. G
7. E
8. F
9. Neo- – New
10. Mes/o- – Middle
11. Leuk/o- – White
12. Hemi- – Half/one side
13. Post- – After/behind
14. Dextr/o- – Right
15. Tel/e/o- – End
16. Tri- – Three
17. Cyan/o- – Azul
18. Semi- – Half/partial
19. Pan- – All
20. Super- – Above/excess

Suffixes

Los **"sufijos"** (traducido al inglés como **"suffixes"**) son componentes de una palabra que se agregan a una raíz al final de un término para modificar su significado. Tomemos como ejemplo la siguiente palabra:

Dementia
(Demencia)

Prefix		**Root**		**Suffix**
De-	+	Mentis	+	-ia

Word	Meaning	Significado en español
De-	Loss of	Pérdida de
Mentis	Mind	Mente
-ia	Condition of	Condición de

"Dementia: the loss of cognitive function."
(Demencia: la pérdida de la función cognitiva)

Los sufijos nos indicarán si el término se refiere a un sustantivo o a un adjetivo y también señalan si la palabra se encuentra en su forma singular o plural (para más información sobre los plurales, consultar el capítulo "Regular, irregular, and medical plural nouns").

Noun = Sustantivo
Adjective = Adjetivo

Tomemos como ejemplo los siguientes términos:

Lymphocytic leukemia
(Leucemia linfocítica)

Adjective		**Noun**
Lymphocytic *(Linfocítica)*	+	Leukemia *(Leucemia)*

Lymphoma
(Linfoma)

Root		**Suffix**
Lymph	+	-oma

En ambos casos tenemos la raíz "Lymph" la cual se refiriere a los linfocitos o al sistema linfático. La terminación "-ic" significa "Pertaining to", y la palabra "lymphocytic" nos señala de qué tipo de leucemia estamos hablando; mientras que el sufijo "-oma" significa "Tumor", y el término "Lymphoma" nos indica que se trata de un tipo de cáncer del sistema linfático.

Noun suffixes

Como se mencionó previamente, algunos sufijos nos indicarán si la palabra se trata de un sustantivo y estos se utilizan para denotar padecimientos, enfermedades o áreas de conocimiento.

- **Suffixes that mean "Condition of"**

Estos sufijos se emplean para denotar una enfermedad o padecimiento y usualmente significan **"condition of"** (traducido al español como **"condición de"**).

Suffix	Meaning	Significado en español	Example *(Ejemplo)*
-ia	Condition of	Condición de	Insomnia *(Insomnio)*
-ism	Condition of	Condición de	Astigmatism *(Astigmatismo)*
-sis	Condition of	Condición de	Vaginosis *(Vaginosis)*
-y	Condition of	Condición de	Irritability *(Irritabilidad)*

- **Suffixes for medical specialties**

Los sufijos también se emplean para señalar a los diversos campos de conocimiento que existen dentro de la medicina y a aquellos que los estudian.

Suffix	Meaning	Significado en español	Example *(Ejemplo)*
-ian	Specialist in a field of study	Especialista en un campo de estudio	Obstetrician *(Obstetra)*
-ist	Specialist in a field of study	Especialista en un campo de estudio	Gynecologist *(Ginecólogo)*

Suffix	Meaning	Significado en español	Example *(Ejemplo)*
-iatrics	Medical specialty	Especialidad médica	Pediatrics *(Pediatría)*
-iatry	Medical specialty	Especialidad médica	Psychiatry *(Psiquiatría)*
-ics	Medical specialty	Especialidad médica	Orthopedics *(Ortopedia)*
-logy	Study of	Estudio de	Radiology *(Radiología)*

Adjective suffixes

Algunos sufijos nos indican si la palabra se trata de un adjetivo. La gran mayoría no siguen una regla exacta y estos deben ser memorizados, con la excepción de aquellos sustantivos que terminan en **"-sis"**. Cuando estos se convierten a adjetivos, se cambiará esta terminación por el sufijo **"-tic"**.

Por ejemplo:

Psychosis - Psychotic
(Psicosis - Psicótico)

Diuresis - Diuretic
(Diuresis - Diurético)

- **Suffixes that mean "pertaining to," "like," or "resembling"**

Estos sufijos se emplean para indicar que un término pertenece a una estructura, a un sistema o a una característica. También hay algunos sufijos que se utilizan para indicar que una enfermedad tiene características similares a otro padecimiento.

Suffix	Meaning	Significado en español	Example *(Ejemplo)*
-ac	Pertaining to	Perteneciente a	Cardiac *(Cardíaco)*
-al	Pertaining to	Perteneciente a	Esophageal *(Esofágico)*
-ar	Pertaining to	Perteneciente a	Muscular *(Muscular)*
-ary	Pertaining to	Perteneciente a	Circulatory *(Circulatorio)*
-form	Like/ resembling	parecido a/ semejante a	Morbilliform *(Morbiliforme)*
-ic	Pertaining to	Perteneciente a	Organic *(Orgánico)*
-ical	Pertaining to	Perteneciente a	Spherical *(Esférico)*
-ile	Pertaining to	Perteneciente a	Volatile *(Volátil)*

-oid	Pertaining to	Perteneciente a	Amyloid *(Amiloide)*
-ory	Pertaining to	Perteneciente a	Olfactory *(Olfatorio)*
-ous	Pertaining to	Perteneciente a	Cutaneous *(Cutáneo)*
-tic	Pertaining to	Perteneciente a	Genetic *(Genético)*

Suffixes related to organs and systems

Existen también sufijos que se encuentran relacionados con órganos y sistemas y también hay aquellos que indican padecimientos que afectan a dichos sistemas.

Suffix	**Meaning**	**Significado en español**	**Example** *(Ejemplo)*
-algia	Pain	Dolor	Myalgia *(Mialgia)*
-ectomy	Surgical removal	Escisión quirúrgica	Vasectomy *(Vasectomía)*
-itis	Inflammation	Inflamación	Uveitis *(Uveítis)*
-lys	Breakdown	Descomposición	Glycogenolysis *(Glucogenólisis)*
-oma	Tumor	Tumor	Lipoma *(Lipoma)*
-phob	Fear	Miedo	Claustrophobia *(Claustrofobia)*
-plasia	Growth	Crecimiento	Hyperplasia *(Hiperplasia)*
-plasty	Surgical repair	Corrección quirúrgica	Rhinoplasty *(Rinoplastia)*

-plegia	Paralysis	Parálisis	Tetraplegia *(Tetraplejía)*
-pnea	Breathing	Respiración	Dyspnea *(Disnea)*
-poiesis	Production	Producción	Erythropoiesis *(Eritropoyesis)*
-praxia	Movement	Movimiento	Apraxia *(Apraxia)*
-rhea	Fluid discharge	Descarga de fluidos	Steatorrhea *(Esteatorrea)*
-scope	Observe	Observar	Rhinoscopy *(Rinoscopia)*
-stomy	Opening	Abertura	Colostomy *(Colostomía)*
-taxis	Movement	Movimiento	Ataxia *(Ataxia)*
-tomy	Incision	Incisión	Thoracotomy *(Toracotomía)*
-tripsy	Crushing	Aplastar	Lithotripsy *(Litotripsia)*
-trophy	Growth	Crecimiento	Atrophy *(Atrofia)*

A continuación, realizaremos algunos ejercicios para completar la lección:

Relacione los siguientes sufijos con su significado en inglés.

1. -algia	( )	A.	Pain
2. -tomy	( )	B.	Tumor
3. -oma	( )	C.	Growth
4. -plegia	( )	D.	Fear
5. -trophy	( )	E.	Movement
6. -ectomy	( )	F.	Surgical removal
7. -taxis	( )	G.	Paralysis
8. -phob	( )	H.	Incision

Coloque sobre la línea el sufijo que se relacione con las siguientes palabras y su significado en inglés:

	SUFFIX	Meaning in English
9. Inflamación		
10. Aplastar		
11. Respiración		
12. Observar		
13. Producción		
14. Abertura		
15. Corrección quirúrgica		
16. Descarga de fluidos		

Relacione los siguientes sufijos con su significado en inglés.

17. -ism	( )	A.	Pertaining to
18. -ary	( )	B.	Study of
19. -form	( )	C.	Condition of
20. -logy	( )	D.	Resembling

Señale si se trata de un especialista o de una especialidad médica:
A) Medical specialty B) Specialist

21. Gastroenterology	( )	25. Nephrologist	( )
22. Neurologist	( )	26. Physician	( )
23. Orthodontics	( )	27. Geriatrics	( )
24. Podiatry	( )	28. Pediatrician	( )

Referencias

Cohen BJ, DePetris A. Suffixes. En: Troy D, editor. Medical terminology: an illustrated guide. 7th edition. USA: Lippincott Williams & Wilkins; 2014. p. 14-30.

Key concepts of medical terminology. En: Comerford K, Schaeffer L, editors. Medical Terminology made Incredibly Easy! 3rd edition. USA: Lippincott Williams & Wilkins; 2009. p. 1-18.

Respuestas a los ejercicios

1. A
2. H
3. B
4. G
5. C
6. F
7. E
8. D
9. -itis – Inflammation
10. -tripsy – Crushing
11. -pnea – Breathing
12. -scope – Observe
13. -poiesis – Production
14. -stomy – Opening
15. -plasty – Surgical repair
16. -rhea – Fluid discharge
17. C
18. A
19. D
20. B
21. A
22. B
23. A
24. A
25. B
26. B
27. A
28. B

Regular, irregular, and medical plural nouns

Los sustantivos se pueden clasificar en dos tipos cuando se requiere expresar cantidades: los **"countable nouns"** ("sustantivos contables") son aquellos a los que se les puede agregar un valor numérico (por ejemplo, "two books", "three stethoscopes"); mientras que a los **"uncountable nouns"** (sustantivos incontables) no se les puede agregar un valor numérico ya que representan ideas abstractas, cualidades u objetos que no pueden ser contados (por ejemplo, "beauty", "joy", "water", "air", etc.), y por lo tanto, nos expresaremos siempre en singular al utilizarlos.

Para formar los plurales en inglés de los **"countable nouns"**, en la mayoría de los casos, se agrega únicamente una "s" al final de la palabra.

Ejemplos:

Singular noun English *(español)*	**Plural noun** English *(español)*
Ambulance *(ambulancia)*	Ambulances *(ambulancias)*
Capsule *(cápsula)*	Capsules *(cápsulas)*
Doctor *(doctor)*	Doctors *(doctores)*
Pill *(pastilla)*	Pills *(pastillas)*
Professor (profesor)	Professors (profesores)
Stretcher *(camilla)*	Stretchers *(camillas)*
Tablet *(tableta)*	Tablets *(tabletas)*
Testicle *(testículo)*	Testicles *(testículos)*

En los casos en que la palabra termine en "s", "x", "z", "ch" o "sh", se debe añadir la terminación "es". Para algunas palabras que terminan en "o" también aplica esta regla.

Ejemplos:

Singular noun English *(traducción)*	**Plural noun** English *(traducción)*
Ash *(ceniza)*	Ashes *(cenizas)*
Box *(caja)*	Boxes *(cajas)*
Branch *(rama)*	Branches *(ramas)*
Brush *(cepillo)*	Brushes *(cepillos)*
Buzz *(zumbido)*	Buzzes *(zumbidos)*
Echo *(eco)*	Echoes *(ecos)*
Hero *(héroe)*	Heroes *(héroes)*
Influx *(influjo)*	Influxes *(influjos)*
Mosquito *(mosquito, zancudo)*	Mosquitoes *(mosquitos, zancudos)*
Reflex *(reflejo)*	Reflexes *(reflejos)*
Sinus *(seno, como en "seno paranasal")*	Sinuses *(senos)*
Stitch *(puntada, de sutura)*	Stitches *(puntadas)*
Tomato *(tomate)*	Tomatoes *(tomates)*
Virus *(virus)*	Viruses *(los virus)*

Cuando la palabra termina con "consonante + y", normalmente cambiamos la "y" por "i + es".

Ejemplos:

Singular noun English *(traducción)*	**Plural noun** English *(traducción)*
Baby *(bebé)*	Babies *(bebés)*
Ovary *(ovario)*	Ovaries *(ovarios)*
Sanctuary *(santuario)*	Sanctuaries *(santuarios)*
Therapy *(terapias)*	Therapies *(terapias)*
Toxicity *(toxicidad)*	Toxicities *(toxicidades)*

Al igual que sucede con los verbos, también existen algunas palabras que tienen plurales irregulares, los cuales no siguen reglas exactas, sino que actúan como excepciones a las normas anteriores.

Ejemplos:

Singular noun English *(español)*	**Plural noun** English *(español)*
Child *(niño o niña)*	Children *(los niños)*
Foot *(pie)*	Feet *(pies)*
Forceps *(pinzas)*	Forceps *(pinzas)*

Glasses *(lentes)*	Glasses *(lentes)*
Half (mitad)	Halves *(mitades)*
Knife *(cuchillo)*	Knives *(cuchillos)*
Life *(vida)*	Lives *(vidas)*
Louse *(piojo)*	Lice *(piojos)*
Man *(hombre)*	Men *(hombres)*
Midwife *(partera)*	Midwives *(parteras)*
Mouse *(ratón)*	Mice *(ratones)*
Offspring (descendiente, bebé, niño)	Offspring (descendientes, bebés, niños)
Person *(persona)*	People *(personas)*
Quiz (examen)	Quizzes (exámenes)
Scissors *(tijeras)*	Scissors *(tijeras)*
Series *(serie)*	Series *(series)*
Shelf *(estante)*	Shelves *(estantes)*
Species *(especie)*	Species *(especies)*
Tooth *(diente)*	Teeth *(dientes)*
Wife *(esposa)*	Wives *(esposas)*
Wolf *(lobo)*	Wolves *(lobos)*
Woman *(mujer)*	Women *(mujeres)*

Debido a que gran parte de los términos que se emplean en medicina y enfermería provienen del griego y del latín, encontraremos que se tendrán que seguir las normas gramaticales de dichos idiomas a la hora de utilizarlos en sus formas singular y plural. En esta sección revisaremos los más comunes. En la mayoría de los casos, el cambio del singular al plural se basa en la vocal o letra en que termina la palabra.

a → ae

Con las palabras que terminan en "a", esta se sustituye por "ae":

	Singular noun English *(español)*	**Plural noun** English *(español)*
1	Amoeba *(amiba)*	Amoebae *(amibas)*
2	Ampulla *(ampolla)*	Ampullae *(ampollas)*
3	Aorta *(aorta)*	Aortae *(aortas)*
4	Aphtha *(afta)*	Aphthae *(aftas)*
5	Areola *(areola)*	Areolae *(areolas)*
6	Bulla *(bula)*	Bullae *(bulas)*
7	Caverna *(caverna)*	Cavernae *(cavernas)*
8	Choana *(coana)*	Choanae *(coanas)*
9	Cisterna *(cisterna)*	Cisternae *(cisternas)*
10	Cochlea *(cóclea)*	Cochleae *(cócleas)*
11	Concha *(cornete)*	Conchae *(cornetes)*

12	Fascia *(fascia)*	Fasciae *(fascias)*
13	Fenestra *(fenestra)*	Fenestrae *(fenestras)*
14	Fimbria *(fimbria)*	Fimbriae *(fimbrias)*
15	Fovea *(fóvea)*	Foveae *(fóveas)*
16	Gingiva *(encía)*	Gingivae *(encías)*
17	Hypha *(hifa)*	Hyphae *(hifas)*
18	Lacuna *(laguna, en histología)*	Lacunae *(lagunas)*
19	Larva *(larva)*	Larvae *(larvas)*
20	Lunula *(lúnula)*	Lunulae *(lúnulas)*
21	Maxilla *(maxilar)*	Maxillae *(maxilares)*
22	Plica *(pliegue)*	Plicae *(pliegues)*
23	Papilla *(papila)*	Papillae *(papilas)*
24	Patella *(rótula, patela)*	Patellae *(rótulas, patelas)*
25	Petechia *(petequia)*	Petechiae *(petequias)*
26	Phlyctena *(flictena)*	Phlyctenae *(flictenas)*
27	Phlyctenula *(flicténula)*	Phlyctenulae *(flicténulas)*
28	Puerpera *(puérpera)*	Puerperae *(puérperas)*
29	Ruga *(rugosidad, pliegue)*	Rugae *(rugosidades, pliegues)*
30	Scapula *(escapula)*	Scapulae *(escapulas)*

31	Sequela *(secuela)*	Sequelae *(secuelas)*
32	Serosa *(serosa)*	Serosae *(serosas)*
33	Stria *(estría)*	Striae *(estrías)*
34	Synechia *(sinequia)*	Synechiae *(sinequias)*
35	Tenia *(tenia)*	Teniae *(tenias)*
36	Theca *(teca)*	Thecae *(tecas)*
37	Tibia *(tibia)*	Tibiae *(tibias)*
38	Trabecula *(trabécula)*	Trabeculae *(trabéculas)*
39	Trachea *(tráquea)*	Tracheae *(tráqueas)*
40	Trochlea *(tróclea)*	Trochleae *(trócleas)*
41	Ulna *(cúbito)*	Ulnae *(cúbitos)*
42	Vena cava *(vena cava)*	Venae cavae *(venas cavas)*
43	Vertebra *(vertebra)*	Vertebrae *(vertebras)*

en → ina

Palabras con terminación "en", esta se sustituye por "ina":

Singular noun English *(español)*		**Plural noun** English *(español)*
1	Foramen *(foramen, orificio)*	Foramina *(forámenes, orificios)*
2	Lumen *(luz, cavidad, canal)*	Lumina *(luces, cavidades, canales)*
3	Tegmen *(techo)*	Tegmina *(techos)*

ex, ix, yx → ices

Palabras con terminación "ex", "ix" o en "yx", se sustituyen por "ices":
En el caso de la palabra "scolex" se cambiará por "scoleces" y el plural de "thorax" es "thoraces".

	Singular noun English *(español)*	Plural noun English *(español)*
1	Apex *(ápex)*	Apices *(ápices)*
2	Appendix *(apéndice)*	Appendices *(apéndices)*
3	Calix *(cáliz)*	Calices *(cálices)*
3	Cervix *(cérvix, cuello)*	Cervices *(los cérvix, cuellos)*
4	Cortex *(corteza)*	Cortices *(cortezas)*
5	Fornix *(fórnix)*	Fornices *(fórnices)*
6	Index *(índice)*	Indices/indexes *(índices)*
7	Matrix *(matriz)*	Matrices *(matrices)*
8	Scolex *(escólex, escólice)*	Scoleces *(escólices)*
9	Thorax *(tórax)*	Thoraces/thoraxes *(los tórax)*
10	Varix *(várice)*	Varices *(várices)*

is → es/ides

Palabras con terminación "is", esta se sustituye por "es" o "ides" (en el caso en que el sufijo sea "*itis*"):

	Singular noun English *(español)*	**Plural noun** English *(español)*
1	Anastomosis *(anastomosis)*	Anastomoses *(las anastomosis)*
2	Aponeurosis *(aponeurosis)*	Aponeuroses *(las aponeurosis)*
3	Apophysis *(apófisis)*	Apophyses *(las apófisis)*
4	Clitoris *(clítoris)*	Clitorises/clitorides *(los clítoris)*
5	Crisis *(crisis)*	Crises *(las crisis)*
6	Dermatitis *(dermatitis)*	Dermatitides *(las dermatitis)*
7	Dermatosis *(dermatosis)*	Dermatoses *(las dermatosis)*
8	Diaphysis *(diáfisis)*	Diaphyses *(las diáfisis)*
9	Diarthrosis *(diartrosis)*	Diarthroses *(las diartrosis)*
10	Ecchymosis *(equimosis)*	Ecchymoses *(las equimosis)*
11	Encephalitis *(encefalitis)*	Encephalitides *(las encefalitis)*
12	Epidermis *(epidermis)*	Epidermides *(epidermis)*
13	Epididymis *(epidídimo)*	Epididymes *(epidídimos)*
14	Epiphysis *(epífisis)*	Epiphyses *(las epífisis)*

15	Exostosis *(exostosis)*	Exostoses *(las exostosis)*
16	Iris *(iris)*	Irises/irides *(los iris)*
17	Lipidosis *(lipidosis)*	Lipidoses *(las lipidosis)*
18	Meningitis *(meningitis)*	Meningitides *(las meningitis)*
19	Metaphysis *(metáfisis)*	Metaphyses *(las metáfisis)*
20	Metastasis *(metástasis)*	Metastases *(las metástasis)*
21	Mitosis *(mitosis)*	Mitoses *(mitosis)*
22	Nephritis *(nefritis)*	Nephritides *(las nefritis)*
23	Neuritis *(neuritis)*	Neuritides *(las neuritis)*
24	Neurosis *(neurosis)*	Neuroses *(las neurosis)*
25	Paralysis *(parálisis)*	Paralyses *(las parálisis)*
26	Pelvis *(pelvis)*	Pelvises/Pelves *(pelvis)*
27	Periostosis *(periostosis)*	Periostoses *(las periostosis)*
28	Pneumoconiosis *(neumoconiosis)*	Pneumoconioses *(las neumoconiosis)*
29	Prosthesis *(prótesis)*	Prostheses *(las prótesis)*
30	Psychosis *(psicosis)*	Psychoses *(las psicosis)*
31	Stenosis *(estenosis)*	Stenoses *(las estenosis)*

32	Symphysis *(sínfisis)*	Symphyses *(las sínfisis)*
33	Synchondrosis *(sincondrosis)*	Synchondroses *(las sincondrosis)*
34	Syndesmosis *(sindesmosis)*	Syndesmoses *(las sindesmosis)*
35	Telangiectasis *(telangiectasia)*	Telangiectases *(telangiectasias)*
36	Testis *(testículo)*	Testes *(testículos)*
37	Thrombosis *(trombosis)*	Thromboses *(las trombosis)*
38	Uveitis *(uveítis)*	Uveitides *(las uveítis)*
39	Vaginitis *(vaginitis)*	Vaginitides *(las vaginitis)*

ma → mata

Palabras con terminación "ma", se sustituye por "mata":

	Singular noun English *(español)*	**Plural noun** English *(español)*
1	Carcinoma *(carcinoma)*	Carcinomas/carcinomata *(carcinomas)*
2	Chiasma *(quiasma)*	Chiasmata *(quiasmas)*
3	Condyloma *(condiloma)*	Condylomata *(condilomas)*
4	Gumma *(goma)*	Gummata/gummas *(gomas)*
5	Scotoma *(escotoma)*	Scotomata *(escotomas)*

6	Stigma *(estigma)*	Stigmata *(estigmas)*
7	Stoma *(estoma)*	Stomata *(estomas)*

anx, inx, ynx → nges

Palabras con terminación "anx", "inx" o "ynx" se sustituyen por "nges":

Singular noun English *(español)*		**Plural noun** English *(español)*
1	Larynx *(laringe)*	Larynges *(laringes)*
2	Meninx *(meninge)*	Meninges *(meninges)*
3	Phalanx *(falange)*	Phalanges *(falanges)*
4	Pharynx *(faringe)*	Pharynges *(faringes)*

on, um → a

Palabras con terminación "on" o "um", se sustituye por "a":

Singular noun English *(español)*		**Plural noun** English *(español)*
1	Acetabulum *(acetábulo)*	Acetabula *(acetábulos)*
2	Atrium *(aurícula)*	Atria *(aurículas)*

3	Bacterium *(bacteria)*	Bacteria *(bacterias)*
4	Cerebrum *(cerebro)*	Cerebra/cerebrums *(cerebros)*
5	Cilium *(cilio)*	Cilia *(cilios)*
6	Cranium *(cráneo)*	Craniums/crania *(cráneos)*
7	Criterion *(criterio)*	Criteria *(criterios)*
8	Diverticulum *(divertículo)*	Diverticula *(divertículos)*
9	Dorsum *(dorso)*	Dorsa *(dorsos)*
10	Endothelium *(endotelio)*	Endothelia *(endotelios)*
11	Epithelium *(epitelio)*	Epithelia *(epitelios)*
12	Flagellum *(flagelo)*	Flagella *(flagelos)*
13	Frenulum *(frenillo)*	Frenula *(frenillos)*
14	Ganglion *(ganglio)*	Ganglia *(ganglios)*
15	Haustrum *(haustra)*	Haustra *(haustras)*
16	Hilum *(hilio)*	Hila *(hilios)*
17	Ilium *(hueso ilíaco)*	Ilia *(huesos iliacos)*
18	Infundibulum *(infundíbulo)*	Infundibula *(infundíbulos)*
19	Interstitium *(intersticio)*	Interstitia *(intersticios)*

20	Ischium *(isquion)*	Ischia *(isquiones)*
21	Labium *(labio)*	Labia *(labios)*
22	Medium *(medio de cultivo)*	Media *(medios de cultivo)*
23	Mesothelium *(mesotelio)*	Mesothelia *(mesotelios)*
24	Mitochondrion *(mitocondria)*	Mitochondria *(mitocondrias)*
25	*Mycelium* *(micelio)*	*Mycelia* *(micelios)*
26	Ostium *(ostium)*	Ostia *(los ostium)*
27	Parametrium *(parametrio)*	Parametria *(parametrios)*
28	Perineum *(perineo)*	Perinea *(perineos)*
29	Periosteum *(periostio)*	Periostea *(periostios)*
30	Phenomenon *(fenómeno)*	Phenomena *(fenómenos)*
31	Septum *(tabique)*	Septa *(tabiques)*
32	Serum *(suero sanguíneo)*	Sera -
33	Spectrum *(espectro)*	Spectra *(espectros)*
34	Stratum *(estrato)*	Strata *(estratos)*
35	Syncytium *(sincitio)*	Syncytia *(sincitios)*

us → i

Palabras con terminación “us”, se sustituye por “i”:

	Singular noun English *(español)*	Plural noun English *(español)*
1	Acinus *(acino)*	Acini *(ácinos)*
2	Alveolus *(alvéolo)*	Alveoli *(alvéolos)*
3	Bacillus *(bacilo)*	Bacilli *(bacilos)*
4	Borborygmus *(borborigmo)*	Borborygmi *(borborigmos)*
5	Bronchus *(bronquio)*	Bronchi *(bronquios)*
6	Calcaneus *(calcáneo)*	Calcanei *(calcáneos)*
7	Calculus *(cálculo, lito)*	Calculi *(cálculos)*
8	Coccus *(coco)*	Cocci *(cocos)*
9	Esophagus *(esófago)*	Esophagi *(esófagos)*
10	Fasciculus *(fascículo)*	Fasciculi *(fascículos)*
11	Folliculus *(folículo)*	Folliculi *(folículos)*
12	Fungus *(hongo)*	Fungi *(hongos)*
13	Furunculus *(forúnculo)*	Furunculi *(furúnculos)*
14	Glomerulus *(glomérulo)*	Glomeruli *(glomérulos)*
15	Gyrus *(circunvolución)*	Gyri *(circunvoluciones)*

16	Humerus *(húmero)*	Humeri *(húmeros)*
17	Isthmus *(istmo)*	Isthmi *(istmos)*
18	Lemniscus *(lemnisco)*	Lemnisci *(lemniscos)*
19	Locus *(locus)*	Loci *(loci)*
20	Malleolus *(maléolo)*	Malleoli *(maléolos)*
21	Microvillus *(microvellosidad)*	Microvilli *(microvellosidades)*
22	Nevus *(nevo)*	Nevi *(nevos)*
23	Nucleolus *(nucléolo)*	Nucleoli *(nucléolos)*
24	Nucleus *(núcleo)*	Nuclei *(núcleos)*
25	Panniculus *(panículo)*	Panniculi *(panículos)*
26	Pedunculus *(pedúnculo)*	Pedunculi *(pedúnculos)*
27	Stimulus *(estímulo)*	Stimuli *(estímulos)*
28	Sulcus *(surco, cisura)*	Sulci *(surcos, cisuras)*
29	Thrombus *(trombo)*	Thrombi *(trombos)*
30	Tophus *(tofo)*	Tophi *(tofos)*
31	Uterus *(útero)*	Uteri *(úteros)*
32	Villus *(vellosidad)*	Villi *(vellosidades)*

Cómo se mencionó al principio de esta unidad, a los **"uncountable nouns"** no se les puede agregar un valor numérico y por lo tanto no tendrán forma plural en inglés.

Para poder expresar unidades o cantidades, será necesario asociarlos a otros sustantivos que si tengan plural:

× Two water
✓ Two liters of water
(Dos litros de agua)

× Four milk
✓ Four ounces of milk
(Cuatro onzas de leche)

Uncountable noun	**Traducción**	**Uncountable noun**	**Traducción**
Accommodation	Alojamiento	Intelligence	Inteligencia
Advice	Consejo	Kindness	Amabilidad
Aid	Asistencia, ayuda	Knowledge	Conocimiento
Air	Aire	Leisure	Ocio
Anger	Ira	Literature	Literatura
Assistance	Asistencia	Logic	Lógica
Calm	Calma	Money	Dinero
Cash	Efectivo	Motivation	Motivación
chaos	Caos	News	Noticias
Clothing	Vestimenta	Obesity	Obesidad
Content	Contenido	Oil	Aceite
Courage	Valor, valentía	Oxygen	Oxígeno
Damage	Daño	Patience	Paciencia
Darkness	Oscuridad	Progress	Progreso
Data	Datos, información	Rain	Lluvia
Determination	Determinación	Research	Investigación

Education	Educación	Respect	Respeto
Electricity	Electricidad	safety	Seguridad
Energy	Energía	Salt	Sal
Equipment	Equipamiento	Sand	Arena
Evidence	Evidencia	Seafood	Mariscos
Fame	Fama	Shopping	Compras
Fire	Fuego	Silence	Silencio
Freedom	Libertad	Smoke	Humo
Fuel	Combustible	Snow	Nieve
Guilt	Culpa	Speed	Velocidad
Happiness	Felicidad	Stress	Estrés
Harm	Daño	Sunshine	Luz del sol
Health	Salud	Tolerance	Tolerancia
Heat	Calor	traffic	Tráfico
Help	Ayuda	Travel	Viajar
Homework	Tarea	Trust	Confianza
Honesty	Honestidad	Violence	Violencia
Hospitality	Hospitalidad	Water	Agua
Importance	Importancia	Wealth	Riqueza
Information	Información	Weather	Clima

Algunos sustantivos pueden ser **"countable"** o **"uncountable"** dependiendo del contexto en que se les utilice. A continuación, se enlistan algunos de ellos.

Countable (example)	**Traducción** (ejemplo)	**Uncountable** (example)	**Traducción** (ejemplo)
Business (The company has other businesses besides the clinic)	Negocio, empresa (La compañía tiene otros negocios además de la clínica)	Business (Let´s talk about business)	Negocio (Hablemos de negocios)
Hair (They needed only one hair to do the DNA test)	Cabello, de manera individual (Necesitaron un solo cabello para realizar la prueba de ADN)	Hair (The patient lost all his hair)	Cabello, vello, pelo (El paciente perdió todo su cabello)

Light (There are two lights in the operating room)	Lámpara (Hay dos lámparas en el quirófano)	Light (I can´t see anything with this light)	Luz (No puedo ver nada con esta luz/ iluminación)
Noise (The monitor is making so many noises)	Sonido, ruido (El monitor está haciendo muchos sonidos)	Noise (It is hard to study when there is so much noise)	Ruido (Es difícil estudiar cuando hay tanto ruido)
Paper (The professor is going to grade the papers tomorrow)	Documento, trabajo, artículo (El profesor va a calificar los trabajos mañana)	Paper (There are many types of printer paper)	Papel (Existen muchos tipos de papel para impresora)
Room (The clinic has five rooms dedicated to pediatric care)	Cuarto, sala (La clínica cuenta con 5 salas dedicadas a la atención pediátrica)	Room (There isn´t enough room for all the victims of the accident)	Espacio (No hay suficiente espacio para todas las víctimas del accidente)
Time (I have explained it to you three times already!)	Veces, ocasiones (¡Ya te lo he explicado tres veces!)	Time (Let's not waste any more time!)	Tiempo (¡No perdamos más tiempo!)
Work (I enjoyed your work)	Documento, ensayo, trabajo (Disfrute tu trabajo/escrito)	Work (Keep up the good work!)	Trabajar (¡Sigan con el buen trabajo!)
Childhood (The mental disease of the two girls is a consequence of their troubled childhoods)	Infancia (La enfermedad mental de las dos niñas es una consecuencia de sus infancias problemáticas)	Childhood (Many childhood diseases spread quickly among family members)	Infancia (Muchas enfermedades de la infancia se propagan rápidamente entre los miembros de una familia)
Danger (John was unaware of the dangers of texting while driving)	Riesgo (John no estaba al tanto de los riesgos de enviar mensajes de texto mientras conduce)	Danger (Doctors said my mother is out of danger)	Peligro (Los médicos dijeron que mi madre está fuera de peligro)

Failure (The team has learned a lot from their failures)	Fracaso (El equipo ha aprendido mucho de sus fracasos)	Failure (There is no room for failure)	Fracaso (No hay lugar para el fracaso)
Quality (Laziness is just one of his bad qualities)	Cualidad (La pereza es solo una de sus malas cualidades)	Quality (The board is trying to improve the quality of care)	Calidad (La junta está tratando de mejorar la calidad de la atención)
Vision (Experts laid out their visions for improving medicine)	Visión (Los expertos expusieron sus visiones para mejorar la medicina)	Vision (Many diseases may cause vision loss)	Visión (Muchas enfermedades pueden causar la pérdida de la visión)
Weight (The doctor said I shouldn't lift heavy weights for a week)	Peso, pesas, objetos pesados (El médico dijo que no debería levantar objetos pesados durante una semana)	Weight (The side effects include weight loss and fatigue)	Peso (Los efectos secundarios incluyen pérdida de peso y fatiga)
Youth (We were able to find five youths willing to perform community service at the hospital)	Joven (Pudimos encontrar 5 jóvenes dispuestos a realizar servicios comunitarios en el hospital)	Youth (Despite her youth, she is one of our best surgeons)	Juventud (A pesar de su juventud, es una de nuestras mejores cirujanas)

Resuelva los siguientes ejercicios:
Complete el crucigrama con la respuesta correcta en inglés

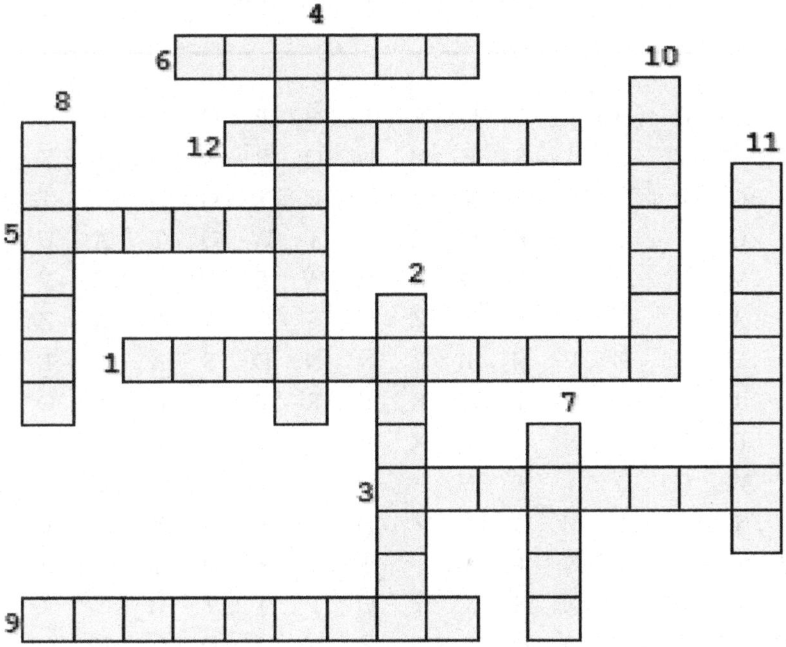

Nº	Definición
1	Plural de "divertículo"
2	Plural de "estigma"
3	Plural de "maxilar"
4	Plural de "falange"
5	Plural de "luz", "cavidad"
6	Plural de "hifa"
7	Plural de "vellosidad"
8	Plural de "cáliz"
9	Plural de "petequia"
10	Plural de "ganglio"
11	Plural de "apófisis"
12	Plural de "várice"

Encuentre el plural de las siguientes palabras:

Life Midwife Tooth Quiz Foot Louse Person
Shelf Mouse Child

A	S	C	H	I	L	D	R	E	N	P	O	D	F	G	H	L
K	Ñ	V	C	A	S	F	M	N	Q	R	T	H	J	K	U	Y
I	O	P	Ñ	L	M	V	B	S	D	J	G	H	Y	T	T	Q
Q	Q	F	T	A	F	A	E	E	I	W	U	T	A	U	E	Ñ
A	M	Y	D	E	F	D	X	M	W	E	F	X	C	V	E	R
D	A	S	Q	U	I	Z	Z	E	S	O	I	R	X	Z	T	F
F	M	Z	C	P	Ñ	T	R	Ñ	N	D	S	A	N	L	H	B
K	I	X	Q	O	I	W	B	E	R	P	T	U	Y	O	U	I
B	D	U	G	N	O	V	X	V	L	I	C	E	M	G	P	O
V	W	O	D	I	A	W	A	U	F	L	S	C	U	P	Ñ	M
C	I	S	J	M	C	X	Z	D	E	R	A	Y	X	B	A	I
E	V	W	F	Ñ	I	A	U	I	V	L	H	J	Z	W	E	C
F	E	E	T	X	E	X	T	O	P	J	I	G	S	K	L	E
W	S	I	G	O	D	P	X	Z	V	A	D	V	H	O	P	P
H	A	R	L	Ñ	E	F	T	Y	N	M	B	V	E	J	Ñ	H
K	S	E	K	O	C	R	V	C	Q	H	C	K	L	S	Q	G
O	V	H	P	D	S	O	D	G	J	X	H	I	V	L	F	N
P	B	L	J	U	F	E	F	R	Z	M	N	T	E	S	D	F
Ñ	E	G	H	Y	P	P	R	T	Ñ	J	Y	U	S	A	N	Y
M	N	Q	W	E	E	Q	R	B	V	C	X	N	M	Z	K	G

Con respecto a los siguientes sustantivos, seleccione si es un "Countable noun" o "uncountable noun":

1. Liter (countable noun / uncountable noun)
2. Microgram (countable noun / uncountable noun)
3. Water (countable noun / uncountable noun)
4. Electricity (countable noun / uncountable noun)
5. Monitor (countable noun / uncountable noun)
6. Health (countable noun / uncountable noun)

7. Happiness (countable noun / uncountable noun)
8. Pacifier (countable noun / uncountable noun)
9. Bottle (countable noun / uncountable noun)
10. News (countable noun / uncountable noun)
11. Stroller (countable noun / uncountable noun)
12. Syringe (countable noun / uncountable noun)
13. Information (countable noun / uncountable noun)
14. Cradle (countable noun / uncountable noun)
15. Laryngoscope (countable noun / uncountable noun)

Escriba la forma plural de las siguientes palabras:

16. Leech ____________
17. Scalpel ____________
18. Mailbox ____________
19. Apex ____________
20. Pathology ____________
21. Criterion ____________
22. Inventory ____________
23. Wife ____________
24. Thrombus ____________
25. Starch ____________
26. Nurse ____________
27. Sinus ____________
28. Vena cava ____________
29. Kiss ____________
30. Wheelchair ____________
31. Gingiva ____________
32. Stash ____________
33. Vertebra ____________
34. Buz ____________
35. Dermatosis ____________
36. Stenosis ____________
37. Condyloma ____________
38. Meninx ____________
39. Susceptibility ____________
40. Case ____________

Escoja la respuesta correcta:

41. Don't be discouraged by one (failure/failures).

42. The printer has run out of (paper/papers).

43. Sheela has many (quality/qualities) that make her the perfect candidate for the job.

44. In 2010, an estimated 5,000 (person/people) lost their (life/lives) to car crashes.

45. People who stop smoking tend to gain (weight/weights).

46. This is a list of 5 (danger/dangers) children face online.

Referencias

Cohen BJ, DePetris A. Suffixes. En: Troy D, editor. Medical terminology: an illustrated guide. 7th edition. USA: Lippincott Williams & Wilkins; 2014. p. 14-30.

Key concepts of medical terminology. En: Comerford K, Schaeffer L, editors. Medical Terminology made Incredibly Easy! 3rd edition. USA: Lippincott Williams & Wilkins; 2009. p. 1-18.

Respuestas a los ejercicios

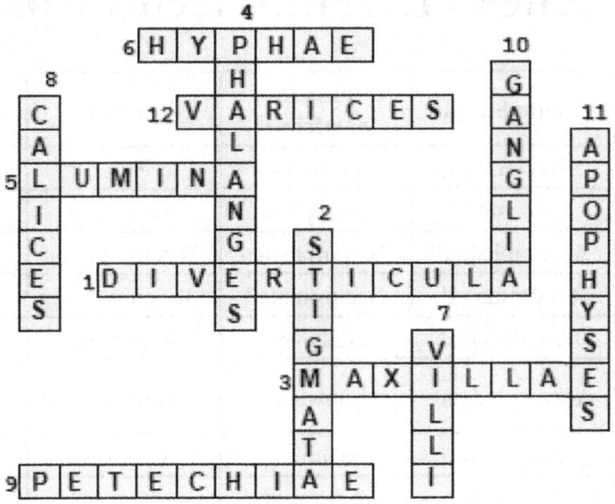

A	S	C	H	I	L	D	R	E	N	P	O	D	F	G	H	L
K	Ñ	V	C	A	S	F	M	N	Q	R	T	H	J	K	U	Y
I	O	P	Ñ	L	M	V	B	S	D	J	G	H	Y	T	T	Q
Q	Q	F	T	A	F	A	E	E	I	W	U	T	A	U	E	Ñ
A	M	Y	D	E	F	D	X	M	W	E	F	X	C	V	E	R
D	A	S	Q	U	I	Z	Z	E	S	O	I	R	X	Z	T	F
F	M	Z	C	P	Ñ	T	R	Ñ	N	D	S	A	N	L	H	B
K	I	X	Q	O	I	W	B	E	R	P	T	U	Y	O	U	I
B	D	U	G	N	O	V	X	V	L	I	C	E	M	G	P	O
V	W	O	D	I	A	W	A	U	F	L	S	C	U	P	Ñ	M
C	I	S	J	M	C	X	Z	D	E	R	A	Y	X	B	A	I
E	V	W	F	Ñ	I	A	U	I	V	L	H	J	Z	W	E	C
F	E	E	T	X	E	X	T	O	P	J	I	G	S	K	L	E
W	S	I	G	O	D	P	X	Z	V	A	D	V	H	O	P	P
H	A	R	L	Ñ	E	F	T	Y	N	M	B	V	E	J	Ñ	H
K	S	E	K	O	C	R	V	C	Q	H	C	K	L	S	Q	G
O	V	H	P	D	S	O	D	G	J	X	H	I	V	L	F	N
P	B	L	J	U	F	E	F	R	Z	M	N	T	E	S	D	F
Ñ	E	G	H	Y	P	P	R	T	Ñ	J	Y	U	S	A	N	Y
M	N	Q	W	E	E	Q	R	B	V	C	X	N	M	Z	K	G

1. Countable noun
2. Countable noun
3. Uncountable noun
4. Uncountable noun
5. Countable noun
6. Uncountable noun
7. Uncountable noun
8. Countable noun
9. Countable noun
10. Uncountable noun
11. Countable noun
12. Countable noun
13. Uncountable noun
14. Countable noun
15. Countable noun
16. Leeches
17. Scalpels
18. Mailboxes
19. Apices
20. Pathologies
21. Criteria
22. Inventories
23. Wives
24. Thrombi
25. Starches
26. Nurses
27. Sinuses
28. Venae cavae
29. Kisses
30. Wheelchairs
31. Gingivae
32. Stashes
33. Vertebrae
34. Buzzes
35. Dermatoses
36. Stenoses
37. Condylomata
38. Meninges
39. Susceptibilities
40. Cases
41. Failure
42. Paper
43. Qualities
44. People - lives
45. Weight
46. Dangers

Anexo I. Verbos científicos

Infinitivo	Pasado Simple	Pasado participio	Progresivo	Traducción
Accelerate	Accelerated	Accelerated	Accelerating	Acelerar
Accept	Accepted	Accepted	Accepting	Aceptar
Accomplish	Accomplished	Accomplished	Accomplishing	Lograr/cumplir
Accumulate	Accumulated	Accumulated	Accumulating	Acumular
Achieve	Achieved	Achieved	Achieving	Lograr/ conseguir
Acknowledge	Acknowledged	Acknowledged	Acknowledging	Reconocer/ admitir
Acquire	Acquired	Acquired	Acquiring	Adquirir
Activate	Activated	Activated	Activating	Activar
Adapt	Adapted	Adapted	Adapting	Adaptar
Add	Added	Added	Adding	Añadir
Address	Addressed	Addressed	Addressing	Dirigirse/ abordar
Adjust	Adjusted	Adjusted	Adjusting	Ajustar
Admit	Admitted	Admitted	Admitting	Admitir
Affect	Affected	Affected	Affecting	Afectar
Agree	Agreed	Agreed	Agreeing	Acordar
Aid	Aided	Aided	Aiding	Ayudar
Align	Aligned	Aligned	Aligning	Alinear
Alleviate	Alleviated	Alleviated	Alleviating	Aliviar
Allow	Allowed	Allowed	Allowing	Permitir
Alter	Altered	Altered	Altering	Alterar
Amplify	Amplified	Amplified	Amplifying	Amplificar
Analyze	Analyzed	Analyzed	Analyzing	Analizar
Answer	Answered	Answered	Answering	Responder
Anticipate	Anticipated	Anticipated	Anticipating	Anticipar
Appear	Appeared	Appeared	Appearing	Aparecer
Apply	Applied	Applied	Applying	Aplicar
Appreciate	Appreciated	Appreciated	Appreciating	Apreciar
Approach	Approached	Approached	Approaching	Abordar
Approximate	Approximated	Approximated	Approximating	Aproximar
Argue	Argued	Argued	Arguing	Argumentar/ discutir
Arise	Arose	Arisen	Arising	Surgir/ levantarse

Ascertain	Ascertained	Ascertained	Ascertaining	Cerciorarse/ comprobar
Assert	Asserted	Asserted	Asserting	Afirmar
Assess	Assessed	Assessed	Assessing	Evaluar/ juzgar
Associate	Associated	Associated	Associating	Asociar
Assume	Assumed	Assumed	Assuming	Asumir
Attract	Attracted	Attracted	Attracting	Atraer
Attribute	Attributed	Attributed	Attributing	Atribuir
Argument	Augmented	Augmented	Augmenting	Argumentar
Avoid	Avoided	Avoided	Avoiding	Esquivar/ evitar
Behave	Behaved	Behaved	Behaving	Comportarse
Believe	Believed	Believed	Believing	Creer
Benefit	Benefited	Benefited	Benefiting	Beneficiar
Branch	Branched	Branched	Branching	Ramificar
Broaden	Broadened	Broadened	Broadening	Ampliar
Calculate	Calculated	Calculated	Calculating	Calcular
Calibrate	Calibrated	Calibrated	Calibrating	Calibrar
Capitalize	Capitalized	Capitalized	Capitalizing	Capitalizar
Capture	Captured	Captured	Capturing	Capturar
Cause	Caused	Caused	Causing	Causar
Center	Centered	Centered	Centering	Centrar
Challenge	Challenged	Challenged	Challenging	Retar/ desafiar
Characterize	Characterized	Characterized	Characterizing	Caracterizar
Calm	Calmed	Calmed	Calming	Calmar
Clarify	Clarified	Clarified	Clarifying	Aclarar
Collect	Collected	Collected	Collecting	Colectar
Combine	Combined	Combined	Combining	Combinar
Compare	Compared	Compared	Comparing	Comparar
Compete	Competed	Competed	Competing	Competir
Compile	Compiled	Compiled	Compiling	Compilar
Complete	Completed	Completed	Completed	Completar
Complicate	Complicated	Complicated	Complicating	Complicar
Compress	Compressed	Compressed	Compressing	Comprimir
Compute	Computed	Computed	Computing	Computar
Conceive	Conceived	Conceived	Conceiving	Concebir
Concentrate	Concentrated	Concentrated	Concentrating	Concentrar
Conclude	Concluded	Concluded	Concluding	Concluir

Concur	Concurred	Concurred	Concurring	Concurrir
Conduct	Conducted	Conducted	Conducting	Conducir
Confine	Confined	Confined	Confining	Confinar
Conjecture	Conjectured	Conjectured	Conjecturing	Conjeturar
Connect	Connected	Connected	Connecting	Conectar
Consider	Considered	Considered	Considering	Considerar
Constitute	Constituted	Constituted	Constituting	Constituir
Continue	Continued	Continued	Continuing	Continuar
Contradict	Contradicted	Contradicted	Contradicting	Contradecir
Contrast	Contrasted	Contrasted	Contrasting	Contrastar
Contribute	Contributed	Contributed	Contributing	Contribuir
Control	Controlled	Controlled	Controlling	Controlar
Converge	Converged	Converged	Converging	Converger
Convey	Conveyed	Conveyed	Conveying	Transmitir
Convince	Convinced	Convinced	Convincing	Convencer
Coordinate	Coordinated	Coordinated	Coordinating	Coordinar
Correct	Corrected	Corrected	Correcting	Corregir
Correlate	Correlated	Correlated	Correlating	Correlacionar
Corroborate	Corroborated	Corroborated	Corroborating	Corroborar
Create	Created	Created	Creating	Crear
Critique	Critiqued	Critiqued	Critiquing	Criticar, evaluar
Crystallize	Crystallized	Crystallized	Crystallizing	Cristalizar
Decide	Decided	Decided	Deciding	Decidir
Declare	Declared	Declared	Declaring	Declarar
Decode	Decoded	Decoded	Decoding	Decodificar
Decrease	Decreased	Decreased	Decreasing	Disminuir
Deduce	Deduced	Deduced	Deducing	Deducir
Defend	Defended	Defended	Defending	Defender
Define	Defined	Defined	Defining	Definir
Deflect	Deflected	Deflected	Deflecting	Desviar
Delineate	Delineated	Delineated	Delineating	Delinear
Deliver	Delivered	Delivered	Delivering	Entregar
Demonstrate	Demonstrated	Demonstrated	Demonstrating	Demostrar
Deny	Denied	Denied	Denying	Negar
Depict	Depicted	Depicted	Depicting	Representar
Deploy	Deployed	Deployed	Deploying	Desplegar
Deposit	Deposited	Deposited	Depositing	Depositar

Derive	Derived	Derived	Deriving	Derivar
Describe	Described	Described	Describing	Describir
Design	Designed	Designed	Designing	Diseñar
Destroy	Destroyed	Destroyed	Destroying	Destruir
Detect	Detected	Detected	Detecting	Detectar
Determine	Determined	Determined	Determining	Determinar
Develop	Developed	Developed	Developing	Desarrollar
Deviate	Deviated	Deviated	Deviating	Desviar
Differ	Differed	Differed	Differing	Diferir
Differentiate	Differentiated	Differentiated	Differentiating	Diferenciar
Diffuse	Diffused	Diffused	Diffusing	Difundir/ penetrar
Disagree	Disagreed	Disagreed	Disagreeing	Disentir
Discard	Discarded	Discarded	Discarded	Descartar
Discover	Discovered	Discovered	Discovering	Descubrir
Discuss	Discussed	Discussed	Discussing	Discutir
Dismiss	Dismissed	Dismissed	Dismissing	Rechazar/ descartar
Disapprove	Disapproved	Disapproved	Disapproving	Desaprobar
Dissociate	Dissociated	Dissociated	Dissociating	Disociar
Dissolve	Dissolved	Dissolved	Dissolving	Disolver
Distinguish	Distinguished	Distinguished	Distinguishing	Distinguir
Distribute	Distributed	Distributed	Distributing	Distribuir
Diverge	Diverged	Diverged	Diverging	Divergir
Dominate	Dominated	Dominated	Dominating	Dominar
Duplicate	Duplicated	Duplicated	Duplicating	Duplicar
Edit	Edited	Edited	Editing	Editar
Effect	Effected	Effected	Effecting	Efectuar/ llevar a cabo
Elaborate	Elaborated	Elaborated	Elaborating	Elaborar
Eliminate	Eliminated	Eliminated	Eliminating	Eliminar
Emerge	Emerged	Emerged	Emerging	Emerger/ surgir
Emit	Emitted	Emitted	Emitting	Emitir
Emphasize	Emphasized	Emphasized	Emphasizing	Enfatizar
Employ	Employed	Employed	Employing	Emplear
Enable	Enabled	Enabled	Enabling	Habilitar/ Permitir
Encapsulate	Encapsulated	Encapsulated	Encapsulating	Encapsular

Encompass	Encompassed	Encompassed	Encompassing	Abarcar/ rodear
End	Ended	Ended	Ending	Terminar/detener
Engage	Engaged	Engaged	Engaging	Participar
Engender	Engendered	Engendered	Engendering	Engendrar
Enhance	Enhanced	Enhanced	Enhancing	Mejorar
Enlarge	Enlarged	Enlarged	Enlarging	Agrandar
Ensure	Ensured	Ensured	Ensuring	Asegurar
Entail	Entailed	Entailed	Entailing	Implicar/ suponer
Equip	Equipped	Equipped	Equipping	Equipar
Err	Erred	Erred	Erring	Errar/ equivocarse
Establish	Established	Established	Establishing	Establecer
Estimate	Estimated	Estimated	Estimating	Estimar
Evaluate	Evaluated	Evaluated	Evaluating	Evaluar
Evaporate	Evaporated	Evaporated	Evaporating	Evaporar
Evidence	Evidenced	Evidenced	Evidencing	Evidenciar
Evince	Evinced	Evinced	Evincing	Mostrar/ hacer evidente
Evolve	Evolved	Evolved	Evolving	Evolucionar
Exacerbate	Exacerbated	Exacerbated	Exacerbating	Exacerbar
Examine	Examined	Examined	Examining	Examinar
Except	Excepted	Excepted	Excepting	Exceptuar/ excluir
Exclude	Excluded	Excluded	Excluding	Excluir
Exemplify	Exemplified	Exemplified	Exemplifying	Ejemplificar
Exhibit	Exhibited	Exhibited	Exhibiting	Exhibir
Expand	Expanded	Expanded	Expanding	Expandir
Expect	Expected	Expected	Expecting	Esperar/ contar con
Expel	Expelled	Expelled	Expelling	Expeler/expulsar
Experience	Experienced	Experienced	Experiencing	Experiencia
Explain	Explained	Explained	Explaining	Explicar
Exploit	Exploited	Exploited	Exploiting	Explotar/ aprovecharse
Explore	Explored	Explored	Exploring	Explorar
Express	Expressed	Expressed	Expressing	Expresar
Extend	Extended	Extended	Extending	Extender
Extract	Extracted	Extracted	Extracting	Extraer
Extrapolate	Extrapolated	Extrapolated	Extrapolating	Extrapolar

Fabricate	Fabricated	Fabricated	Fabricating	Fabricar
Facilitate	Facilitated	Facilitated	Facilitating	Facilitar
Fail	Failed	Failed	Failing	Fallar
Falsify	Falsified	Falsified	Falsifying	Falsificar
Feature	Featured	Featured	Featuring	Presentar
Finalize	Finalized	Finalized	Finalizing	Finalizar
Finish	Finished	Finished	Finishing	Terminar
Fit	Fitted	Fitted	Fitting	Ajustar/encajar
Flow	Flowed	Flowed	Flowing	Fluir
Focus	Focused	Focused	Focusing	Enfocar/ concentrar
Follow	Followed	Followed	Following	Seguir
Forecast	Forecasted/ forecast	Forecasted/ forecast	Forecasting	Pronosticar/ prever
Form	Formed	Formed	Forming	Formar
Formulate	Formulated	Formulated	Formulating	Formular
Fracture	Fractured	Fractured	Fracturing	Fracturar
Fulfill	Fulfilled	Fulfilled	Fulfilling	Cumplir/realizar
Gain	Gained	Gained	Gaining	Ganar/ adquirir
Galvanize	Galvanized	Galvanized	Galvanizing	Galvanizar
Generalize	Generalized	Generalized	Generalizing	Generalizar
Generate	Generated	Generated	Generating	Generar
Group	Grouped	Grouped	Grouping	Agrupar
Guide	Guided	Guided	Guiding	Guiar
Hamper	Hampered	Hampered	Hampering	Obstaculizar/ impedir
Handle	Handled	Handled	Handling	Manejar/ manipular
Hypothesize	Hypothesized	Hypothesized	Hypothesizing	Hipotetizar
Identify	Identified	Identified	Identifying	Identificar
Ignore	Ignored	Ignored	Ignoring	Ignorar
Immobilize	Immobilized	Immobilized	Immobilizing	Inmovilizar
Impair	Impaired	Impaired	Impairing	Perjudicar/ debilitar
Implement	Implemented	Implemented	Implementing	Implementar
Implicate	Implicated	Implicated	Implicating	Implicar/ involucrar

Imply	Implied	Implied	Implying	Implicar/insinuar
Improve	Improved	Improved	Improving	Mejorar
Include	Included	Included	Including	Incluir
Incorporate	Incorporated	Incorporated	Incorporating	Incorporar
Increase	Increased	Increased	Increasing	Incrementar
Indicate	Indicated	Indicated	Indicating	Indicar
Induce	Induced	Induced	Inducing	Inducir
Infer	Inferred	Inferred	Inferring	Inferir
Influence	Influenced	Influenced	Influencing	Influir
Initialize	Initialized	Initialized	Initializing	Inicializar
Initiate	Initiated	Initiated	Initiating	Iniciar/empezar
Input	Inputted	Inputted	Inputting	Ingresar/entrar
Inquire	Inquired	Inquired	Inquiring	Indagar/averiguar
Instigate	Instigated	Instigated	Instigating	Instigar
Integrate	Integrated	Integrated	Integrating	Integrar
Interact	Interacted	Interacted	Interacting	Interactuar
Interpret	Interpreted	Interpreted	Interpreting	Interpretar
Intervene	Intervened	Intervened	Intervening	Intervenir
Introduce	Introduced	Introduced	Introducing	Introducir
Invert	Inverted	Inverted	Inverting	Invertir
Investigate	Investigated	Investigated	Investigating	Investigar
Involve	Involved	Involved	Involving	Involucrar
Isolate	Isolated	Isolated	Isolating	Aislar
Justify	Justified	Justified	Justifying	Justificar
Limit	Limited	Limited	Limiting	Limitar
Localize	Localized	Localized	Localizing	Localizar
Locate	Located	Located	Locating	Ubicar/encontrar
Loosen	Loosened	Loosened	Loosening	Aflojar
Maintain	Maintained	Maintained	Maintaining	Mantener
Make	Made	Made	Making	Hacer
Manifest	Manifested	Manifested	Manifesting	Manifestar
Maximize	Maximized	Maximized	Maximizing	Maximizar
Measure	Measured	Measured	Measuring	Medir
Merge	Merged	Merged	Merging	Fusionar/unir
Minimize	Minimized	Minimized	Minimizing	Minimizar
Model	Modeled	Modeled	Modeling	Modelar

Modernize	Modernized	Modernized	Modernizing	Modernizar
Modify	Modified	Modified	Modifying	Modificar
Monitor	Monitored	Monitored	Monitoring	Monitorizar/ supervisar
Necessitate	Necessitated	Necessitated	Necessitating	Necesitar
Need	Needed	Needed	Needing	Necesitar
Negate	Negated	Negated	Negating	Negar
Note	Noted	Noted	Noting	Notar
Nullify	Nullified	Nullified	Nullifying	Anular/invalidar
Obscure	Obscured	Obscured	Obscuring	Oscurecer
Observe	Observed	Observed	Observing	Observar
Obtain	Obtained	Obtained	Obtaining	Obtener
Occur	Occurred	Occurred	Occurring	Ocurrir
Offer	Offered	Offered	Offering	Ofrecer
Omit	Omitted	Omitted	Omitting	Omitir
Operate	Operated	Operated	Operating	Operar
Optimize	Optimized	Optimized	Optimizing	Optimizar
Organize	Organized	Organized	Organizing	Organizar
Outline	Outlined	Outlined	Outlining	Esbozar/ perfilar
Overstate	Overstated	Overstated	Overstating	Exagerar
Perceive	Perceived	Perceived	Perceiving	Percibir
Perform	Performed	Performed	Performing	Realizar/ desempeñar
Permeate	Permeated	Permeated	Permeating	Permear
Persist	Persisted	Persisted	Persisting	Persistir
Pioneer	Pioneered	Pioneered	Pioneering	Sentar las bases de/ iniciar
Place	Placed	Placed	Placing	Colocar/situar
Play (a role)	Played	Played	Playing	Jugar (un papel)
Plot	Plotted	Plotted	Plotting	Trazar
Possess	Possessed	Possessed	Possessing	Poseer/tener
Precipitate	Precipitated	Precipitated	Precipitating	Precipitar
Predict	Predicted	Predicted	Predicting	Predecir
Prefer	Preferred	Preferred	Preferring	Preferir
Prepare	Prepared	Prepared	Preparing	Preparar
Present	Presented	Presented	Presenting	Presentar
Probe	Probed	Probed	Probing	Sondear/ investigar

Proceed	Proceeded	Proceeded	Proceeding	Proceder
Produce	Produced	Produced	Producing	Producir
Profit	Profited	Profited	Profiting	Sacar provecho/ beneficiarse
Promise	Promised	Promised	Promising	Prometer
Promote	Promoted	Promoted	Promoting	Promover
Propose	Proposed	Proposed	Proposing	Proponer
Prove	Proved	Proved	Proving	Probar/demostrar
Provide	Provided	Provided	Providing	Proveer/ proporcionar
Purify	Purified	Purified	Purifying	Purificar
Qualify	Qualified	Qualified	Qualifying	Calificar
Quantify	Quantified	Quantified	Quantifying	Cuantificar
Question	Questioned	Questioned	Questioning	Preguntar/ Interrogar/ cuestionar
Range	Ranged	Ranged	Ranging	Oscilar/fluctuar
Reach	Reached	Reached	Reaching	Alcanzar/abarcar
Realize	Realized	Realized	Realizing	Realizar/ entender/ Darse cuenta
Reciprocate	Reciprocated	Reciprocated	Reciprocating	Corresponder/ intercambiar
Recognize	Recognized	Recognized	Recognizing	Reconocer
Recommend	Recommended	Recommended	Recommending	Recomendar
Reconstruct	Reconstructed	Reconstructed	Reconstructing	Reconstruir
Redefine	Redefined	Redefined	Redefining	Redifinir
Reduce	Reduced	Reduced	Reducing	Reducir
Refer	Referred	Referred	Referring	Referir
Reference	Referenced	Referenced	Referencing	Poner referencias/ Hacer referencia a
Refine	Refined	Refined	Refining	Refinar
Reflect	Reflected	Reflected	Reflecting	Reflejar
Refute	Refuted	Refuted	Refuting	Refutar
Regard	Regarded	Regarded	Regarding	Considerar/ respecto a
Regulate	Regulated	Regulated	Regulating	Regular
Reject	Rejected	Rejected	Rejecting	Rechazar
Relate	Related	Related	Relating	Relacionar

Release	Released	Released	Releasing	Liberar/ soltar/ Publicar (libros)
Rely	Relied	Relied	Relying	Confiar
Remediate	Remediated	Remediated	Remediating	Remediar
Remove	Removed	Removed	Removing	Remover
Repair	Repaired	Repaired	Repairing	Reparar
Repeat	Repeated	Repeated	Repeating	Repetir
Replace	Replaced	Replaced	Replacing	Reemplazar
Replicate	Replicated	Replicated	Replicating	Replicar
Reproduce	Reproduced	Reproduced	Reproducing	Reproducir
Require	Required	Required	Requiring	Requerir
Research	Researched	Researched	Researching	Investigar
Resemble	resembled	Resembled	Resembling	Parecer
Resolve	Resolved	Resolved	Resolving	Resolver
Respond	Responded	Responded	Responding	Responder
Result	Resulted	Resulted	Resulting	Resultar
Retrieve	Retrieved	Retrieved	Retrieving	Recuperar
Reveal	Revealed	Revealed	Revealing	Revelar
Review	Reviewed	Reviewed	Reviewing	Evaluar/Reseñar
Revise	Revised	Revised	Revising	Revisar
Sample	Sampled	Sampled	Sampling	Probar (catar)/ tomar una muestra
Satisfy	Satisfied	Satisfied	Satisfying	Satisfacer
Search	Searched	Searched	Searching	Buscar/indagar
Select	Selected	Selected	Selecting	Seleccionar
Separate	Separated	Separated	Separating	Separar
Serve	Served	Served	Serving	Servir
Shape	Shaped	Shaped	Shaping	Dar Forma/ amoldar
Show	Showed	Shown	Showing	Mostrar/ presentar
Signal	Signaled	Signaled	Signaling	Señalar
Signify	Signified	Signified	Signifying	Significar
Simplify	Simplified	Simplified	Simplifying	Simplificar
Simulate	Simulated	Simulated	Simulating	Simular
Situate	Situated	Situated	Situating	Situar
Solidify	solidified	Solidified	Solidifying	Solidificar

Solve	Solved	Solved	Solving	Resolver
Span	Spanned	Spanned	Spanning	Abarcar/ extenderse
Specify	Specified	Specified	Specifying	Especificar
Stabilize	Stabilized	Stabilized	Stabilizing	Estabilizar
Start	Started	Started	Starting	Iniciar
State	Stated	Stated	Stating	Formular/ expresar Declarar
Stimulate	Stimulated	Stimulated	Stimulating	Estimular
Structure	Structured	Structured	Structuring	Estructurar
Subject	Subjected	Subjected	Subjecting	Someter
Submit	Submitted	Submitted	Submitting	Enviar/ entregar
Substantiate	Substantiated	Substantiated	Substantiating	Justificar/ comprobar
Succeed	Succeeded	Succeeded	Succeeding	Triunfar/ tener éxito
Suggest	*Suggested*	Suggested	Suggesting	Sugerir
summarize	Summarized	Summarized	Summarizing	Resumir
Support	Supported	Supported	Supporting	Respaldar/ sostener
Suppress	Suppressed	Suppressed	Suppressing	Suprimir
Survey	Surveyed	Surveyed	Surveying	Encuestar/ inspeccionar
Suspend	Suspended	Suspended	Suspending	Suspender
Sustain	Sustained	Sustained	Sustaining	sustentar/ Sostener
Synthesize	Synthesized	Synthesized	Synthesizing	Sintetizar
Tailor	Tailored	Tailored	Tailoring	Adaptar/ ajustar a la medida
Taint	Tainted	Tainted	Tainting	Manchar/ contaminar
Target	Targeted	Targeted	Targeting	Apuntar/ elegir como blanco
Terminate	Terminated	Terminated	Terminating	Terminar/ Finalizar
Test	Tested	Tested	Testing	Poner a prueba/ examinar
Testify	Testified	Testified	Testifying	Testificar
Theorize	Theorized	Theorized	Theorizing	Teorizar

Transform	Transformed	Transformed	Transforming	Transformar
Translate	Translated	Translated	Translating	Traducir
Transmit	Transmitted	Transmitted	Transmitting	Transmitir
Transport	Transported	Transported	Transporting	Transportar
Treat	Treated	Treated	Treating	Tratar
Trigger	Triggered	Triggered	Triggering	Desencadenar/ provocar
Underline	Underlined	Underlined	Underlining	Subrayar
Undermine	Undermined	Undermined	Undermining	Socavar/ dañar/ debilitar
Underscore	Underscored	Underscored	Underscoring	Subrayar
Understand	Understood	Understood	Understanding	Entender
Understate	Understated	Understated	Understating	Subestimar/ minimizar
Unify	Unified	Unified	Unifying	Unificar
Update	Updated	Updated	Updating	Actualizar
Use	Used	Used	Using	Usar
Utilize	Utilized	Utilized	Utilizing	Utilizar
Validate	Validated	Validated	Validating	Validar
Vary	Varied	Varied	Varying	Variar
Verify	Verified	Verified	Verifying	Verificar
View	Viewed	Viewed	Viewing	Ver
Vindicate	Vindicated	Vindicated	Vindicating	Vindicar/ justificar
Visualize	Visualized	Visualized	Visualizing	Visualizar
Yield	Yielded	Yielded	Yielding	Ceder

Anexo II. Verbos irregulares

Infinitivo	Pasado Simple	Pasado participio	Progresivo	Traducción
Arise	Arose	Arisen	Arising	Surgir/levantarse
Awake	Awoke	Awoken	Awaking	Despertar
Be	Was/were	Been	Being	Ser/estar
Bear	Bore	Borne	Bearing	Soportar/llevar/portar
Beat	Beat	Beaten	Beating	Golpear
Become	Became	Become	Becoming	Convertirse en
Begin	Began	Begun	Beginning	Comenzar
Bend	Bent	Bent	Bending	Doblar
Bet	Bet	Bet	Betting	Apostar
Bind	Bound	Bound	Binding	Enlazar/unir
Bite	Bit	Bitten	Biting	Morder
Bleed	Bled	Bled	Bleeding	Sangrar
Blow	Blew	Blown	Blowing	Soplar
Break	Broke	Broken	Breaking	Romper
Breed	Bred	Bred	Breeding	Criar/reproducirse
Bring	Brought	Brought	Bringing	Traer
Build	Built	Built	Building	Construir
Burst	Burst	Burst	Bursting	Estallar
Buy	Bought	Bought	Buying	Comprar
Catch	Caught	Caught	Catching	Atrapar/ capturar
Choose	Chose	Chosen	Choosing	Escoger
Cling	Clung	Clung	Clinging	Aferrarse
Come	Came	Come	Coming	Venir/llegar
Cost	Cost/ costed	Cost/costed	Costing	Costar
Creep	Crept	Crept	Creeping	Arrastrarse
Cut	Cut	Cut	Cutting	Cortar
Deal	Dealt	Dealt	Dealing	Negociar/lidiar
Dig	Dug	Dug	Digging	Cavar
Dive	Dived/ dove	Dived	Diving	Sumergirse/bucear

Do	Did	Done	Doing	Hacer
Draw	Drew	Drawn	Drawing	Dibujar/sacar
Dream	Dreamed/ dreamt	Dreamed/ dreamt	Dreaming	Soñar
Drink	Drank	Drunk	Drinking	Beber/tomar
Drive	Drove	Driven	Driving	Manejar/ conducir
Eat	Ate	Eaten	Eating	Comer
Fall	Fell	Fallen	Falling	Caer
Feed	Fed	Fed	Feeding	Alimentar
Feel	Felt	Felt	Feeling	Sentir
Fight	Fought	Fought	Fighting	Luchar
Find	Found	Found	Finding	Encontrar
Fly	Flew	Flown	Flying	Volar
Forbid	Forbade	Forbidden	Forbidding	Prohibir
Forget	Forgot	Forgotten	Forgetting	Olvidar
Forgive	Forgave	Forgiven	Forgiving	Perdonar
Freeze	Froze	Frozen	Freezing	Congelar
Get	Got	Gotten/ got	Getting	Obtener/conseguir
Give	Gave	Given	Giving	Dar
Go	Went	Gone	Going	Ir
Grind	Ground	Ground	Grinding	Moler
Grow	Grew	Grown	Growing	Crecer
Hang	Hung/ hanged	Hung/ hanged	Hanging	Colgar
Have	Had	Had	Having	Tener
Hear	Heard	Heard	Hearing	Escuchar
Hide	Hid	Hidden	Hiding	Esconder
Hit	Hit	Hit	Hitting	Golpear
Hold	Held	Held	Holding	Sostener
Hurt	Hurt	Hurt	Hurting	Lastimar
Keep	Kept	Kept	Keeping	Mantener/conservar
Kneel	Kneeled/ knelt	Kneeled/ Knelt	Kneeling	Arrodillarse
Know	Knew	Known	Knowing	Conocer/saber
Lay	Laid	Laid	Laying	Colocar/acostarse
Lead	Led	Led	Leading	Guiar

Learn	Learned/ learnt	Learned/ learnt	Learning	Aprender
Leave	Left	Left	Leaving	Dejar/abandonar
Lend	Lent	Lent	Lending	Prestar
Lie (in bed)	Lay	Lain	Lying	Acostarse
Lie (to not tell the truth)	Lied	Lied	Lying	Mentir
Light	Lit/lighted	Lit/lighted	Lighting	Encender/iluminar
Lose	Lost	Lost	Losing	Perder
Make	Made	Made	Making	Hacer
Mean	Meant	Meant	Meaning	Significar/pretender
Meet	Met	Met	Meeting	Conocer
Overcome	Overcame	Overcome	Overcoming	Superar
Overtake	Overtook	Overtaken	Overtaking	Superar/sobrepasar
Pay	Paid	Paid	Paying	Pagar
Put	Put	Put	Putting	Poner
Quit	Quit	Quit	Quitting	Renunciar
Read	Read	Read	Reading	Leer
Ride	Rode	Ridden	Riding	Montar/cabalgar
Ring	Rang	Rung	Ringing	Llamar/hacer sonar
Rise	Rose	Risen	Rising	Levantar/elevar
Run	Ran	Run	Running	Correr
Say	Said	Said	Saying	Decir
See	Saw	Seen	Seeing	Ver
Seek	Sought	Sought	Seeking	Buscar
Sell	Sold	Sold	Selling	Vender
Send	Sent	Sent	Sending	Enviar
Set	Set	Set	Setting	Poner/ajustar
Sew	Sewed	Sewn/sewed	Sewing	Coser
Shake	Shook	Shaken	Shaking	Temblar/agitar
Shed	Shed	Shed	Shedding	Derramar/mudar
Shine	Shone	Shone	Shining	Brillar
Shoot	Shot	Shot	Shooting	Disparar
Show	Showed	Shown	Showing	Mostrar
Shrink	Shrank	Shrunk	Shrinking	Encoger

Shut	Shut	Shut	Shutting	Cerrar
Sing	Sang	Sung	Singing	Cantar
Sink	Sank	Sunk	Sinking	Hundir
Sit	Sat	Sat	Sitting	Sentarse
Sleep	Slept	Slept	Sleeping	Dormir
Slide	Slid	Slid	Sliding	Deslizar
Slit	Slit	Slit	Slitting	Cortar
Smell	Smelled/ smelt	Smelled/ smelt	Smelling	Oler
Speak	Spoke	Spoken	Speaking	Hablar
Spell	Spelled/ spelt	Spelled/spelt	Spelling	Deletrear
Spend	Spent	Spent	Spending	Gastar
Spill	Spilled/ spilt	Spilled/ spilt	Spilling	Derramar
Spit	Spat	Spat	Spitting	Escupir
Split	Split	Split	Splitting	Dividir/ separar
Spoil	Spoiled/ spoilt	Spoiled/ spoilt	Spoiling	Arruinar/echarse a perder
Spread	Spread	Spread	Spreading	Extenderse/esparcirse
Stand	Stood	Stood	Standing	Pararse/ ponerse de pie
Steal	Stole	Stolen	Stealing	Robar
Stick	Stuck	Stuck	Sticking	Pegar/adherir/ atascarse
Sting	Stung	Stung	Stinging	Picar
Stink	Stank	Stunk	Stinking	Apestar
Strike	Struck	Struck	Striking	Golpear
Swear	Swore	Sworn	Swearing	Jurar
Sweep	Swept	Swept	Sweeping	Barrer
Swell	Swelled	Swollen	Swelling	Hincharse/inflamarse
Swim	Swam	Swum	Swimming	Nadar
Swing	Swung	Swung	Swinging	Balancear/columpiar
Take	Took	Taken	Taking	Tomar/ coger
Teach	Taught	Taught	Teaching	Enseñar
Tear	Tore	Torn	Tearing	Romper/ rasgar

Tell	Told	Told	Telling	Decir/ contar
Think	Thought	Thought	Thinking	Pensar
Throw	Threw	Thrown	Throwing	Lanzar
Understand	Understood	Understood	Understanding	Entender
Wake	Woke	Woken	Waking	Despertar
Wear	Wore	Worn	Wearing	Vestir/llevar
Weep	Wept	Wept	Weeping	Llorar
Win	Won	Won	Winning	Ganar
Withstand	Withstood	Withstood	Withstanding	Oponerse
Write	Wrote	Written	Writing	Escribir

Anatomy

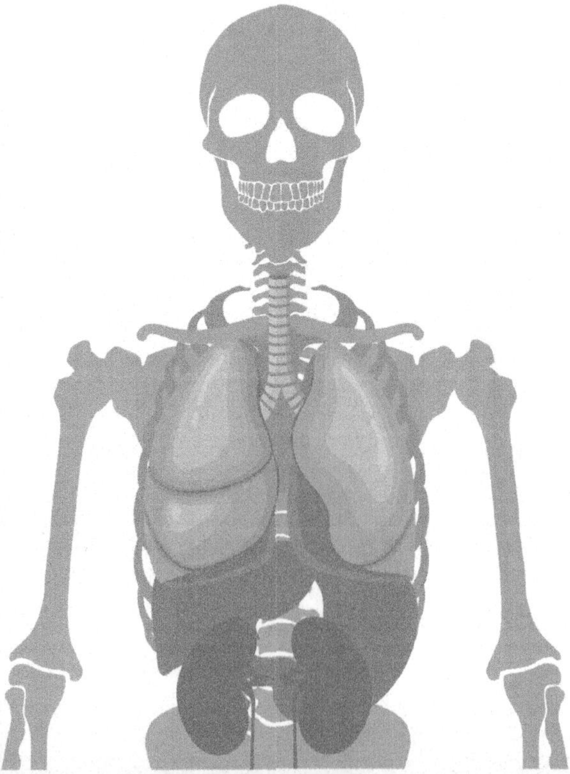

Introducción

En la presente sección se explican los términos médicos relacionados con la anatomía y la fisiología. Debido a que ambos temas son muy amplios, se revisarán sólo los más importantes. Dentro de cada capítulo se presentan modelos con la anatomía macroscópica de los órganos y sistemas del cuerpo humano y algunos términos que el alumno debe conocer. También se incluyen cuadros en los que se muestran las raíces, sufijos y prefijos relacionados con los órganos que conforman los diversos sistemas.

Cells, tissues, and chemical elements

La célula es la unidad básica del cuerpo humano y es la que realiza las funciones necesarias para mantener vivo al organismo. Un conjunto de células conforma un tejido, a un grupo de tejidos con funciones relacionadas se le da el nombre de órgano y varios órganos que trabajan en conjunto conforman un sistema.

Cell	=	Célula
Tissue	=	Tejido
Organ	=	Órgano
System	=	Sistema

The cell

La célula cuenta con estructuras en su interior llamadas **"organelos"** que realizan diversas funciones. El **"citoplasma"** es el contenido de la célula que se encuentra entre el núcleo y la membrana plasmática (incluyendo a los organelos y a la parte liquida llamada **"citosol"**).

Cytoplasm	=	Citoplasma
Organelle	=	Organelo
Cytosol	=	Citosol

Algunos componentes celulares tienen plurales especiales:

Singular noun English *(español)*	**Plural noun** English *(español)*
Nucleus *(núcleo)*	Nuclei *(núcleos)*

Mitochondrion *(mitocondria)*	Mitochondria *(mitocondrias)*
Microvillus *(microvellosidad)*	Microvilli *(microvellosidades)*

Singular noun English *(español)*	**Plural noun** English *(español)*
Cilium *(cilio)*	Cilia *(cilios)*
Flagellum *(flagelo)*	Flagella *(flagelos)*

En la siguiente imagen se muestran los componentes de la célula:

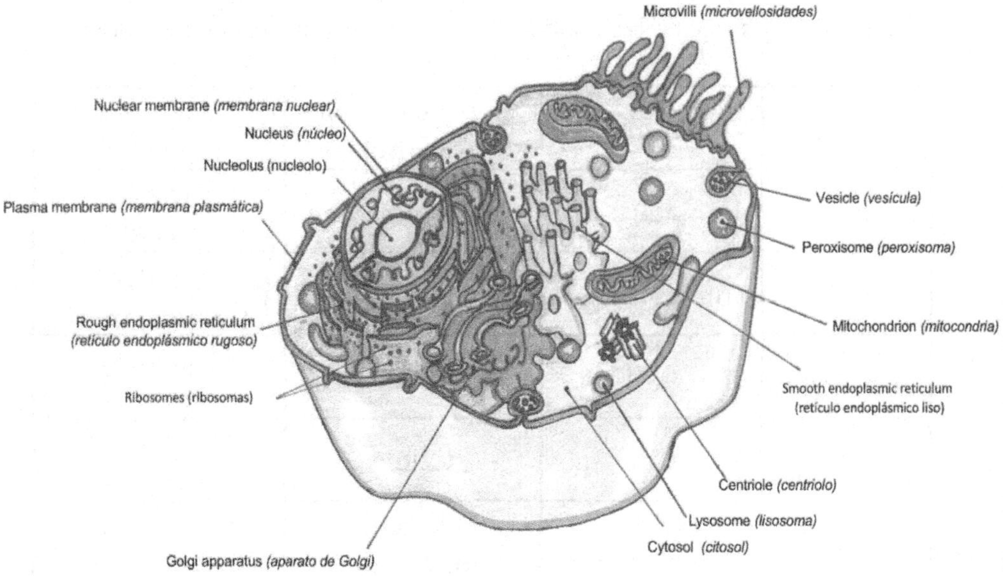

La información genética de las células se encuentra contenida en el núcleo. Algunos términos relacionados son:

Deoxyribonucleic acid (DNA)	=	Ácido desoxirribonucleico (ADN)
Ribonucleic acid (ARN)	=	Ácido ribonucleico (ARN)
Chromosome	=	Cromosoma
Gene	=	Gen
Nucleotide	=	Nucleótido

El ADN y el ARN están compuestos por nucleótidos. Las bases nitrogenadas que forman parte de ellos son:

Adenine	=	Adenina
Guanine	=	Guanina
Thymine	=	Timina
Cytosine	=	Citosina
Uracil	=	Uracilo

Las raíces y sufijos relacionados con las células y sus funciones son:

Word	**Meaning**	**Significado en español**	**Example** *(Ejemplo)*
-blast	Immature cell	Célula inmadura	Osteoblast *(Osteoblasto)*
Blast/o	Immature cell	Célula inmadura	Blastoderm *(Blastodermo)*
-cyte	Cell	Célula	Hepatocyte *(Hepatocito)*
Cyt/o	Cell	Célula	Cytokinesis *(Citocinesis)*
Gen	Origin, formation	Origen, formación	Genetics *(Genética)*
Kary/o	Nucleus	Núcleo	Karyotype *(Cariotipo)*

Nucle/o	Nucleus	Núcleo	Nuclear *(Nuclear)*
Phag/o	Eat, ingest	Comer, ingerir	Phagocytosis *(Fagocitosis)*
Phil	Attract, absorb	Atraer, absorber	Lipophilic *(Lipofílico)*
Plas	Formation, development	Formación, desarrollo	Hypoplasia *(Hipoplasia)*
Somat/o	Body	Cuerpo	Somatic *(Somática)*
-some	Body	Cuerpo	Chromosome *(Cromosoma)*
Trop	Act on, affect	Actuar en, afectar	Inotropic *(Inotrópico)*
Troph/o	Growth, nourishment	Crecimiento, nutrición	Hypertrophy *(Hipertrofia)*

Tissues

Las células se organizan en cuatro tipos básicos de tejidos:

Epithelial tissue	=	Tejido epitelial
Connective tissue	=	Tejido conectivo
Muscle tissue	=	Tejido muscular
Nervous tissue	=	Tejido nervioso

El "tejido epitelial", dependiendo de si está conformado por una o varias capas de células, se le llama:

Simple epithelium	=	Epitelio simple
Stratified epithelium	=	Epitelio estratificado
Pseudostratified epithelium	=	Epitelio pseudoestratificado

Las células epiteliales, dependiendo de su forma, se pueden clasificar en:

Squamous	=	Escamoso
Cuboidal	=	Cuboidal
Columnar	=	Columnar

Ambas clasificaciones se utilizan en conjunto para nombrar a los distintos tipos de tejido epitelial, como, por ejemplo:

"Simple Squamous Epithelium"
(epitelio escamoso simple)

El "tejido muscular" es aquel que se contrae para producir movimiento y se clasifica en:

Skeletal muscle	=	Músculo esquelético
Cardiac muscle	=	Músculo cardíaco
Smooth muscle	=	Músculo liso

El "músculo esquelético" posee estrías, mientras que el "músculo liso" no.

Striations	=	Estrías/estriaciones

El "tejido nervioso" es el que forma parte de:

Brain	=	Cerebro
Spinal cord	=	Médula espinal
Nerves	=	Nervios

La célula básica del tejido nervioso es la "neurona":

Neuron	=	Neurona

El "tejido conectivo" es aquel que une y da soporte a diferentes estructuras del cuerpo. Incluidos en esta categoría se encuentran:

Blood	=	Sangre
Adipose tissue	=	Tejido adiposo
Cartilage	=	Cartílago
Bone	=	Hueso

Las "membranas" son un tipo especial de tejidos, organizados como una capa delgada y plegable cuya función es la de cubrir órganos, delinear cavidades o separar una estructura de otra.

Membrane	=	Membrana

Dependiendo de su función, las membranas se clasifican en:

Mucous membranes	=	Membranas mucosas
Serous membranes	=	Membranas serosas
Fibrous membranes	=	Membranas fibrosas
Synovial membranes	=	Membranas sinoviales

Las principales "membranas serosas" del cuerpo humano son:

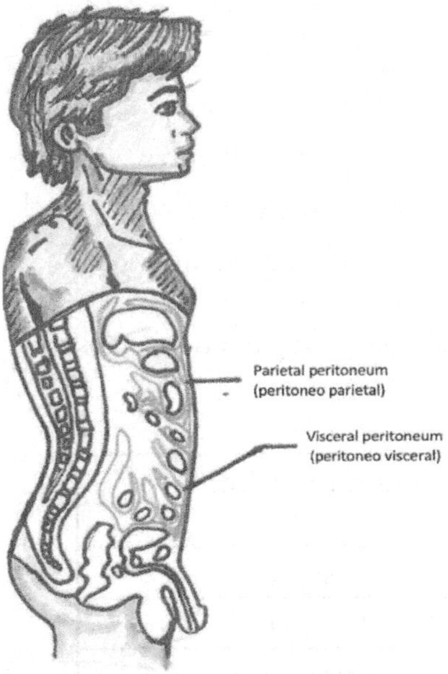

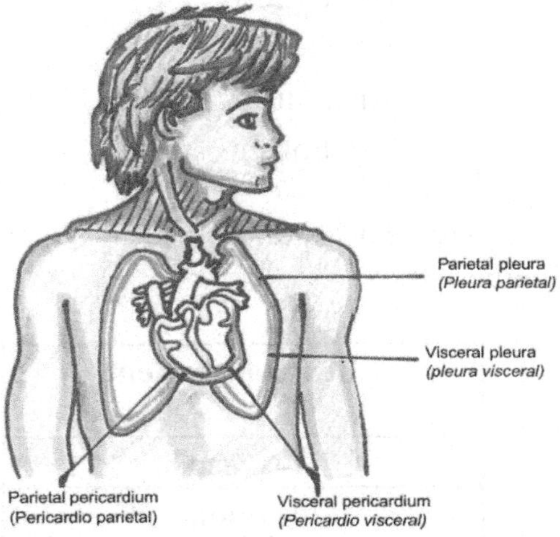

A continuación, se presentan algunas raíces relacionadas con los tejidos:

Root	Meaning	Significado en español	Example *(Ejemplo)*
Fibr/o	Fiber	Fibra	Fibroblast *(Fibroblasto)*
Hist/o, histi/o	Tissue	Tejido	Histology *(Histología)*
Muc/o	Mucus, mucous membrane	Moco, membrana mucosa	Mucopurulent *(Mucopurulento)*
Myx/o	Mucus	Moco	Myxoid *(Mixoide)*
Reticul/o	Network	Red	Reticular *(Reticular)*

Chemical elements of the human body

Para mantener su adecuado funcionamiento, el cuerpo humano requiere de diversos elementos químicos, los cuales, van a participar en las diferentes reacciones metabólicas del organismo.

Homeostasis	=	Homeostasis
Metabolism	=	Metabolismo
Anabolism	=	Anabolismo
Catabolism	=	Catabolismo

Los principales componentes químicos del cuerpo humano son los siguientes:

Chemical element	Elemento químico
Oxygen	Oxígeno
Carbon	Carbón
Hydrogen	Hidrógeno

Nitrogen	Nitrógeno
Calcium	Calcio
Phosphorus	Fósforo
Potassium	Potasio
Sulfur	Azufre
Sodium	Sodio
Chlorine	Cloro
Magnesium	Magnesio

Existen otros elementos químicos en el cuerpo humano que se encuentran en cantidades menores, pero que también desempeñan funciones importantes:

Trace elements = Elementos traza/ oligoelementos

Chemical element	**Elemento químico**
Silicon	Silicio
Iron	Hierro
Boron	Boro
Chromium	Cromo
Cobalt	Cobalto
Copper	Cobre
Fluorine	Flúor
Iodine	Yodo
Manganese	Manganeso
Molybdenum	Molibdeno
Selenium	Selenio
Tin	Estaño
Vanadium	Vanadio
Zinc	Zinc
Nickel	Níquel

Las vitaminas son compuestos químicos imprescindibles para la vida y la mayoría de ellas deben ser ingeridas en la dieta, ya que el cuerpo humano no las produce y estas se clasifican de la siguiente manera:

Fat-soluble vitamins	=	Vitaminas liposolubles
Water-soluble vitamins	=	Vitaminas hidrosolubles

Vitamins	**Vitaminas**
Retinol (vitamin A)	Retinol (vitamina A)
Ascorbic acid (vitamin C)	Ácido ascórbico (vitamina C)
Ergocalciferol (vitamin D_2) Cholecalciferol (vitamin D_3)	Ergocalciferol (vitamina D_2) Colecalciferol (vitamina D_3)
Vitamin E	Vitamina E
Vitamin K	Vitamina K
Thiamin (vitamin B_1)	Tiamina (vitamina B_1)
Riboflavin (vitamin B_2)	Riboflavina (vitamina B_2)
Niacin (vitamin B_3)	Niacina (vitamina B_3)
Pantothenic acid (vitamin B_5)	Ácido pantoténico (vitamina B_5)
Pyridoxine (vitamin B_6)	Piridoxina (vitamin B_6)
Biotin (vitamin B_7)	Biotina (vitamina B_7)
Folate/folic acid (vitamin B_9)	Ácido fólico (vitamina B_9)
Cobalamin (vitamin B_{12})	Cobalamina (vitamina B_{12})

Los compuestos orgánicos se clasifican en:

Proteins	=	Proteínas
Carbohydrates	=	Carbohidratos
Lipids	=	Lípidos

Algunas raíces y sufijos que se refieren a elementos químicos y compuestos orgánicos son los siguientes:

Word	**Meaning**	**Significado en español**	**Example** *(Ejemplo)*
Adip/o	Fat	Grasa	Adipocyte *(Adipocito)*
Amyl/o	Starch	Almidón	Amylase *(Amilasa)*
-ase	Enzyme	Enzima	Elastase *(Elastasa)*
Gluc/o	Glucose	Glucosa	Glucometer *(Glucómetro)*
Glyc/o	Sugar/glucose	Azúcar/glucosa	Glycogen *(Glucógeno)*
Hydr/o	Water	Agua	Dehydration *(Deshidratación)*
Lip/o	Lipids/fat	Lípidos/grasa	Lipolysis *(Lipólisis)*
-ose	Sugar	Azúcar	Glucose *(Glucosa)*
Prote/o	Protein	Proteína	Proteinuria *(Proteinuria)*
Sacchar/o	Sugar	Azúcar	Saccharose *(Sacarosa)*
Steat/o	fatty	Graso	Steatorrhea *(Esteatorrea)*

Los aminoácidos juegan un papel clave en la mayoría de los procesos biológicos, ya que las proteínas se forman a partir de ellos. Los aminoácidos se clasifican en "esenciales" y "no esenciales" dependiendo de si deben ser obtenidos a través de la dieta o si son producidos por el cuerpo humano respectivamente.

Essential amino acids	=	Aminoácidos esenciales
Nonessential amino acids	=	Aminoácidos no esenciales

Essential amino acids	**Aminoácidos esenciales**	**Nonessential amino acids**	**Aminoácidos no esenciales**
Arginine	Arginina	Alanine	Alanina
Histidine	Histidina	Asparagine	Asparagina
Isoleucine	Isoleucina	Aspartate	Aspartato
Leucine	Leucina	Cysteine	Cisteína
Lysine	Lisina	Glutamate	Glutamato
Methionine	Metionina	Glutamine	Glutamina
Phenylalanine	Fenilalanina	Glycine	Glicina
Threonine	Treonina	Proline	Prolina
Tryptophan	Triptófano	Serine	Serina
Valine	Valina	Tyrosine	Tirosina

Ahora completaremos los siguientes ejercicios:

Identifique el grupo al que pertenecen los siguientes términos:

A) Carbohydrates/sugar/glucose **B)** Proteins/enzymes **C)** Lipids/fats

1. Protease ( )
2. Galactose ( )
3. Starch ( )
4. Amylase ( )
5. Maltose ( )
6. Phospholipid ( )
7. Fructose ( )
8. Maltase ( )
9. Triglyceride ( )
10. Glycogen ( )
11. Lipase ( )
12. Sphingolipids ( )
13. Sucrose ( )
14. Cholesterol ( )
15. Lactase ( )

Escriba la traducción correcta de las siguientes palabras:

16. Peroxisoma ____________

17. Aparato de Golgi ____________

26. Tirosina ____________

27. Triptófano ____________

18. Cromosoma	______________	28. Citoplasma	______________
19. Fósforo	______________	29. Ácido fólico	______________
20. Potasio	______________	30. Sacarosa	______________
21. Elementos traza	______________	31. Escamoso	______________
22. Timina	______________	32. Ácido ascórbico	______________
23. Ácido pantoténico	______________	33. Cobre	______________
24. Enzima	______________	34. Tejido	______________
25. Glucógeno	______________	35. Cloro	______________

Referencias

Cohen BJ, DePetris A. Cells, tissues, and organs. En: Troy D, editor. Medical terminology: an illustrated guide. 7th edition. USA: Lippincott Williams & Wilkins; 2014. p. 52-73.

Body structure. En: Comerford K, Schaeffer L, editors. Medical Terminology made Incredibly Easy! 3rd edition. USA: Lippincott Williams & Wilkins; 2009. p. 19-40.

Respuestas de los ejercicios

1. B
2. A
3. A
4. B
5. A
6. C
7. A
8. B
9. C
10. A
11. B
12. C
13. A
14. C
15. B
16. Peroxisome
17. Golgi apparatus
18. Chromosome
19. Phosphorus
20. Potassium
21. Trace elements
22. Thymine
23. Pantothenic acid
24. Enzyme
25. Glycogen
26. Tyrosine
27. Tryptophan
28. Cytoplasm
29. Folate/folic acid
30. Saccharose
31. Squamous
32. Ascorbic acid
33. Copper
34. Tissue
35. Chlorine

Body structure

En este capítulo analizaremos los planos anatómicos, la relación que guardan las estructuras del cuerpo entre ellas, las regiones en que se divide el abdomen y los movimientos corporales.

The anatomical planes

Los planos anatómicos son líneas que se utilizan para dividir al cuerpo humano en diversas secciones.

Anatomical position	=	Posición anatómica
Anatomical planes	=	Planos anatómicos
Midline	=	Línea media

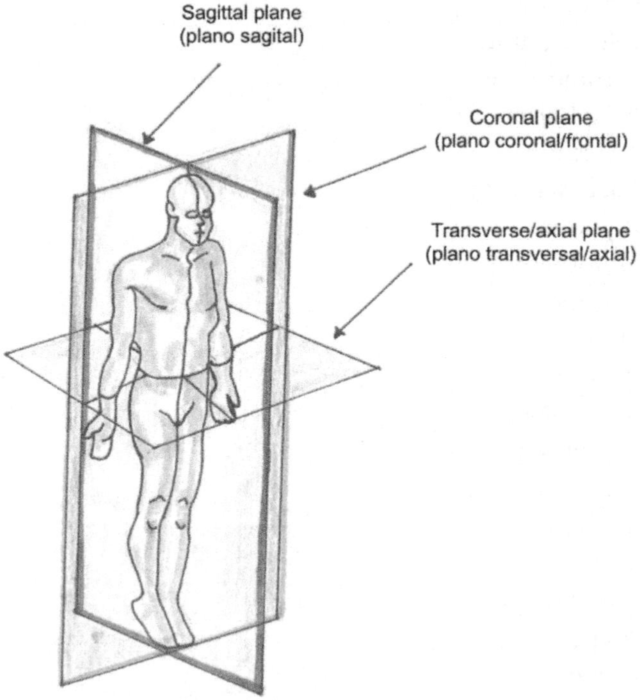

Anatomical planes
(planos anatómicos)

Terms of location

Hay términos que nos señalan la posición que mantienen las partes del cuerpo con respecto a otras y también nos ayudan a localizar la región en que se encuentra alguna lesión.

English		Español
Medial	=	Medial
Lateral	=	Lateral
Anterior	=	Anterior
Posterior	=	Posterior
Superior	=	Superior
Inferior	=	Inferior
Proximal	=	Proximal
Distal	=	Distal
Ventral	=	Ventral
Dorsal	=	Dorsal
Cranial	=	Craneal
Caudal	=	Caudal

Algunos términos del inglés no médico que también se pueden emplear son:

Above	=	Arriba/ encima de
Below	=	Abajo/ por debajo de
Across	=	A través de
Around	=	Alrededor de
Behind	=	Detrás/atrás
Beside	=	Al lado de/junto a
Between	=	Entre/en medio de
Close to	=	Cerca de
In front of	=	Enfrente de/delante a
Inside of	=	Dentro de
Outside of	=	Fuera de
Near	=	Cerca
Next to	=	Al lado de/cerca de

Over	=	Encima
Through	=	A través de
Under	=	Debajo de
Superficial	=	Superficial
Deep	=	Profundo

Abdominal regions and body cavities

Si dividimos el abdomen en cuatro zonas, cada una de ellas recibe los siguientes nombres:

Right upper quadrant	=	Cuadrante superior derecho
Right lower quadrant	=	Cuadrante inferior derecho
Left upper quadrant	=	Cuadrante superior izquierdo
Left lower quadrant	=	Cuadrante inferior izquierdo

Si dividimos el abdomen en nueve regiones, estas reciben los siguientes nombres:

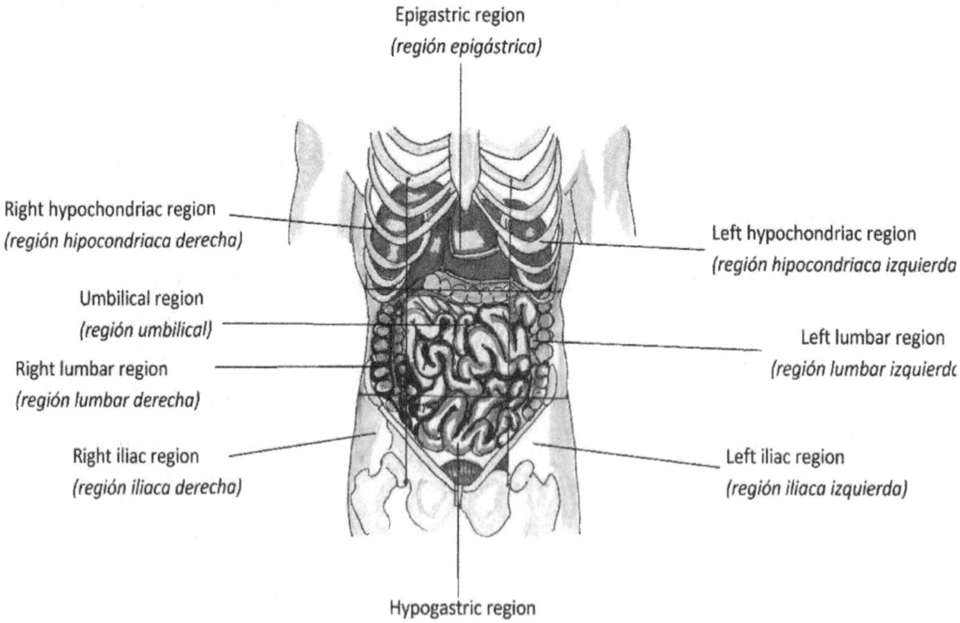

Las cavidades del cuerpo se dividen en ventrales y dorsales:

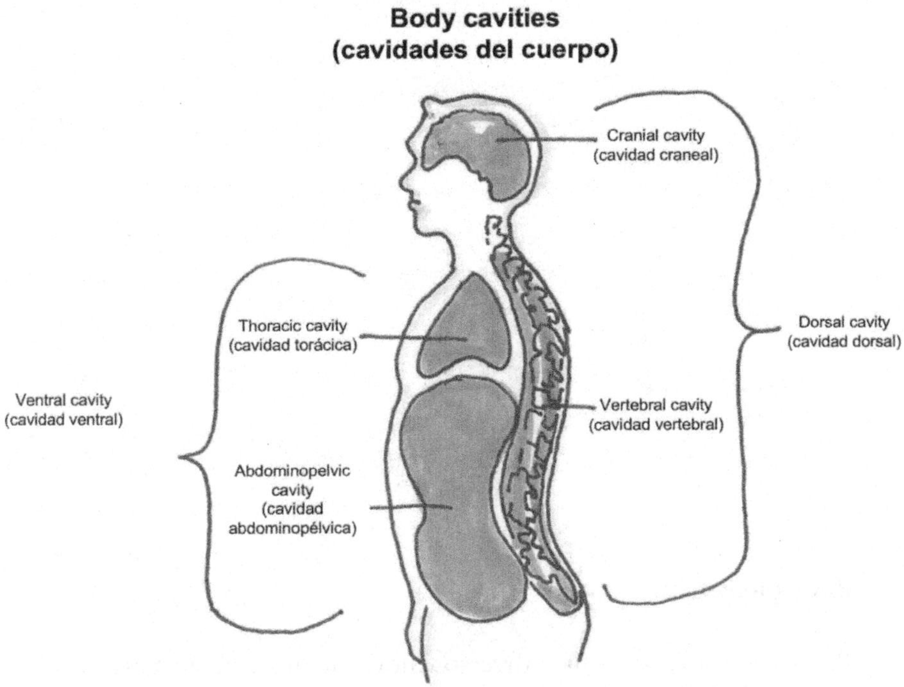

Terms of position

Los pacientes pueden ser colocados en diversas posiciones para su exploración o como parte del tratamiento de diversos padecimientos.

Decubitus position	=	Decúbito
Left lateral recumbent/ right lateral recumbent	=	Decúbito lateral izquierdo/ Decúbito lateral derecho
Prone position	=	Decúbito prono/ventral
Supine position	=	Decúbito supino/dorsal
knee-chest position	=	Posición genupectoral
Lithotomy position	=	Posición de litotomía
Fowler´s position	=	Posición de Fowler
Trendelenburg position	=	Posición de Trendelenburg

Supine position
(decúbito supino)

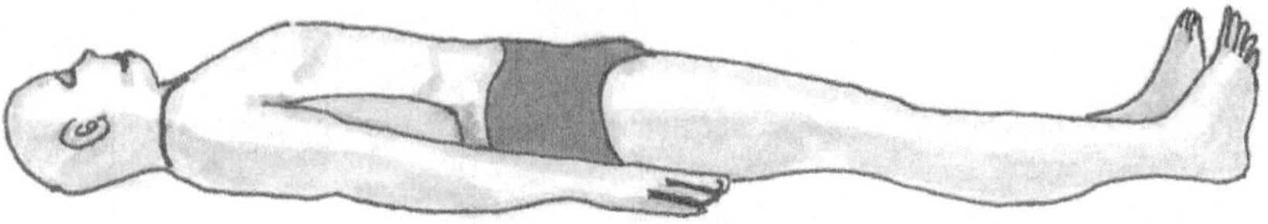

Prone position
(decúbito prono)

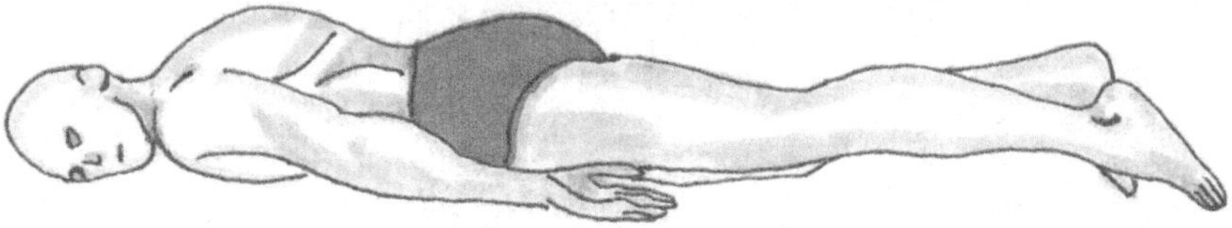

Body movements

El cuerpo humano realiza diversos movimientos con sus partes, principalmente con sus extremidades:

Flexion	=	Flexión
Extension	=	Extensión
Abduction	=	Abducción
Adduction	=	Aducción
Circumduction	=	Circunducción
Rotation	=	Rotación
Supination	=	Supinación
Pronation	=	Pronación
Dorsiflexion	=	Dorsiflexión
Plantar flexion	=	Flexión plantar
Inversion	=	Inversión
Eversion	=	Eversión
Protraction	=	Protracción
Retraction	=	Retracción

Depression	=	Depresión
Elevation	=	Elevación
Opposition	=	Oposición
Reposition	=	Reposición

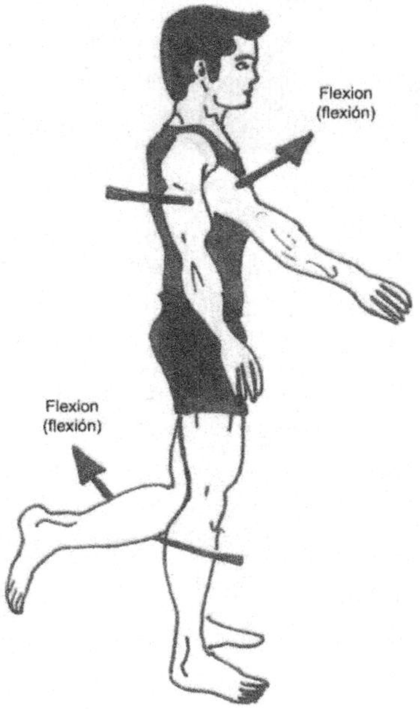

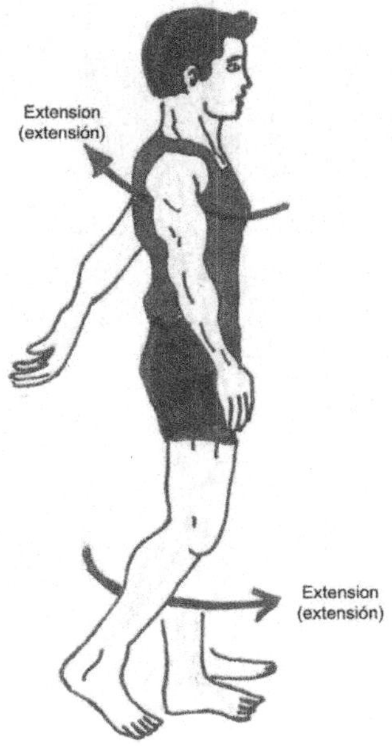

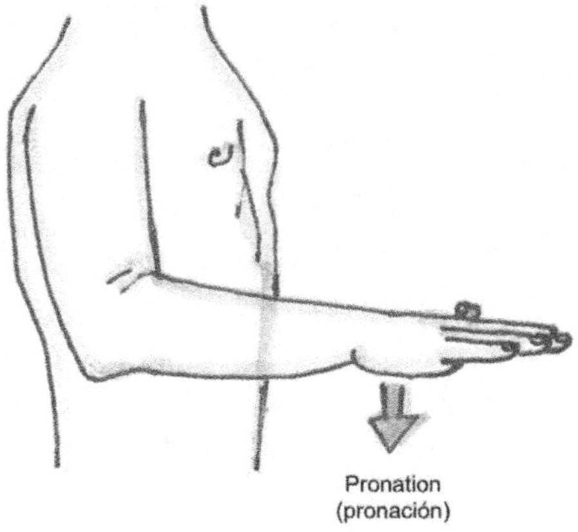

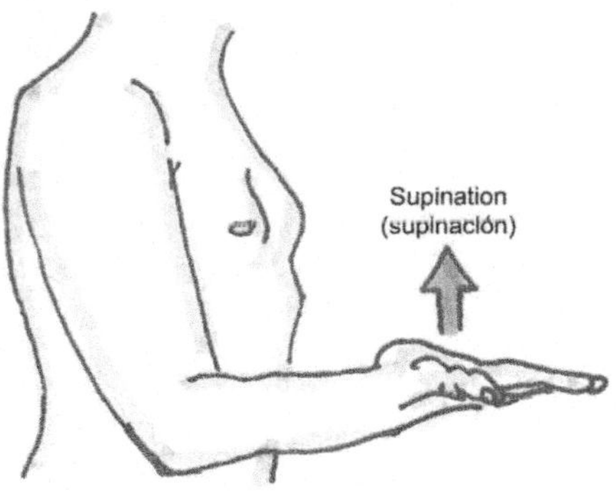

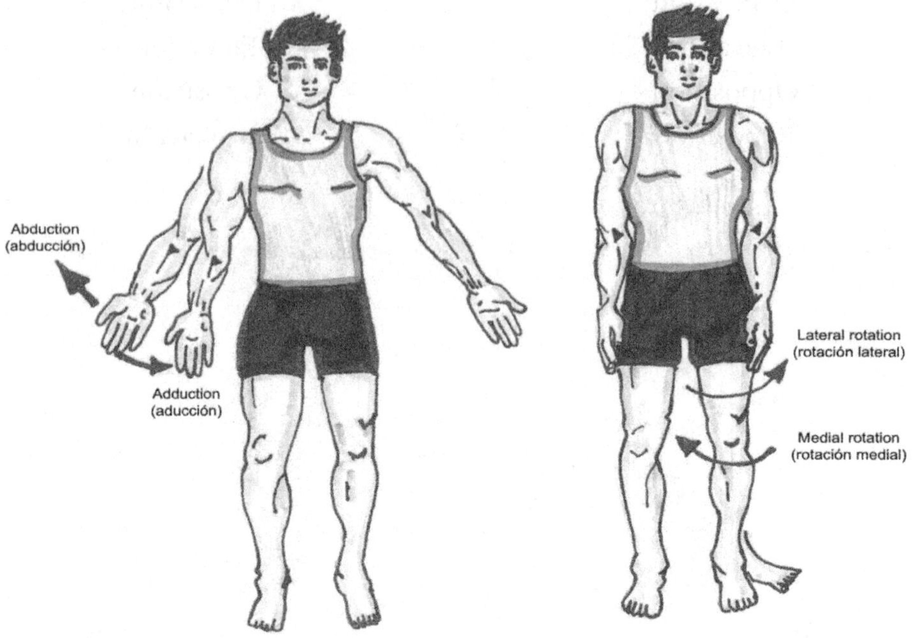
Abduction
(abducción)
Adduction
(aducción)
Lateral rotation
(rotación lateral)
Medial rotation
(rotación medial)

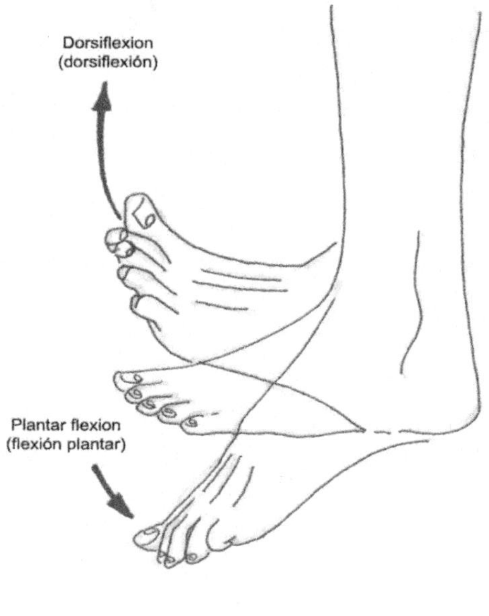
Dorsiflexion
(dorsiflexión)
Plantar flexion
(flexión plantar)

En las siguientes imágenes se muestran los nombres de las partes del cuerpo humano:

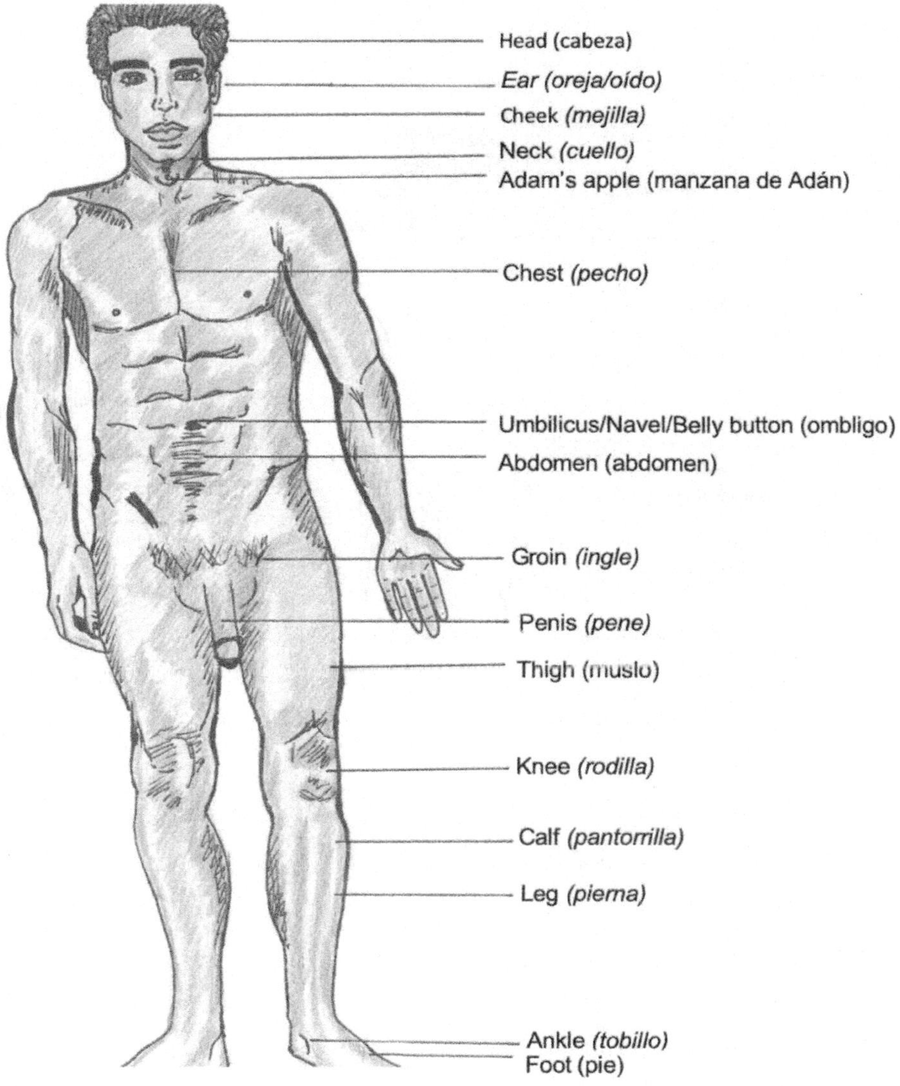

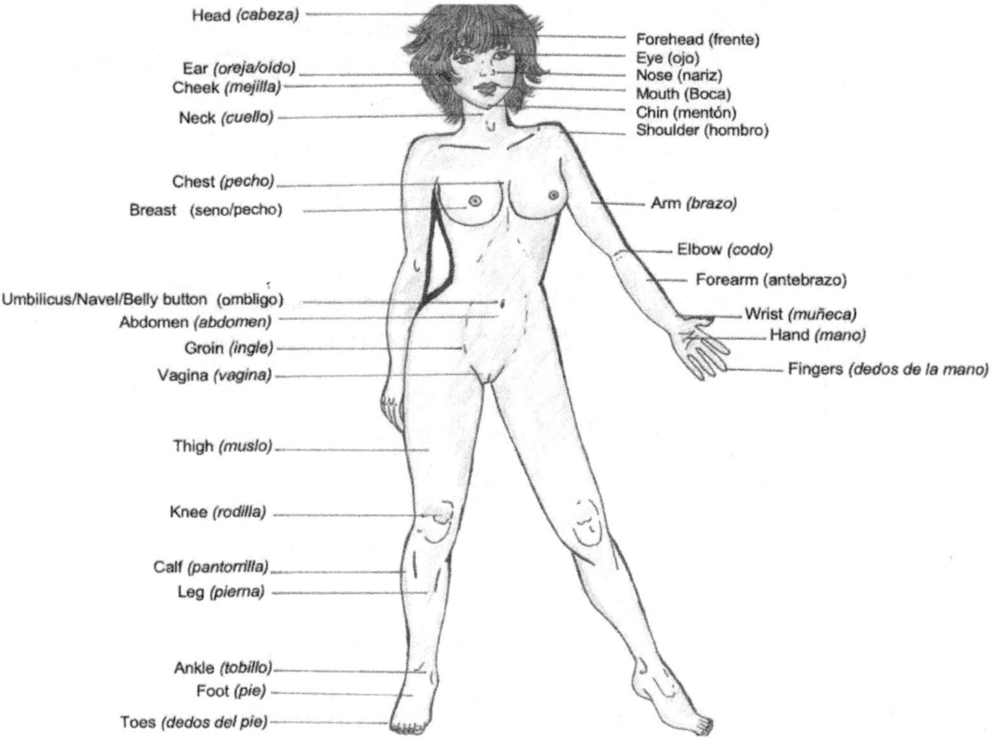
Head *(cabeza)*
Ear *(oreja/oído)*
Cheek *(mejilla)*
Neck *(cuello)*
Chest *(pecho)*
Breast (seno/pecho)
Umbilicus/Navel/Belly button (ombligo)
Abdomen *(abdomen)*
Groin *(ingle)*
Vagina *(vagina)*
Thigh *(muslo)*
Knee *(rodilla)*
Calf *(pantorrilla)*
Leg *(pierna)*
Ankle *(tobillo)*
Foot *(pie)*
Toes *(dedos del pie)*
Forehead (frente)
Eye (ojo)
Nose (nariz)
Mouth (Boca)
Chin (mentón)
Shoulder (hombro)
Arm *(brazo)*
Elbow *(codo)*
Forearm (antebrazo)
Wrist *(muñeca)*
Hand *(mano)*
Fingers *(dedos de la mano)*

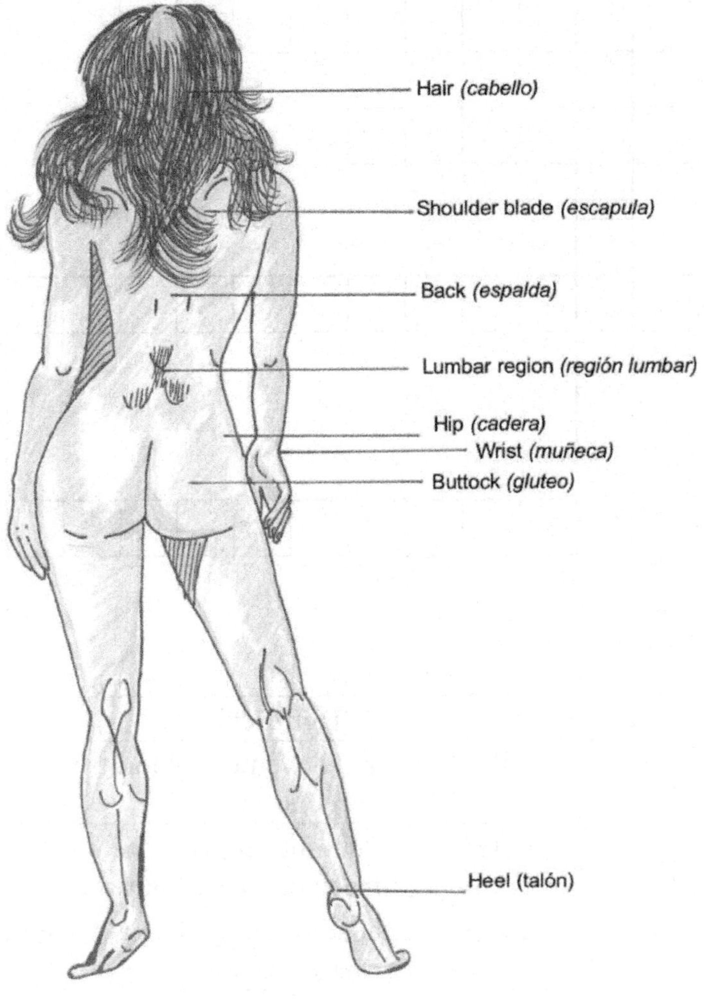
Hair *(cabello)*
Shoulder blade *(escapula)*
Back *(espalda)*
Lumbar region *(región lumbar)*
Hip *(cadera)*
Wrist *(muñeca)*
Buttock *(gluteo)*
Heel (talón)

Ahora realizaremos algunos ejercicios:

Resuelva el siguiente crucigrama:

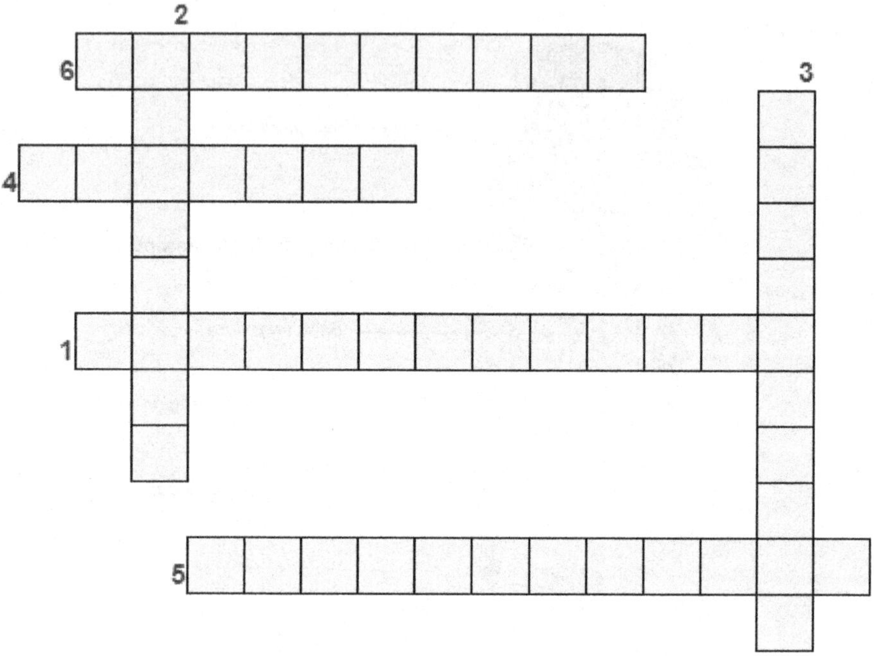

Nº	Definición
1	Refers to the movement of joints in a circular motion
2	Refers to the condition (as of the foot) of being turned or rotated outward
3	Refers to the act of turning the palms of the hands upward
4	A bending movement around a joint in a limb that decreases the angle between two body parts
5	Flexion of the foot in an upward direction
6	Movement returning palm and fingers from opposed position

Relaciones las dos columnas:

1.Knee–chest position	( )	A.	Decúbito lateral
2. Lateral recumbent	( )	B.	Posición de litotomía
3. Prone position	( )	C.	Decúbito dorsal
4. Lithotomy position	( )	D.	Posición genupectoral
5. Supine position	( )	E.	Decúbito ventral

Escriba la traducción correcta de las siguientes palabras:

6. Línea media	______________	11. Dentro de	______________
7. Craneal	______________	12. Región epigástrica	______________
8. Cuadrante	______________	13. Región iliaca	______________
9. Profundo	______________	14. Región hipogástrica	______________
10. En medio de	______________	15. Cavidad torácica	______________

Escriba el nombre en inglés de las siguientes estructuras y compárelas con las imágenes anteriores:

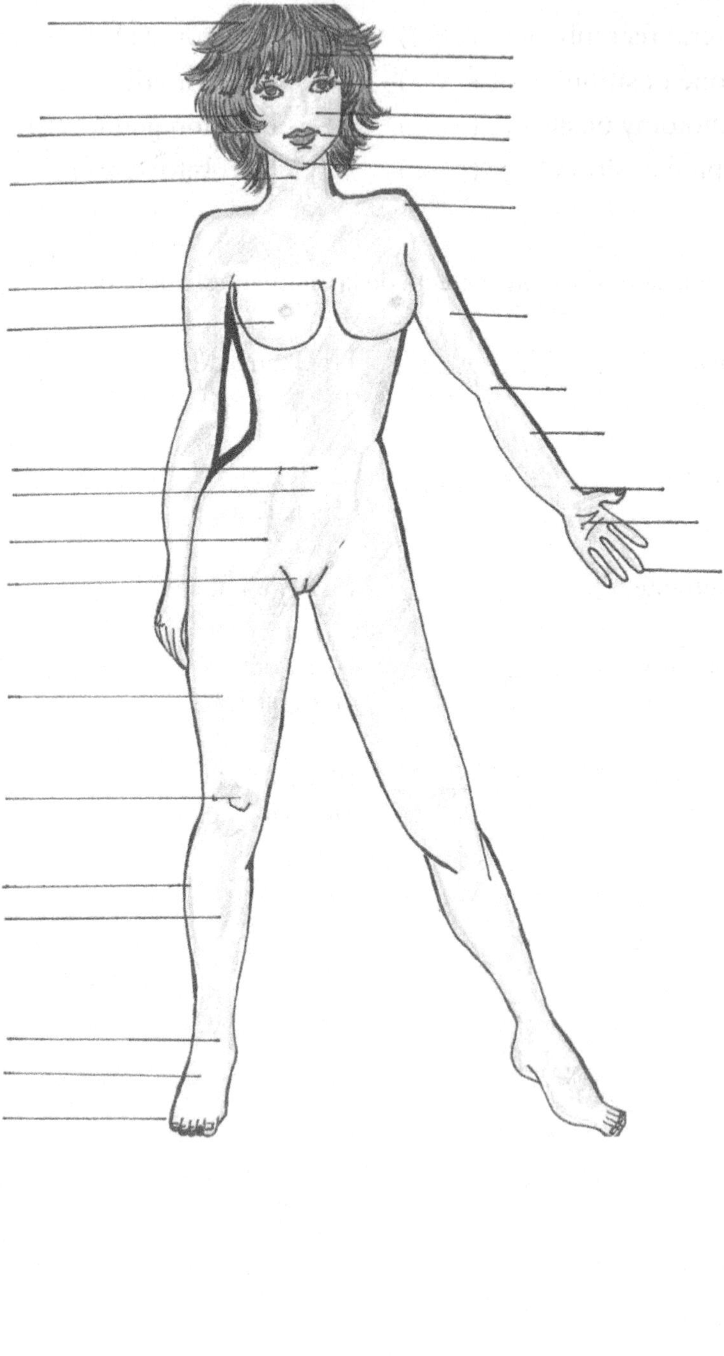

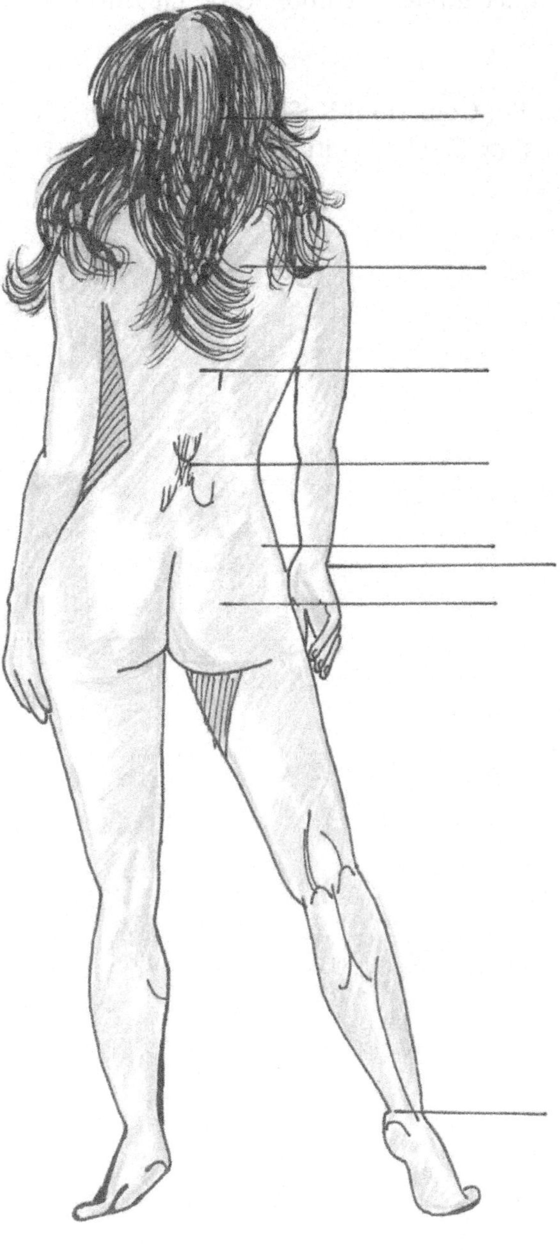

Referencias

Cohen BJ, DePetris A. Body structure. En: Troy D, editor. Medical terminology: an illustrated guide. 7th edition. USA: Lippincott Williams & Wilkins; 2014. p. 74-94.

Body structure. En: Comerford K, Schaeffer L, editors. Medical Terminology made Incredibly Easy! 3rd edition. USA: Lippincott Williams & Wilkins; 2009. p. 19-40.

Respuestas de los ejercicios

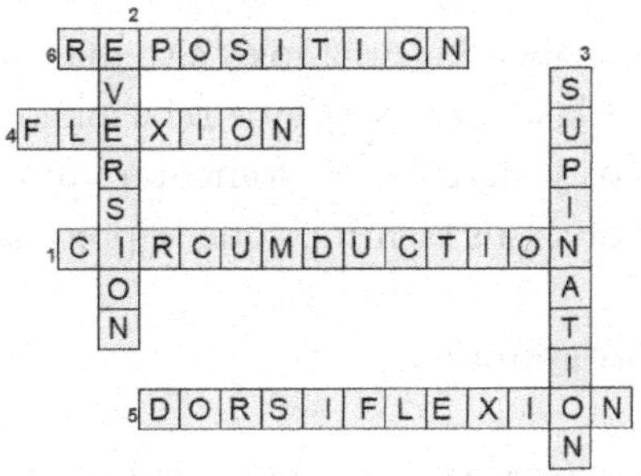

1. D
2. A
3. E
4. B
5. C
6. Midline
7. Cranial
8. Quadrant
9. Deep
10. Between
11. Inside of
12. Epigastric region
13. Iliac region
14. Hypogastric region
15. Thoracic cavity

Organs and systems

En este capítulo se describen los órganos y sistemas que conforman al cuerpo humano, así como las raíces y sufijos relacionados con estos. A través de modelos anatómicos y ejercicios se fomentará una mejor comprensión y memorización de los diversos términos que se presentan.

The cardiovascular system

El **"sistema cardiovascular"** va a estar conformado por el corazón y los vasos sanguíneos:

Heart	=	Corazón
Blood vessels	=	Vasos sanguíneos

El corazón va a estar formado por 4 cámaras. Dos cavidades superiores llamadas **"aurículas"** y dos inferiores llamadas **"ventrículos"**. En el siguiente cuadro se muestran las formas en plural y singular de estos términos:

Singular noun English *(español)*	**Plural noun** English *(español)*
Atrium *(Aurícula)*	Atria *(Aurículas)*
Ventricle *(Ventrículo)*	Ventricles/ventriculi *(Ventrículos)*

El corazón tiene en su interior dos **"válvulas auriculoventriculares"** y dos **"válvulas semilunares"**:

Valve	=	Válvula
Atrioventricular valves	=	Válvulas auriculoventriculares
Semilunar valves	=	Válvulas semilunares

Atrioventricular valves English *(español)*	**Semilunar valves** English *(español)*
Tricuspid valve *(Válvula tricúspidea)*	Aortic valve *(Válvula aórtica)*
Mitral valve *(Válvula mitral)*	Pulmonary valve *(Válvula pulmonar)*

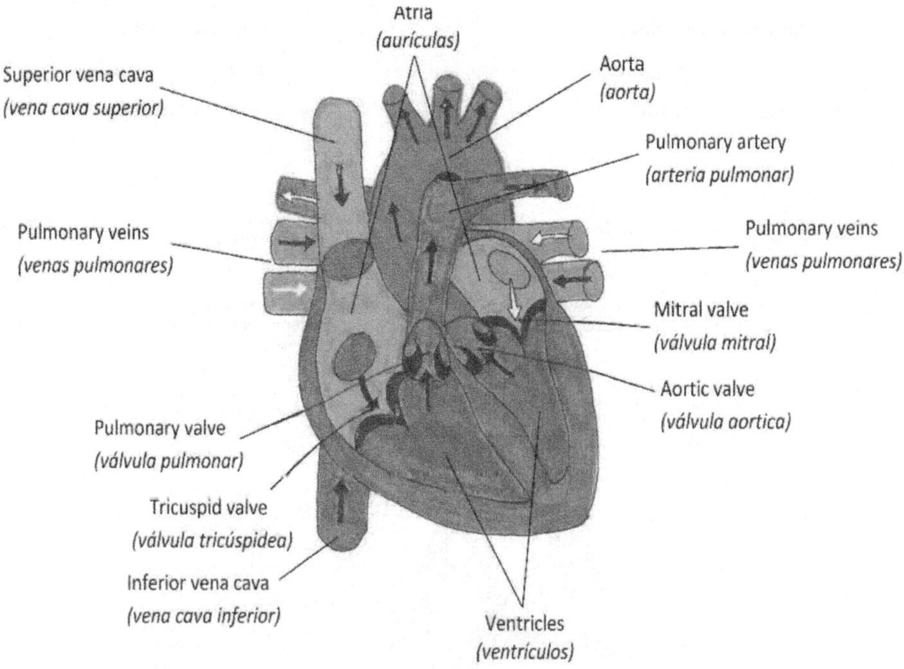

La pared del corazón está formada por tres capas:

Epicardium	=	Epicardio
Myocardium	=	Miocardio
Endocardium	=	Endocardio

El corazón se encuentra cubierto por una membrana llamada **"pericardio"**, la cual se divide en dos capas:

Pericardium	=	Pericardio
Visceral layer	=	Capa visceral
Parietal layer	=	Capa parietal

Los vasos sanguíneos, dependiendo de su función y tamaño, se clasifican en:

Artery/arteries	=	Arteria/arterias
Vein/veins	=	Vena/venas
Capillary/capillaries	=	Capilar/capilares
Arteriole/arterioles	=	Arteriola/arteriolas
Venule/venules	=	Vénula/vénulas

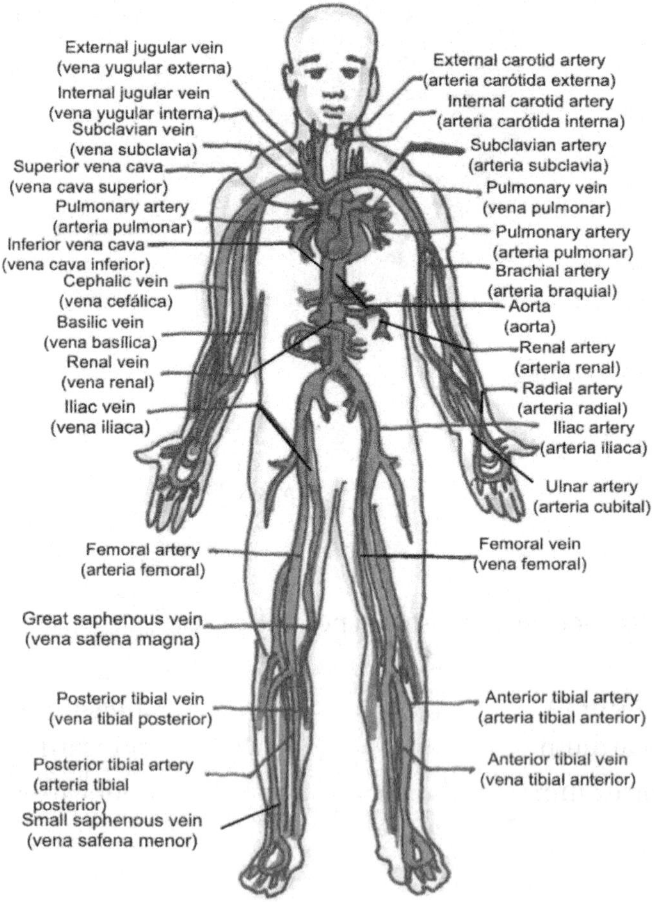

La sangre que es eyectada por el ventrículo izquierdo pasa por la **“aorta”** y de ahí viaja al resto del cuerpo:

Aorta	=	Aorta
Aortic root	=	Raíz aórtica
Ascending aorta	=	Aorta ascendente
Aortic arch	=	Arco/cayado aórtico
Descending thoracic aorta	=	Aorta torácica descendente
Abdominal aorta	=	Aorta abdominal

La sangre que llega a la aurícula derecha del corazón proveniente del resto del cuerpo lo hace a través de las **“venas cavas”**:

Singular noun English *(español)*	**Plural noun** English *(español)*
Superior vena cava *(Vena cava superior)*	Venae cavae *(Venas cavas)*
Inferior vena cava *(Vena cava inferior)*	

Cuando el ventrículo derecho del corazón se contrae, eyecta la sangre hacia los pulmones a través de la **“arteria pulmonar”** y esta regresa ya oxigenada a la aurícula izquierda a través de las **“venas pulmonares”**:

Pulmonary artery	=	Arteria pulmonar
Pulmonary veins	=	Venas pulmonares

Las **“arterias coronarias”** son las encargadas de proporcionar la irrigación sanguínea al musculo cardíaco:

Right coronary artery	=	Arteria coronaria derecha
Left coronary artery	=	Arteria coronaria izquierda

Y estas se van a dividir en las siguientes ramas:

Right coronary artery English *(español)*	**Left coronary artery** English *(español)*
Right marginal artery *(Arteria marginal derecha)*	Left anterior descending artery *(arteria descendente anterior izquierda)*
Posterior descending artery *(arteria descendente posterior)*	Left circumflex artery *(Arteria circunfleja izquierda)*

En la siguiente tabla se presentan algunas raíces que se utilizan para referirse al corazón y a los vasos sanguíneos:

Root	**Meaning**	**Significado en español**	**Example** *(Ejemplo)*
Angi/o	Vessel	Vaso	Angioplasty *(Angioplastia)*
Aort/o	Aorta	Aorta	Aortic *(Aórtico)*
Arteri/o	Artery	Arteria	Arteriogram *(Arteriografía)*
Arteriol/o	Arteriole	Arteriola	Arteriolar *(Arteriolar)*
Atri/o	Atrium	Aurícula	Atrial *(Auricular)*
Cardi/o	Heart	Corazón	Cardiogenic *(Cardiogénico)*
Phleb/o	Vein	Vena	Phlebitis *(Flebitis)*
Valvul/o	Valve	Válvula	Valvulotomy *(Valvulotomía)*

Vascul/o	Vessel	Vaso	Vasculitis *(Vasculitis)*
Vas/o	Vessel	Vaso	Vasodilation *(Vasodilatación)*
Ven/o/i	Vein	Vena	Venous *(Venosa)*
Ventricul/o	Cavity/ Ventricle	Cavidad/ ventrículo	Ventricular *(Ventricular)*

En la siguiente tabla se incluyen algunos términos importantes:

Vocabulario			
English	**Español**	**English**	**Español**
1. Apex	Ápex	6. Purkinje fibers	Fibras de Purkinje
2. Atrioventricular node	Nodo auriculoventricular	7. Repolarization	Repolarización
		8. Septum	Septo/tabique
3. Bundle of His	Haz de His	9. Sinoatrial node	Nodo sinoauricular
4. Depolarization	Despolarización	10. Sinus rhythm	Ritmo sinusal
5. Diastole	Diástole	11. Systole	Sístole

Escriba el nombre en inglés de las siguientes estructuras y compárelas con las imágenes anteriores:

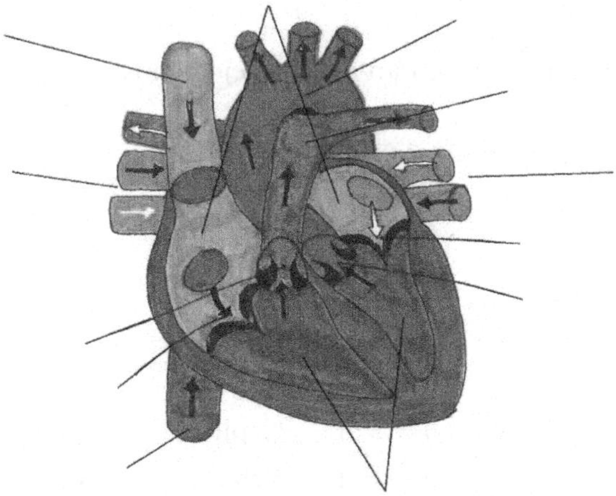

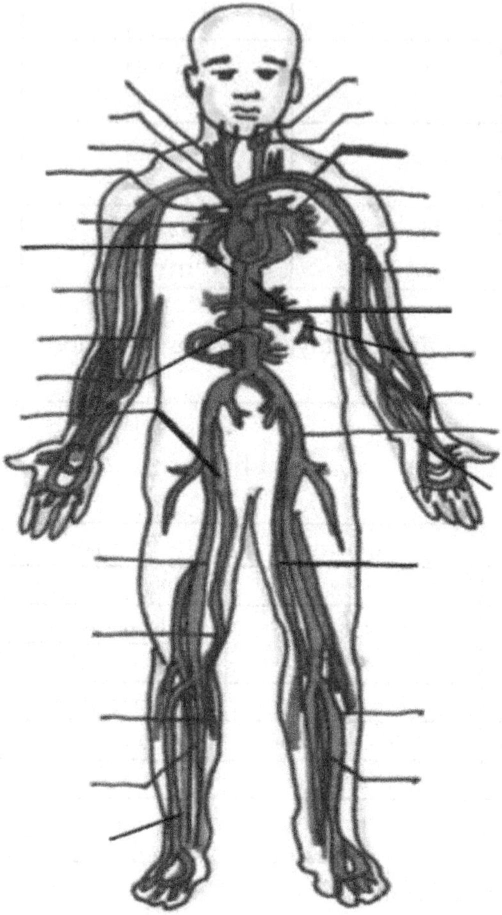

A continuación, se presentan algunos ejercicios:

Relacione las dos columnas:

1. Heart	( )	A.	Válvula
2. Valve	( )	B.	Vaso
3. Vessel	( )	C.	Corazón
4. Vein	( )	D.	Vénula
5. Venule	( )	E.	Capilar
6. Capillary	( )	F.	Vena

Escriba la traducción correcta de las siguientes palabras:

7. Despolarización	___________	12. Vasodilatación	___________
8. Sístole	___________	13. Aórtico	___________
9. Ritmo sinusal	___________	14. Cayado aórtico	___________
10. Repolarización	___________	15. Miocardio	___________
11. Cardiogénico	___________	16. Nodo sinoauricular	___________

The respiratory system

El **"sistema respiratorio"** se divide en dos tractos:

Upper respiratory tract	=	Tracto respiratorio superior
Lower respiratory tract	=	Tracto respiratorio inferior

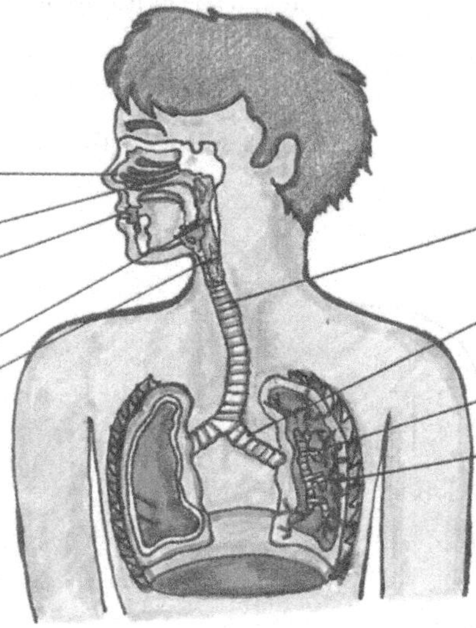

La mayoría de los órganos que forman parte del **"tracto respiratorio inferior"** se encuentran contenidos en la **"cavidad torácica"**:

Thoracic cavity	=	Cavidad torácica

Al conjunto de huesos que rodean a la "cavidad torácica" se le conoce con el nombre de **"caja torácica"**, la cual se puede traducir de dos maneras:

Thoracic cage
or
rib cage

El "sistema respiratorio" se encarga del intercambio de oxígeno y dióxido de carbono entre los pulmones y los tejidos y también regula el equilibrio acido-base del cuerpo:

Oxygen (O2)	=	Oxígeno (O2)
Carbon dioxide (CO2)	=	Dióxido de carbono (CO2)
Acid-base balance	=	Equilibrio acido-base

El aire entra a la vía aérea a través de la **"boca"** y la **"nariz"**:

Mouth	=	Boca
Nose	=	Nariz

La "nariz" cuenta con las siguientes estructuras:

Nares/nostrils	=	Narinas/orificios nasales
Nasal cavity	=	Cavidad nasal
Nasal fossae	=	Fosas nasales

La **"cavidad nasal"** se divide en tres secciones:

Vestibule	=	Vestíbulo
Respiratory region	=	Región respiratoria
Olfactory region	=	Región olfatoria

La pared medial de las **"fosas nasales"** se denomina **"tabique nasal"** y la pared lateral está conformada por los **"cornetes nasales"**:

Nasal septum	=	Septum/tabique nasal

Singular noun English *(español)*	**Plural noun** English *(español)*
Nasal concha *(Cornete nasal)*	Nasal conchae *(Cornetes nasales)*
Turbinate *(Cornete)*	Turbinates *(Cornetes)*

Se encuentran tres "cornetes nasales" en cada "fosa nasal" y estos reciben los siguientes nombres:

Superior nasal concha/ Superior nasal turbinate	=	Cornete nasal superior
Middle nasal concha/ Middle nasal turbinate	=	Cornete nasal medio
Inferior nasal concha/ Inferior nasal turbinate	=	Cornete nasal inferior

Los **"senos paranasales"** son un grupo de cavidades llenas de aire que se encuentran en los huesos frontales, esfenoides, etmoides y maxilar superior:

Paranasal sinuses	=	Senos paranasales
Frontal sinus	=	Seno frontal
Sphenoid sinus	=	Seno esfenoidal
Ethmoid sinus	=	Seno etmoidal
Maxillary sinus	=	Seno maxilar

La **"faringe"** se subdivide en tres regiones como se puede observar en la imagen:

Pharynx	=	Faringe

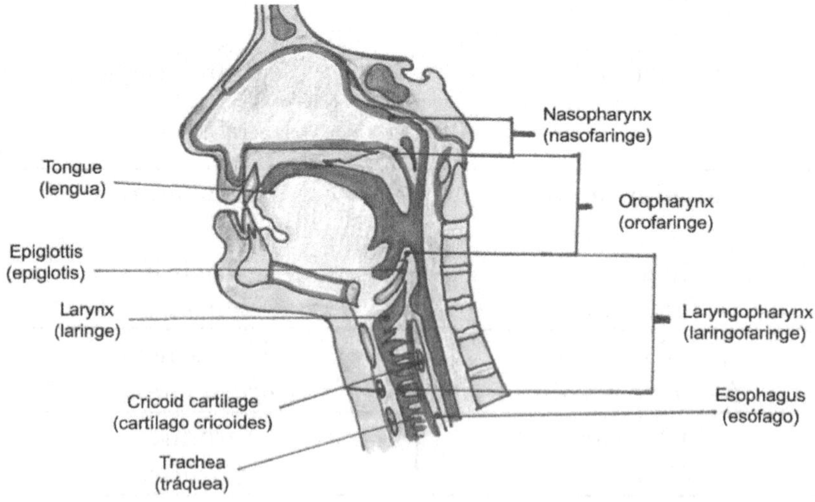

La **"epiglotis"** es una estructura cartilaginosa que evita que la comida pase hacia la vía aérea durante la deglución:

Epiglottis	=	Epiglotis

La **"laringe"** es el órgano que se encuentra situado entre la faringe y la tráquea. Parte de este órgano son:

Larynx/Voice box	=	Laringe
Thyroid cartilage	=	Cartílago tiroides
Glottis	=	Glotis
Vocal cords	=	Cuerdas vocales

La **"tráquea"** es un órgano tubular que se encuentra mitad en el cuello y mitad en el tórax y se le conoce de dos maneras:

Trachea/Windpipe	=	Tráquea

La "tráquea" se divide a nivel de la **"carina traqueal"** dando origen a los **"bronquios principales"**:

Carina	=	Carina

Singular noun English *(español)*	**Plural noun** English *(español)*
Bronchus *(Bronquio)*	Bronchi *(Bronquios)*

Los "bronquios", dependiendo de su tamaño y localización, reciben los siguientes nombres:

Main bronchi / primary bronchi	=	Bronquios principales
Lobar bronchi / secondary bronchi	=	Bronquios lobares
Segmental bronchi / tertiary bronchi	=	Bronquios segmentarios

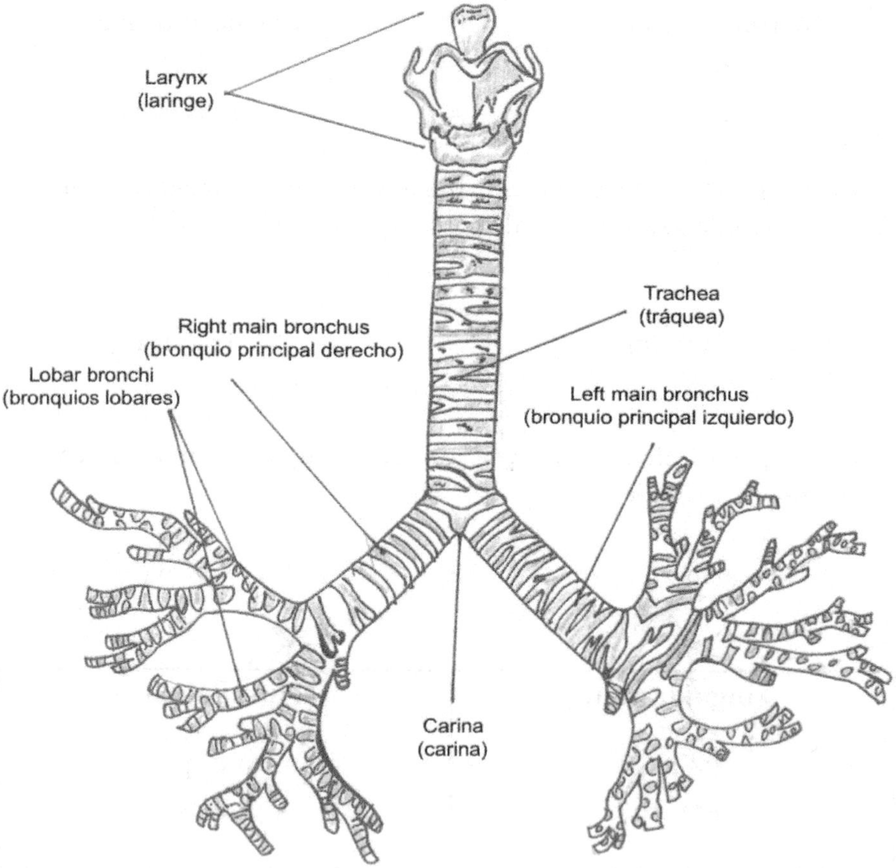

Los "bronquios segmentarios" se van a dividir en estructuras aún más pequeñas llamadas **"bronquiolos"**, los cuales, se van a subdividir de la siguiente manera:

Bronchioles	=	Bronquiolos
Terminal bronchioles	=	Bronquiolos terminales
Respiratory bronchioles	=	Bronquiolos respiratorios

El **"acino pulmonar"** es la estructura en donde se lleva a cabo el intercambio de oxígeno y está conformado por las siguientes estructuras:

Respiratory bronchiole	=	Bronquiolo respiratorio
Alveolar duct	=	Conducto alveolar
Alveolar sac	=	Saco alveolar
Alveolus	=	Alvéolo

Singular noun English *(español)*	**Plural noun** English *(español)*
Acinus *(Acino)*	Acini *(Acinos)*
Alveolus *(Alvéolo)*	Alveoli *(Alvéolos)*

Los **"pulmones"** se van a dividir en lóbulos:

Lung	=	Pulmón

<table>
<tr><th>Right lung

English
(español)</th><th>Left lung

English
(español)</th></tr>
<tr><td>Upper lobe
(Lóbulo superior)</td><td rowspan="2">Upper lobe
(Lóbulo superior)</td></tr>
<tr><td rowspan="2">Middle lobe
(Lóbulo medio)</td></tr>
<tr><td rowspan="2">Lower lobe
(Lóbulo inferior)</td></tr>
<tr><td>Lower lobe
(Lóbulo inferior)</td></tr>
</table>

Los pulmones se encuentran cubiertos por una membrana llamada **"pleura"**, la cual se divide en dos capas:

Pleura	=	Pleura
Visceral layer	=	Capa visceral
Parietal layer	=	Capa parietal

El espacio que se encuentra en medio del tórax, entre los dos pulmones se le conoce con el nombre de **"mediastino"**:

Mediastinum	=	Mediastino

En la siguiente tabla se presentan algunas raíces y sufijos que se utilizan para referirse al sistema respiratorio:

Word	**Meaning**	**Significado en español**	**Example** *(Ejemplo)*
Bronchiol	Bronchiole	Bronquiolo	Bronchiolitis *(Bronquiolitis)*
Bronch/o/i	Bronchus	Bronquio	Bronchitis *(Bronquitis)*
-capnia	Carbon dioxide	Dióxido de carbono	Hypercapnia *(Hipercapnia)*

Laryng/o	Larynx	Laringe	Laryngeal *(Laríngeo)*
Nas/o	Nose	Nariz	Nasal *(Nasal)*
-oxia	Oxygen	Oxígeno	Hypoxia *(Hipoxia)*
Pharyng/o	Pharynx	Faringe	Pharyngitis *(Faringitis)*
-phonia	Voice	Voz	Aphonia *(Afonía)*
Phren/o	Diaphragm	Diafragma	Phrenic *(Frénico)*
Pleur/o	Pleura	Pleura	Pleural *(Pleural)*
-pnea	Breathing	Respiración	Apnea *(Apnea)*
Pneumat/o	Lung/air	Pulmón/aire	Pneumatocele *(Neumatocele)*
Pneum/o	Lung/air	Pulmón/aire	Pneumoconiosis *(Neumoconiosis)*
Pneumon/o	Lung	Pulmón	Pneumonia *(Neumonía)*
Pulmon/o	Lung	Pulmón	Pulmonary *(Pulmonar)*
Rhin/o	Nose	Nariz	Rhinoscope *(Rinoscopio)*
Spir/o	Breathing	Respiración	Spirometry *(Espirometría)*
Trache/o	Trachea	Tráquea	Endotracheal *(Endotraqueal)*

En la siguiente tabla se incluyen algunos términos importantes:

Vocabulario			
English	**Español**	**English**	**Español**
1. Compliance	Compliancia	6. Inhalation	Inhalación
2. Exhalation	Exhalación	7. Inspiration	Inspiración
3. Expectoration	Expectoración	8. Sputum	Esputo
4. Expiration	Espiración	9. Surfactant	Surfactante
5. Hilum	Hilio	10. Ventilation	Ventilación

Escriba el nombre en inglés de las siguientes estructuras y compárelas con las imágenes anteriores:

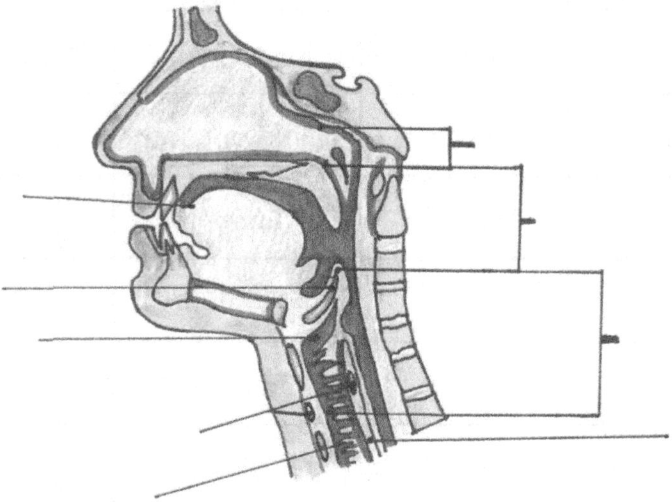

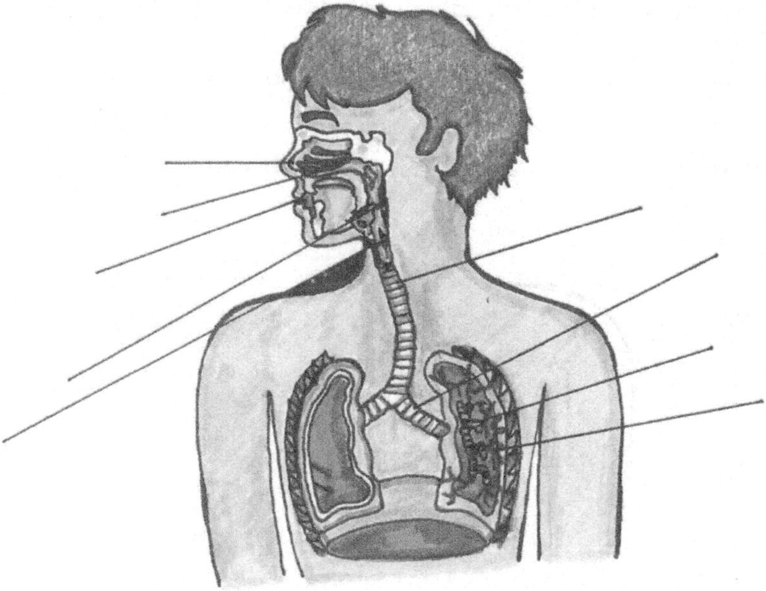

A continuación, se presentan algunos ejercicios:

Relacione las dos columnas:

1. Windpipe	( )	A.	Caja torácica
2. Voice box	( )	B.	Cuerdas vocales
3. Vocal cords	( )	C.	Narinas
4. Turbinate	( )	D.	Cornete
5. Nares	( )	E.	Tráquea
6. Rib cage	( )	F.	Laringe

Escriba la traducción correcta de las siguientes palabras:

7. Dióxido de carbono	________________	12. Laríngeo	________________
8. Oxígeno	________________	13. Pulmonar	________________

9. Fosas nasales	______________	14. Hilio	______________
10. Acino	______________	15. Esputo	______________
11. Mediastino	______________	16. Cartílago tiroides	______________

The urinary system

Los órganos que forman parte del **"sistema urinario"** se encuentran representados en la siguiente imagen:

Urinary system	=	Sistema urinario
Urinary tract	=	Tracto urinario

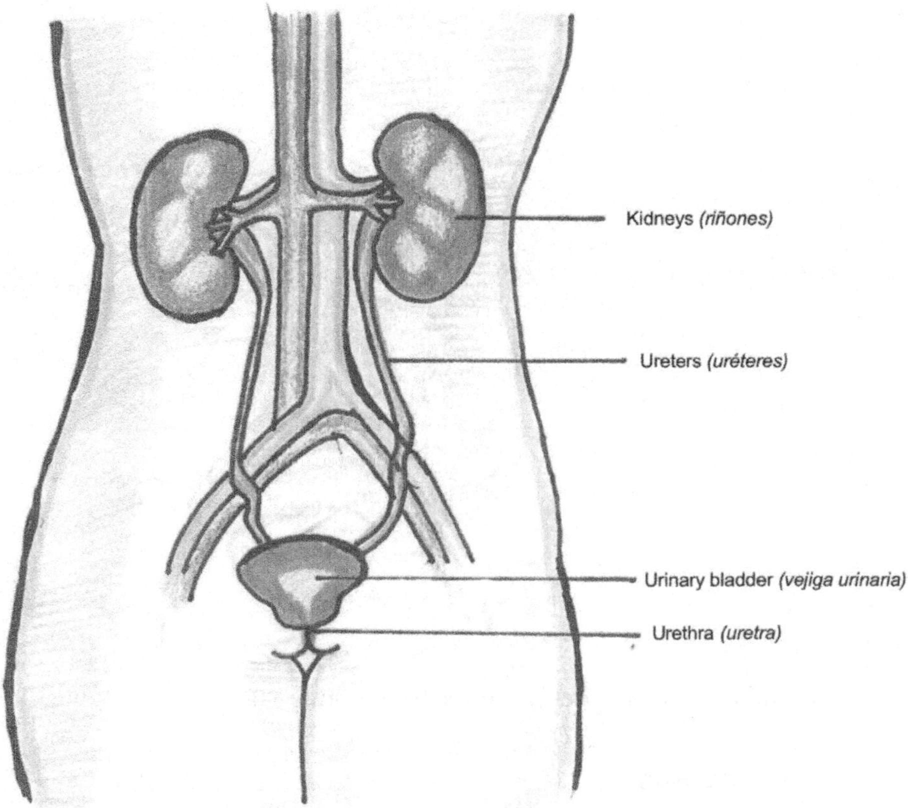

Los **"riñones"** son los órganos principales del sistema urinario y su principal función es la de eliminar desechos a través de la orina. Los "riñones" se dividen en una parte externa y una interna:

Renal cortex	=	Corteza renal
Renal medulla	=	Médula renal

La **"médula renal"** se divide a su vez en secciones triangulares conocidas como:

Renal pyramids	=	Pirámides renales

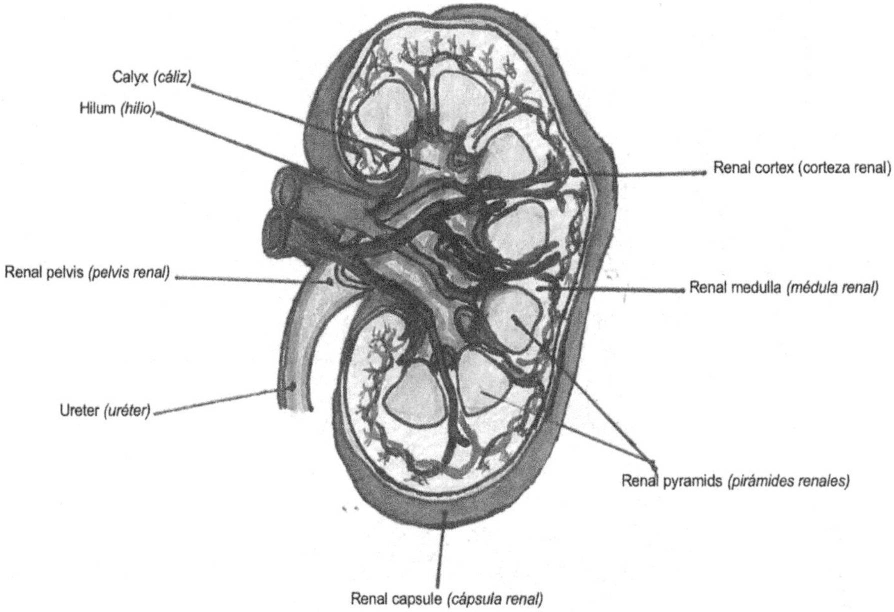

La unidad funcional del riñón recibe el nombre de:

Nephron	=	Nefrona

La **"nefrona"** está constituida por las siguientes estructuras:

Renal corpuscle	=	Corpúsculo renal
Renal tubule	=	Túbulo renal

Estas a su vez están conformadas por las siguientes estructuras:

Renal corpuscle English *(español)*	**Renal tubule** English *(español)*
Bowman´s capsule/glomerular capsule *(Cápsula de Bowman/cápsula glomerular)*	Proximal convoluted tubule *(Túbulo contorneado proximal)*
	Loop of Henle *(Asa de Henle)*
Glomerulus *(Glomérulo)*	Distal convoluted tubule *(Túbulo contorneado distal)*

El **"túbulo renal"** se continua con el **"conducto colector",** el cual a su vez desemboca en los **"cálices renales"**. Al punto de convergencia de los "**cálices mayores"** se le conoce como **"pelvis renal"**:

Collecting duct	=	Conducto/túbulo colector
Minor calyx	=	Cáliz menor
Major calyx	=	Cáliz mayor
Renal pelvis	=	Pelvis renal

En la siguiente tabla se presentan algunas raíces que se utilizan para referirse al sistema urinario:

Root	**Meaning**	**Significado en español**	**Example** *(Ejemplo)*
Cali/o	Calyx	Cáliz	Caliceal *(Calicial)*
Cyst/o	Urinary bladder	Vejiga urinaria	Cystitis *(Cistitis)*

Glomerul/o	Glomerulus	Glomérulo	Glomerular *(Glomerular)*
Nephr/o	Kidney	Riñón	Nephrology *(Nefrología)*
Pyel/o	Renal pelvis	Pelvis renal	Pyelonephritis *(Pielonefritis)*
Ren/o	Kidney	Riñón	Renin *(Renina)*
Ureter/o	Ureter	Uréter	Ureteral *(Ureteral)*
Urethr/o	Urethra	Uretra	Urethritis *(Uretritis)*
Urin/o	Urine	Orina	Urinary *(Urinario)*
Ur/o	Urine/urinary tract	Orina/tracto urinario	Urogenital *(Urogenital)*
Vesic/o	Urinary bladder	Vejiga urinaria	Vesicoureteral *(Vesicoureteral)*

En la siguiente tabla se incluyen algunos términos importantes:

Vocabulario			
English	**Español**	**English**	**Español**
1. Angiotensin	Angiotensina	7. Osmolality	Osmolalidad
2. Diuresis	Diuresis	8. Reabsorption	Reabsorción
3. Diuretic	Diurético	9. Secretion	Secreción
4. Erythropoietin	Eritropoyetina	10. Trigone	Trígono
5. Excretion	Excreción	11. Urea	Urea
6. Filtration	Filtración	12. Waste materials	Productos de desecho

Escriba el nombre en inglés de las siguientes estructuras y compárelas con las imágenes anteriores:

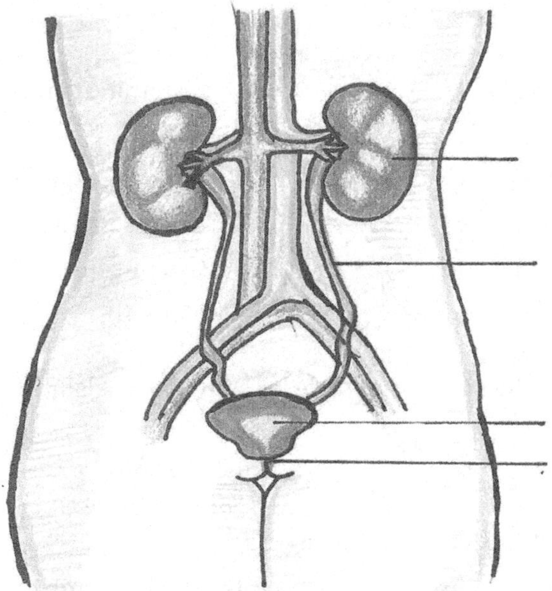

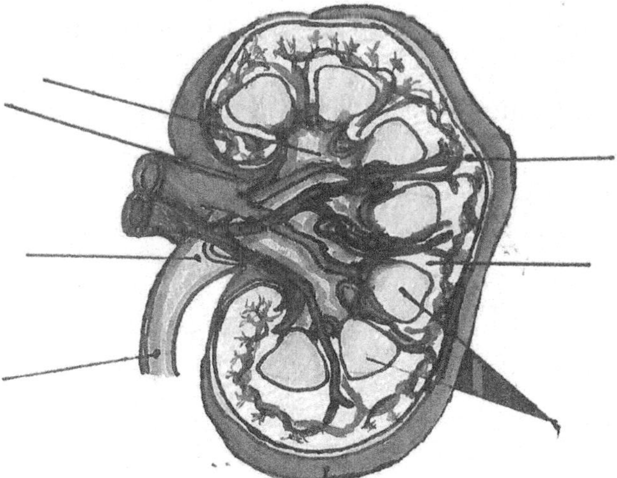

A continuación, se presentan algunos ejercicios:

Relacione las dos columnas:

1. Urinary system	( )	A.	Sistema urinario
2. Nephron	( )	B.	Orina
3. Urine	( )	C.	Túbulo renal
4. Corpuscle	( )	D.	Tracto urinario
5. Urinary tract	( )	E.	Corpúsculo
6. Renal tubule	( )	F.	Nefrona

Escriba la traducción correcta de las siguientes palabras:

7. Renina	___________	12. Túbulo contorneado	___________
8. Angiotensina	___________	13. Reabsorción	___________
9. Eritropoyetina	___________	14. Diurético	___________
10. Trígono	___________	15. Filtración	___________
11. Asa de Henle	___________	16. Cáliz	___________

The endocrine system

El **"sistema endocrino"** controla varias funciones en el cuerpo humano a través de la acción de diversas sustancias que son producidas por los órganos que lo integran.

Gland	=	Glándula
Hormone	=	Hormona

Sistema endocrino

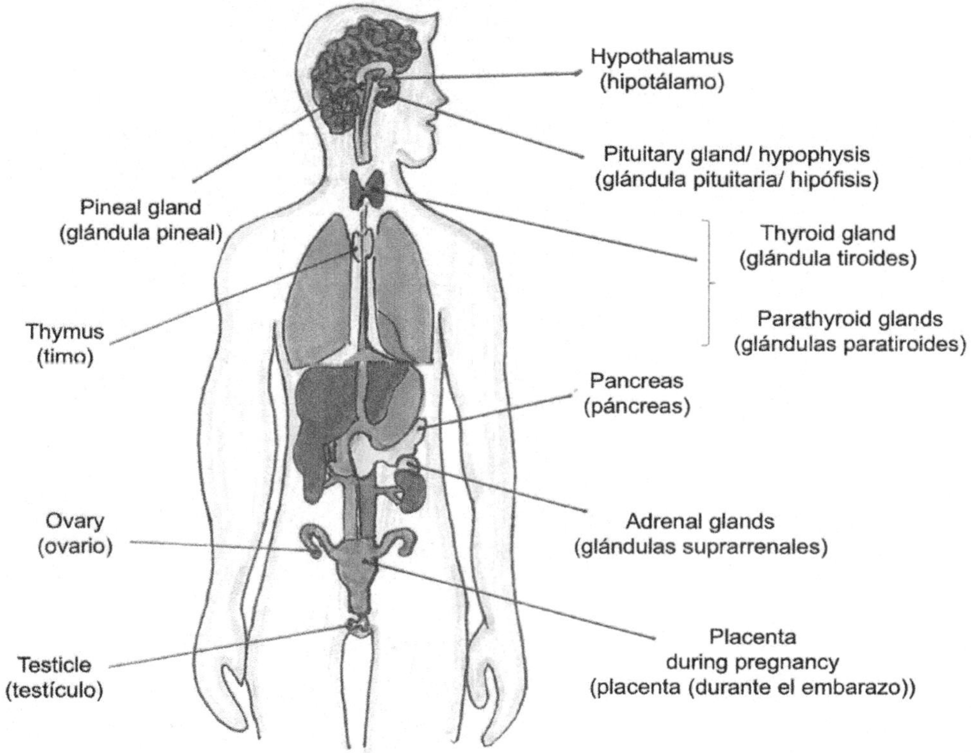

Tiroides y paratiroides

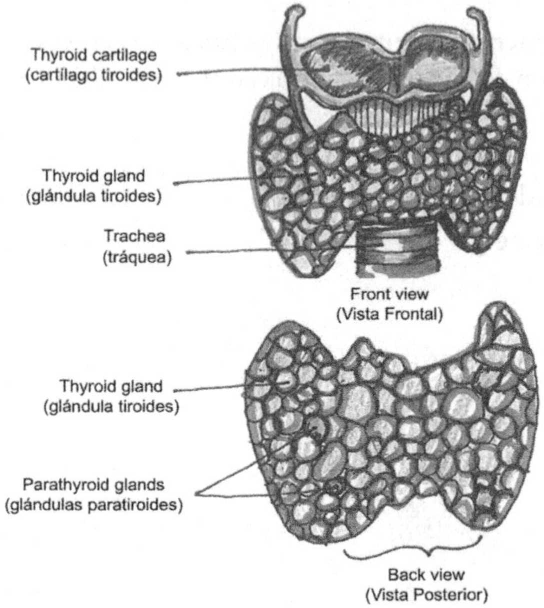

Adrenal glands
(glándulas suprarrenales)

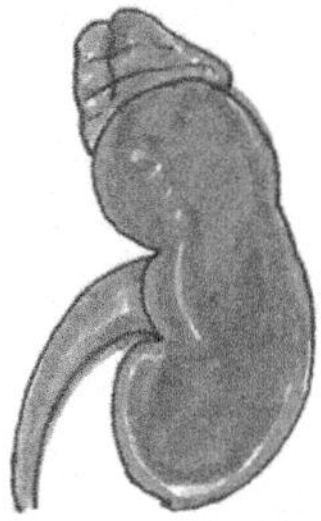

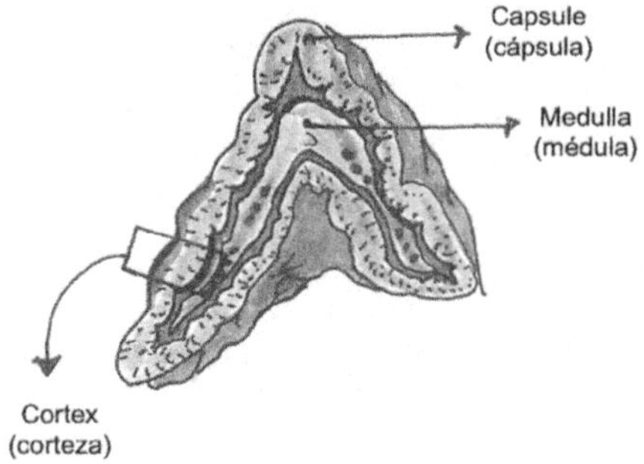

En el siguiente cuadro se muestran las principales hormonas que se producen en el cuerpo humano:

Gland English *(español)*	**Hormones** English *(español)*
Anterior pituitary/ adenohypophysis *(Glándula pituitaria anterior/ adenohipófisis)*	Somatotropin/growth hormone (GH) *(Somatotropina/ hormona de crecimiento)* Thyroid-stimulating hormone (TSH) *(Hormona estimulante de tiroides)* Adrenocorticotropic hormone (ACTH) *(Hormona adrenocorticótropa)* Follicle-stimulating hormone (FSH) *(Hormona foliculoestimulante)* Luteinizing hormone (LH) *(Hormona luteinizante)* Prolactin (PRL) (Prolactina)
Posterior pituitary/ neurohypophysis *(Glándula pituitaria posterior/ neurohipófisis)*	Vasopressin/Antidiuretic hormone (ADH) *(Vasopresina/hormona antidiurética)* Oxytocin *(Oxitocina)*

Thyroid gland *(Glándula tiroides)*	Thyroxine/tetraiodothyronine (T_4) *(Tiroxina/tetrayodotironina)* Triiodothyronine (T_3) *(Triyodotironina)*
Parathyroid glands *(Glándulas paratiroides)*	Parathyroid hormone *(Hormona paratiroidea)*
Adrenal cortex *(Corteza suprarrenal)*	Cortisol *(Cortisol)* Aldosterone *(Aldosterona)* Androgens *(Andrógenos)*
Adrenal medulla *(Médula suprarrenal)*	Epinephrine *(Epinefrina)* Norepinephrine *(Norepinefrina)* Dopamine *(Dopamina)*
Pancreatic islets *(Islotes pancreáticos)*	Insulin *(Insulina)* Glucagon *(Glucagón)*
Pineal gland *(Glándula pineal)*	Melatonin *(Melatonina)*
Testis *(Testículo)*	Testosterone *(Testosterona)*
Ovary *(Ovario)*	Estrogen *(Estrógeno)* Progesterone *(Progesterona)*

En la siguiente tabla se presentan algunas raíces que se utilizan para referirse al sistema endocrino:

Root	**Meaning**	**Significado en español**	**Example** *(Ejemplo)*
Endocrin/o	Endocrine system	Sistema endocrino	Endocrinology *(Endocrinología)*
Pituitar/i	Pituitary gland	Hipófisis	Panhypopituitarism *(Panhipopituitarismo)*
Hypophysi/o	Pituitary gland	Hipófisis	Hypophysial *(Hipofisiario)*
Thyr/o	Thyroid gland	Glándula tiroides	Thyrotoxicosis *(Tirotoxicosis)*
Thyroid/o	Thyroid gland	Glándula tiroides	Hypothyroidism *(Hipotiroidismo)*
Parathyroid/o	Parathyroid glands	Glándulas paratiroides	Hyperparathyroidism *(Hiperparatiroidismo)*
Adren/o	Adrenal gland/ epinephrine	Glándula suprarrenal/ epinefrina	Adrenergic *(Adrenérgico)*
Adrenal/o	Adrenal gland/ epinephrine	Glándula suprarrenal/ epinefrina	Hypoadrenalism *(Hipoadrenalismo)*
Insul/o	Pancreatic islets	Islotes pancreáticos	Insulinoma *(Insulinoma)*

En la siguiente tabla se incluyen algunos términos importantes:

Vocabulario			
English	**Español**	**English**	**Español**
1. Bone age	Edad ósea	6. Prostaglandins	Prostaglandinas
2. Calcitonin	Calcitonina	7. Receptor	Receptor
3. Endocrinologist	Endocrinólogo	8. Sella turcica	Silla turca
4. Growth	Crecimiento	9. Steroid hormones	Hormonas esteroideas
5. Hypothalamus	Hipotálamo	10. Target tissue	Tejido blanco

Escriba el nombre en inglés de las siguientes estructuras y compárelas con las imágenes anteriores:

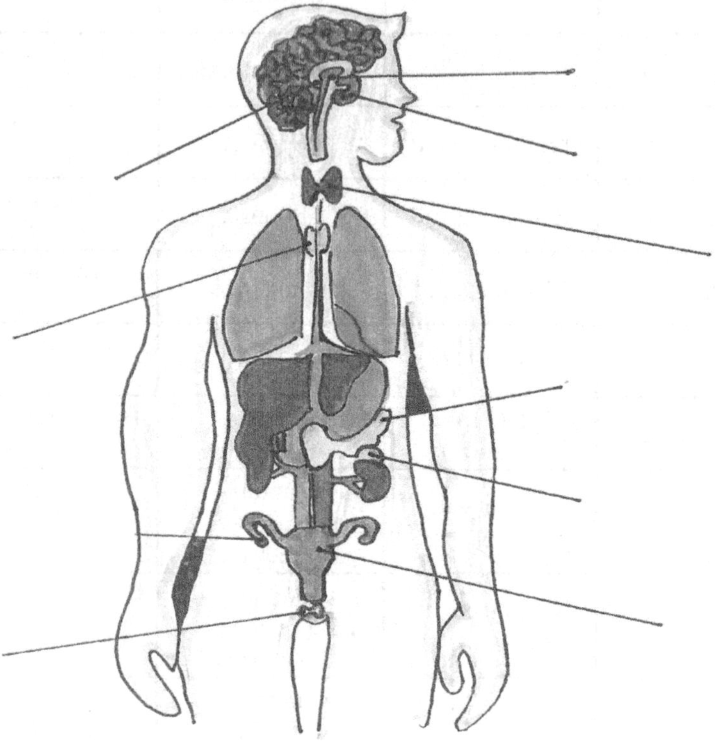

A continuación, se presentan algunos ejercicios:

Relacione las dos columnas:

1. Gland	( )	A.	Suprarrenal
2. Growth	( )	B.	Crecimiento
3. Target tissue	( )	C.	Glándula
4. Adrenal	( )	D.	Islote
5. Hormone	( )	E.	Tejido blanco
6. Islet	( )	F.	Hormona

Escriba la traducción correcta de las siguientes palabras:

7. Silla turca	___________	12. Oxitocina	___________
8. Endocrinólogo	___________	13. Tiroxina	___________
9. Somatotropina	___________	14. Hipofisiario	___________
10. Vasopresina	___________	15. Hipotálamo	___________
11. Prolactina	___________	16. Triyodotironina	___________

The male reproductive system

La función principal de las **"gónadas"** masculinas (los **"testículos"**), es la de producir hormonas y a las células reproductoras llamadas **"gametos"**, que en el caso de los varones son los **"espermatozoides"**.

Gonads	=	Gónadas
Gametes	=	Gametos

Singular noun English *(español)*	**Plural noun** English *(español)*
Spermatozoon *(Espermatozoide)*	Spermatozoa *(Espermatozoides)*
Testicle/testis *(Testículo)*	Testicles/testes *(Testículos)*

Los "espermatozoides" se desarrollan dentro de los "testículos" en los **"túbulos seminíferos"**. En ellos se encuentran las **"células de Sertoli"**, las cuales brindan soporte nutricional a los "espermatozoides" durante la espermatogénesis. Las **"células de Leydig"** son las encargadas de producir testosterona.

Seminiferous tubules	=	Túbulos seminíferos
Sertoli cells	=	Células de Sertoli
Leydig cells	=	Células de Leydig

El **"cordón espermático"** es una estructura que pasa desde el abdomen hacia cada uno de los testículos, y contenidos dentro de él se encuentran:

Spermatic cord	=	Cordón espermático
Vas/ductus deferens	=	Conducto deferente
Pampiniform plexus	=	Plexo venoso pampiniforme

Tunica vaginalis	=	Túnica vaginal
Testicular artery	=	Arteria testicular
Artery of the ductus deferens	=	Arteria del conducto deferente
Cremasteric artery	=	Arteria cremastérica
Testicular sympathetic nerves	=	Nervios simpáticos testiculares

El **"pene"** es el órgano masculino que participa en las relaciones sexuales y está compuesto de tres estructuras esponjosas que se llenan de sangre durante la erección: dos **"cuerpos cavernosos"** y un **"cuerpo esponjoso".**

Corpus cavernosum	=	Cuerpo cavernoso
Corpus spongiosum	=	Cuerpo esponjoso

Singular noun English *(español)*	**Plural noun** English *(español)*
Corpus cavernosum *(Cuerpo cavernoso)*	Corpora cavernosa *(Cuerpos cavernosos)*

En la siguiente imagen se muestran las estructuras que forman parte del sistema reproductor masculino:

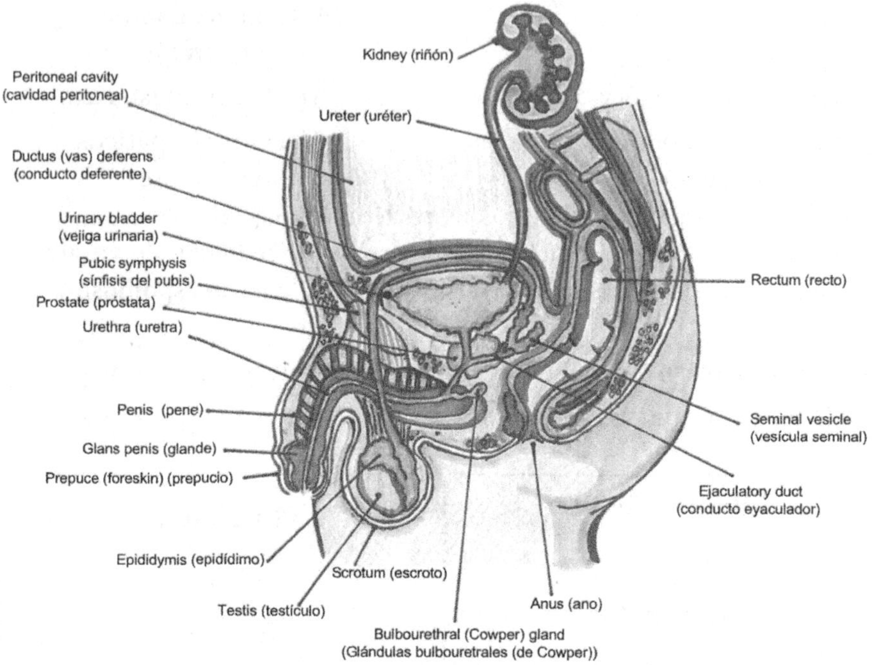

En la siguiente tabla se presentan algunas raíces que se utilizan para referirse al sistema reproductor masculino:

Root	**Meaning**	**Significado en español**	**Example** *(Ejemplo)*
Epididym/o	Epididymis	Epidídimo	Epididymitis *(Epididimitis)*
Orchid/o	Testis	Testículo	Orchidopexy *(Orquidopexia)*
Orchi/o	Testis	Testículo	Orchitis *(Orquitis)*

Osche/o	Scrotum	Escroto	Oscheal *(Escrotal)*
Prostat/o	Prostate	Próstata	Prostatectomy *(Prostatectomía)*
Semin	Semen	Semen	Insemination *(Inseminación)*
Spermat/o	Semen/ spermatozoa	Semen/ espermatozoides	Spermatic *(Espermático)*
Sperm/i	Semen/ spermatozoa	Semen/ espermatozoides	Spermicide *(Espermicida)*
Test/o	Testis	Testículo	Testicular *(Testicular)*
Vas/o	Vas deferens	Conducto deferente	Vasectomy *(Vasectomía)*

En la siguiente tabla se incluyen algunos términos importantes:

Vocabulario			
English	**Español**	**English**	**Español**
1. Circumcision	Circuncisión	6. Orgasm	Orgasmo
2. Coitus	Coito	7. Phallic	Fálico
3. Ejaculation	Eyaculación	8. Puberty	Pubertad
4. Erection	Erección	9. Sexual intercourse	Relaciones sexuales
5. Inguinal canal	Canal inguinal	10. Urinary meatus	Meato urinario

Escriba el nombre en inglés de las siguientes estructuras y compárelas con las imágenes anteriores:

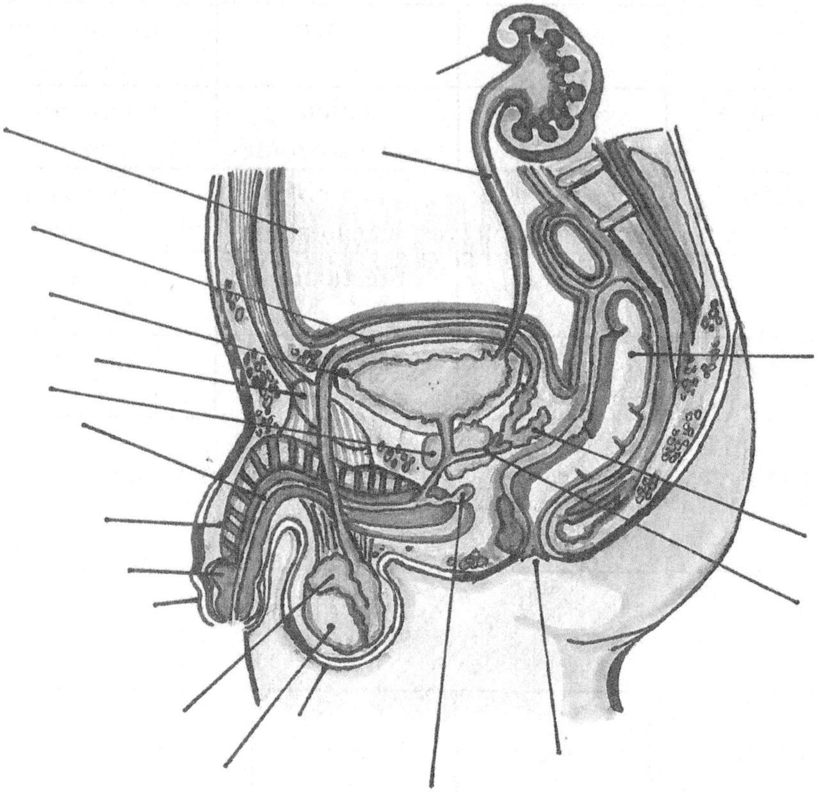

A continuación, se presentan algunos ejercicios:

Relacione las dos columnas:

1. Spermatic cord	( )	A. Testículo
2. Testis	( )	B. Gónadas
3. Gametes	( )	C. Espermatozoide
4. Spermatozoon	( )	D. Túnica vaginal
5. Tunica vaginalis	( )	E. Gametos
6. Gonads	( )	F. Cordón espermático

Escriba la traducción correcta de las siguientes palabras:

7. Espermatozoides	____________	12. Arteria cremastérica	____________
8. Testículos	____________	13. Túbulos seminíferos	____________
9. Circuncisión	____________	14. Cuerpo cavernoso	____________
10. Coito	____________	15. Cuerpo esponjoso	____________
11. Espermático	____________	16. Plexo venoso pampiniforme	____________

The female reproductive system

El **"sistema reproductor femenino"** está conformado por órganos internos y externos, los cuales se encuentran representados en la siguiente imagen:

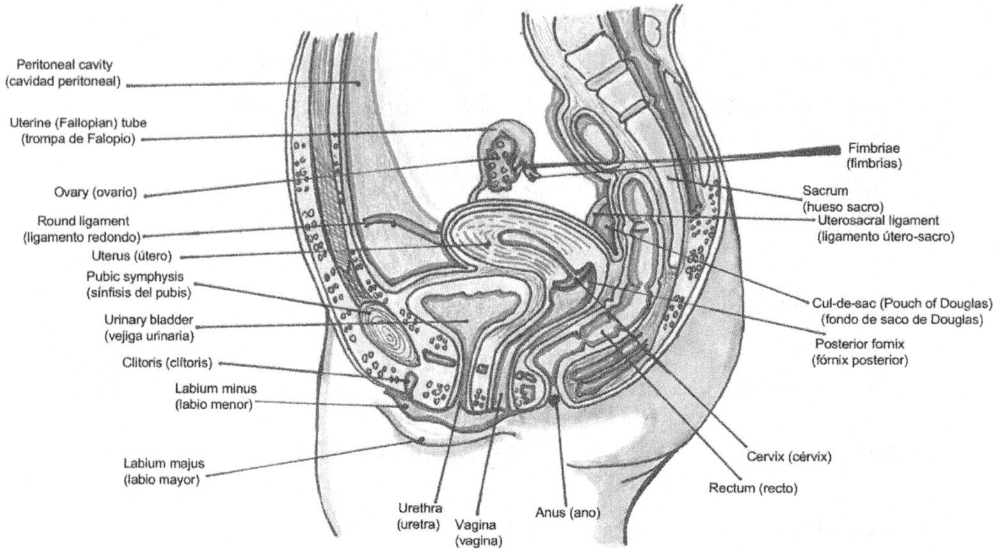

Las **"trompas de Falopio"** son dos conductos que conectan a los ovarios con el útero y sirven como un canal a través del cual pasa el **"óvulo"**:

Uterine tubes/Fallopian tubes	=	Trompas uterinas/Trompas de Falopio

Las "trompas de Falopio se componen de cuatro segmentos anatómicos:

Infundibulum	=	Infundíbulo
Ampulla	=	Ampolla
Isthmus	=	Istmo
Intramural part	=	Porción intramural

El "infundíbulo" tiene unas estructuras parecidas a dedos llamadas **"fimbrias"**:

Singular noun English *(español)*	**Plural noun** English *(español)*
Fimbria *(Fimbria)*	Fimbriae *(Fimbrias)*

El **"útero"** tiene las funciones de recibir al cigoto para su implantación y de proveerle la nutrición necesaria para su desarrollo.

Uterus	=	Útero
Womb	=	Matriz/vientre

El "útero" consta de cuatro regiones:

Fundus	=	Fondo
Body	=	Cuerpo
Isthmus	=	Istmo
Cervix	=	Cérvix

La pared uterina se divide en:

Endometrium	=	Endometrio
Myometrium	=	Miometrio

Los **"ovarios"** son las gónadas y los **"óvulos"** son los gametos del sistema reproductor femenino:

Ovary	=	Ovario
Egg cell/ovum	=	Óvulo

Singular noun English *(español)*	**Plural noun** English *(español)*
Ovary *(Ovario)*	Ovaries *(Ovarios)*
Ovum *(Óvulo)*	Ova *(Óvulos)*

Al conjunto de los órganos genitales externos femeninos se le conoce como **"vulva"**:

Vulva = Vulva

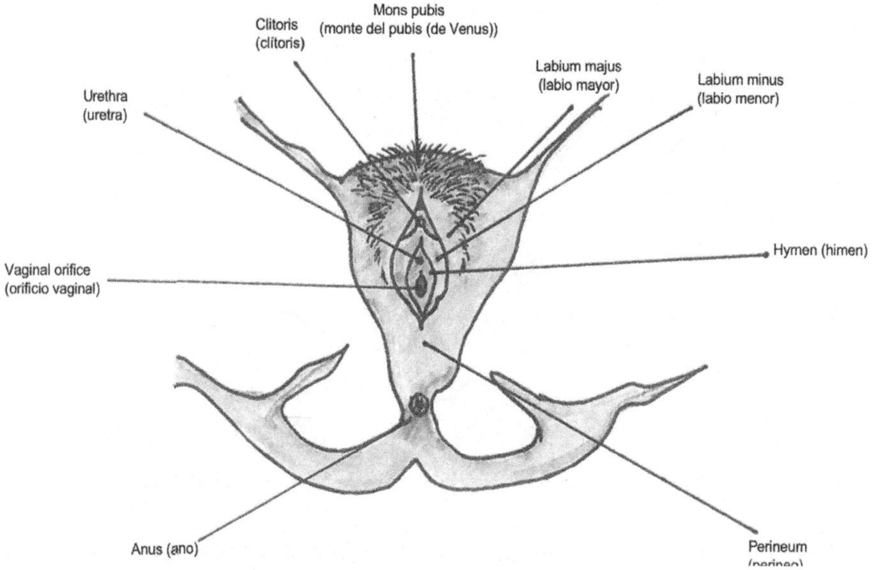

Singular noun English *(español)*	**Plural noun** English *(español)*
Labium majus *(Labio mayor)*	Labia majora *(Labios mayores)*
Labium minus *(Labio menor)*	Labia minora *(Labios menores)*

Las **"glándulas mamarias"** son las encargadas de producir leche para alimentar al recién nacido:

Mammary glands	=	Glándulas mamarias
Breasts	=	Senos

Las "glándulas mamarias" cuentan con las siguientes estructuras:

Nipple	=	Pezón
Areola	=	Aréola
Lactiferous duct	=	Conducto galactóforo
Lobules	=	Lóbulos

En la siguiente tabla se presentan algunas raíces que se utilizan para referirse al sistema reproductor femenino:

Root	**Meaning**	**Significado en español**	**Example** *(Ejemplo)*
Cervic/o	Cervix/neck	Cérvix/cuello	Cervicovaginal *(Cervicovaginal)*
Clitor/o	Clitoris	Clítoris	Clitoroplasty *(Clitoroplastia)*
Colp/o	Vagina	Vagina	Colposcope *(Colposcopio)*

Episi/o	Vulva	Vulva	Episiotomy *(Episiotomía)*
Gynec/o	Woman	Mujer	Gynecologist *(Ginecólogo)*
Hyster/o	Uterus	Útero	Hysterectomy *(Histerectomía)*
Mamm/o	Breast/ mammary gland	Seno/glándula mamaria	Mammogram *(Mamografía)*
Mast/o	Breast/ mammary gland	Seno/glándula mamaria	Mastectomy *(Mastectomía)*
Men/o	Menstruation	Menstruación	Amenorrhea *(Amenorrea)*
Mens	Menstruation	Menstruación	Menstrual *(Menstrual)*
Metr/o/i	Uterus	Útero	Metrorrhagia *(Metrorragia)*
Oo	Ovum	Óvulo	Oogenesis *(Oogénesis)*
Oophor/o	Ovary	Ovario	Oophorectomy *(Ooforectomía)*
Ovari/o	Ovary	Ovario	Ovarian *(Ovárico)*
Ov/o/i	Ovum	Óvulo	Oviduct *(Oviducto)*
Ovul/o	Ovum	Óvulo	Ovulation *(Ovulación)*
Perine/o	Perineum	Periné	Perineal *(Perineal)*
Salping/o	Uterine tube/ tube	Trompas de Falopio/ tubo	Salpingectomy *(Salpingectomía)*
Uter/o	Uterus	Útero	Uteroplacental *(Uteroplacentario)*
Vagin/o	Vagina	Vagina	Vaginitis *(Vaginitis)*
Vulv/o	Vulva	Vulva	Vulvovaginitis *(Vulvovaginitis)*

El **"embarazo"** y el **"parto"** son funciones fundamentales del aparato reproductor femenino.

Pregnancy	=	Embarazo
Childbirth/delivery	=	Parto

El nacimiento se puede dar por dos vías:

Vaginal delivery	=	Parto vaginal
Cesarean delivery/ cesarean section/C-section	=	Cesárea

Para referirnos a la cantidad de embarazos que ha tenido una mujer a lo largo de su vida, utilizamos los siguientes términos:

Gravidity	=	Gravidez
Nulligravida	=	Nuligrávida
Primigravida	=	Primigrávida
Multigravida	=	Multigrávida

Para referirnos a la cantidad de nacimientos que ha tenido una mujer a lo largo de su vida, utilizamos los siguientes términos:

Parity	=	Paridad
Nullipara	=	Nulípara
Primipara	=	Primípara
Multipara	=	Multípara

Para documentar el desenlace que tuvieron los embarazos de una mujer en el expediente clínico, se utiliza el acrónimo "GTPAL":

Gravidity	=	Gravidez
Term births	=	Partos a término
Preterm births	=	Partos pretérminos
Abortions	=	Abortos
Living children	=	Hijos vivos

Otros términos que nos interesan durante el embarazo son:

Last menstrual period (LMP)	=	Último ciclo menstrual
First/second/third trimester	=	Primer/segundo/tercer trimestre

Dependiendo del tiempo de embarazo y de su desarrollo, el producto recibe los siguientes nombres:

Zygote	=	Cigoto
Embryo	=	Embrión
Fetus	=	Feto
Newborn/neonate	=	Recién nacido/neonato

Los términos que nos interesan con relación a la circulación fetal son:

Umbilical cord	=	Cordón umbilical
Umbilical vein	=	Vena umbilical
Umbilical arteries	=	Arterias umbilicales
Foramen ovale	=	Foramen oval
Ductus arteriosus	=	Conducto arterioso

Durante el parto se dan los siguientes eventos:

Stages of labor	=	Etapas del trabajo de parto
Uterine contractions	=	Contracciones uterinas
Cervical dilatation/dilation	=	Dilatación del cérvix
Cervical effacement	=	Borramiento del cérvix
Early/Initial/latent phase	=	Fase temprana/ inicial/latente
Active phase	=	Fase activa
Crowning	=	Coronamiento
Birth	=	Nacimiento
Afterbirth/placental expulsion	=	Alumbramiento/expulsión de la placenta

Los términos relacionados con la alimentación del "recién nacido" son los siguientes:

Breast milk	=	Leche materna
Colostrum	=	Calostro
Breastfeeding/nursing	=	Amamantar
Breastfed	=	Amamantado/alimentado con seno materno
Formula feeding	=	Alimentación con formula láctea
Bottle feeding	=	Alimentar con biberón
Weaning	=	Destete

En la siguiente tabla se presentan algunas raíces que se utilizan para referirse al embarazo y al parto:

Root	**Meaning**	**Significado en español**	**Example** *(Ejemplo)*
Amnio	Amnion/ amniotic sac	Amnios/saco amniótico	Amniocentesis *(Amniocentesis)*
Embry/o	Embryo	Embrión	Embryology *(Embriología)*
Fet/o	Fetus	Feto	Fetal *(Fetal)*
Galact/o	Milk	Leche	Galactosemia *(Galactosemia)*
Lact/o	Milk	Leche	Lactation *(Lactancia)*
Nat/i	Birth	Nacimiento	Prenatal *(Prenatal)*
Toc/o	Labor	Trabajo de parto	Tocolytic *(Tocolítico)*

En la siguiente tabla se incluyen algunos términos importantes:

Vocabulario			
English	**Español**	**English**	**Español**
1. Chloasma	Cloasma	11. Lochia	Loquios
2. Chorion	Corion	12. Meconium	Meconio
3. Contraception	Anticoncepción	13. Melasma	Melasma
4. Corpus luteum	Cuerpo lúteo	14. Menarche	Menarquia
5. Fertilization	Fertilización	15. Menopause	Menopausia
6. Fontanel	Fontanela	16. Menstruation	Menstruación
7. Fornix	Fórnix	17. Ovarian follicle	Folículo ovárico
8. Gestation	Gestación	18. Placenta	Placenta
9. Human chorionic gonadotropin (hCG)	Gonadotropina coriónica humana	19. Postpartum	Postparto
		20. Premature	Prematuro
10. intrapartum	Intraparto	21. Puerperium	Puerperio

Escriba el nombre en inglés de las siguientes estructuras y compárelas con las imágenes anteriores:

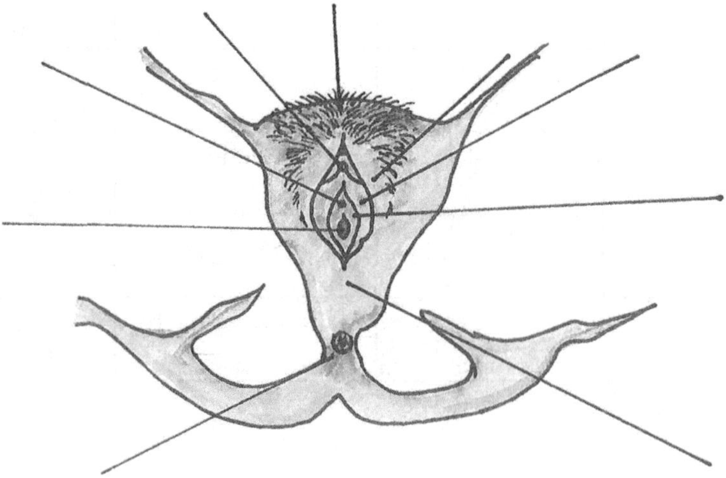

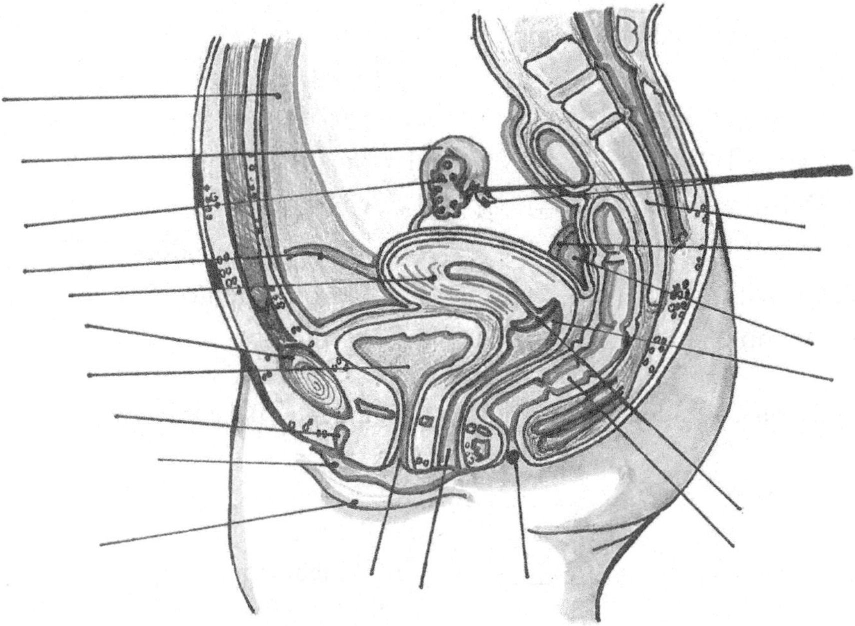

A continuación, se presentan algunos ejercicios:

Relacione las dos columnas:

1. Uterine tubes	( )	A.	Matriz
2. Egg cell	( )	B.	Parto
3. Delivery	( )	C.	Cigoto
4. Zygote	( )	D.	Trompas de Falopio
5. Crowning	( )	E.	Coronamiento
6. Womb	( )	F.	Óvulo

Escriba la traducción correcta de las siguientes palabras:

7. Calostro	____________	12. Gravidez	____________
8. Amamantar	____________	13. Embarazo	____________
9. Destete	____________	14. Pezón	____________
10. Embriología	____________	15. Senos	____________
11. Cuerpo lúteo	____________	16. Conducto galactóforo	____________

Blood, immunity, and lymphatic system

El **"sistema linfático"** se encuentra ampliamente distribuido a lo largo del cuerpo humano. Entre sus funciones se encuentran el retornar el exceso de fluidos y proteínas desde los tejidos hacia el torrente sanguíneo. El "sistema linfático" también es una pieza fundamental del sistema inmunitario del cuerpo humano.

Lymph	=	Linfa
Lymphatic capillaries	=	Capilares linfáticos
Lymphatic vessels	=	Vasos linfáticos
Thoracic duct	=	Conducto torácico
Right lymphatic duct	=	Conducto linfático derecho

A lo largo del trayecto de los **"vasos linfáticos"** se encuentran pequeñas masas de tejido linfático llamadas **"ganglios linfáticos"**, los cuales se encuentra localizados en las siguientes zonas del cuerpo:

Lymph nodes	=	Ganglios/nódulos/nodos linfáticos
Occipital lymph nodes	=	Ganglios linfáticos occipitales
Cervical lymph nodes	=	Ganglios linfáticos cervicales
Parotid lymph nodes	=	Ganglios linfáticos parotídeos
Submandibular lymph nodes	=	Ganglios linfáticos submandibulares
Supraclavicular lymph nodes	=	Ganglios linfáticos supraclaviculares
Axillary lymph nodes	=	Ganglios linfáticos axilares
Lumbar lymph nodes	=	Ganglios linfáticos lumbares
Mesenteric lymph nodes	=	Ganglios linfáticos mesentéricos
Epitrochlear lymph nodes	=	Ganglios linfáticos epitrocleares
Inguinal lymph nodes	=	Ganglios linfáticos inguinales
Popliteal lymph nodes	=	Ganglios linfáticos poplíteos

Otros órganos y tejidos que forman parte del "sistema linfático" son:

Adenoid/ pharyngeal tonsils	=	Adenoides/ amígdalas faríngeas
Tubal tonsils	=	Amígdalas tubáricas
Palatine tonsils	=	Amígdalas palatinas
Lingual tonsils	=	Amígdalas linguales
Thymus	=	Timo
Spleen	=	Bazo
Appendix	=	Apéndice
Peyer patches	=	Placas de Peyer

En la siguiente tabla se presentan algunas raíces que se utilizan para referirse al sistema linfático:

Root	**Meaning**	**Significado en español**	**Example** *(Ejemplo)*
Lymphaden/o	Lymph node	Ganglio linfático	Lymphadenitis *(Linfadenitis)*
Lymphangi/o	Lymphatic vessel	Vaso linfático	Lymphangioma *(Linfangioma)*
Lymph/o	Lymph/ lymphatic system	Linfa/sistema linfático	Lymphangiectasia *(Linfangiectasia)*
Splen/o	Spleen	Bazo	Splenomegaly *(Galactosemia)*
Thym/o	Thymus	Timo	Thymoma *(Timoma)*
Tonsil/o	Tonsil	Amígdala	Tonsillitis *(Amigdalitis)*

La sangre está conformada por dos componentes principales:

Plasma	=	Plasma
Blood cells	=	Células sanguíneas

El **"plasma"** contiene los siguientes elementos:

Water	=	Agua
Nutrients	=	Nutrientes
Electrolytes	=	Electrolitos
Gases	=	Gases
Proteins	=	Proteínas
Albumin	=	Albumina
Clotting factors	=	Factores de la coagulación
Antibodies	=	Anticuerpos
Wastes	=	Desechos
Enzymes	=	Enzimas
Hormones	=	Hormonas

Las **"células sanguíneas"** son las siguientes:

Erythrocytes/red blood cells	=	Eritrocitos/glóbulos rojos
Leukocytes/white blood cells	=	Leucocitos/glóbulos blancos
Platelets/thrombocytes	=	Plaquetas

Dependiendo de si las células tienen o no gránulos presentes en su citoplasma, los **"leucocitos"** se clasifican en:

Granulocytes	=	Granulocitos
Agranulocytes	=	Agranulocitos

Granulocytes English *(español)*	**Agranulocytes** English *(español)*
Neutrophils *(Neutrófilos)*	Lymphocytes *(Linfocitos)*
Eosinophils *(Eosinófilos)*	Monocytes *(Monocitos)*
Basophils *(Basófilos)*	

Los "**linfocitos**" incluyen a:

B cells	=	Linfocitos B
T cells	=	Linfocitos T
Natural killer cells	=	Células "natural killer"

Cualquier sustancia que al introducirse en el cuerpo sea capaz de inducir en este una respuesta inmunitaria se le conoce como:

Antigen	=	Antígeno

Cuando un "**antígeno**" se une a la superficie de un "**linfocito B**", estos producen unas glicoproteínas conocidas como:

Antibodies/ immunoglobulins	=	Anticuerpos/ inmunoglobulinas

Cuando los "**monocitos**" abandonan el torrente sanguíneo para movilizarse hacía los tejidos, estos se convierten en un:

Macrophage	=	Macrófago

Los "**mastocitos**" son células reguladoras esenciales en procesos inflamatorios y alérgicos:

Mast cell/ mastocyte	=	Mastocito

Las **"células dendríticas"** actúan como vigilantes naturales del sistema inmune, buscando y detectando posibles agentes patógenos y se les conoce como células presentadoras de antígenos:

Dendritic cells = Células dendríticas

El **"sistema del complemento"** es una cascada enzimática que ayuda al cuerpo humano a defenderse de las infecciones:

Complement system = Sistema del complemento

En la siguiente tabla se presentan algunas raíces y sufijos que se utilizan para referirse a la sangre y al sistema inmune:

Word	**Meaning**	**Significado en español**	**Example** *(Ejemplo)*
Hemat/o	Blood	Sangre	Hematology *(Hematología)*
-hemia	Condition of blood	Condición de la sangre	Polycythemia *(Policitemia)*
Hem/o	Blood	Sangre	Hemorrhage *(Hemorragia)*
Immun/o	Immunity/ immune system	Inmunidad/ sistema inmune	Immunotherapy *(Inmunoterapia)*
Myel/o	Bone marrow	Medula ósea	Myeloma *(Mieloma)*
-penia	Deficiency of	Deficiencia de	Pancytopenia *(Pancitopenia)*
-poiesis	Formation/ production	Formación/ producción	Hematopoiesis *(Hematopoyesis)*
Thromb/o	Blood clot	Coágulo de sangre	Thrombin *(Trombina)*

En la siguiente tabla se incluyen algunos términos importantes:

Vocabulario			
English	**Español**	**English**	**Español**
1. Band cells	Células en banda	8. Megakaryocyte	Megacariocito
2. Clotting	Coagulación	9. Phagocytes	Fagocitos
3. Coagulation	Coagulación	10. Phagocytosis	Fagocitosis
4. Fibrin	Fibrina	11. Plasmin	Plasmina
5. Fibrinogen	Fibrinógeno	12. Prothrombin	Protrombina
6. Hemostasis	Hemostasia	13. Prothrombinase	Protrombinasa
7. Innate/ nonspecific immunity	Inmunidad innata/ inespecífica	14. Specific/ adaptive immunity	Inmunidad especifica/ adaptativa

A continuación, se presentan algunos ejercicios:

Complete el crucigrama con la traducción correcta al inglés.

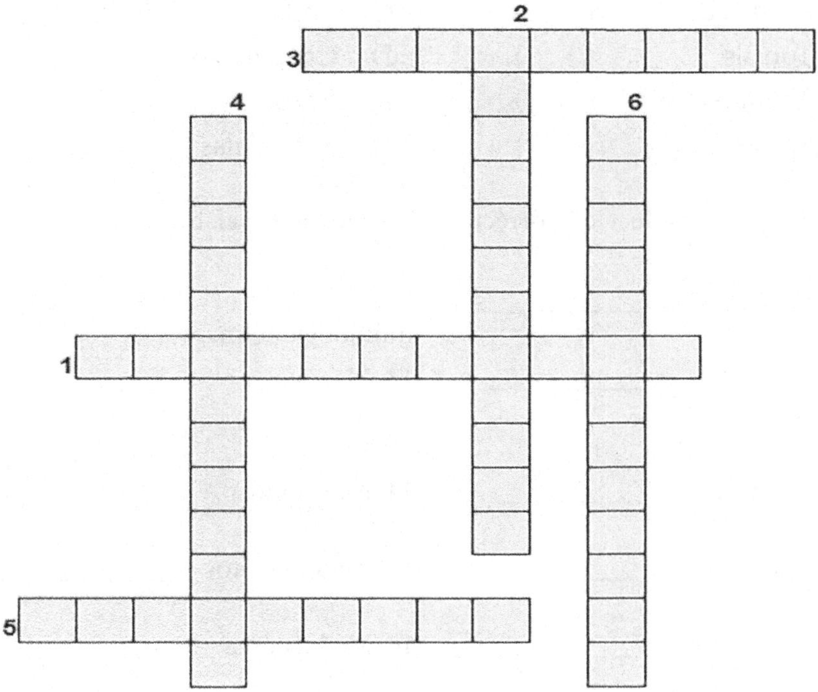

Nº	Definición
1	Coagulación
2	Fagocitosis
3	Linfático
4	Megacariocito
5	Plaquetas
6	Inmunoterapia

Relacione las dos columnas:

1. Lymph	( )	A.	Mastocito
2. Clotting	( )	B.	Timo
3. Mast cell	( )	C.	Linfa
4. Tonsils	( )	D.	Coagulación
5. Thymus	( )	E.	Bazo
6. Spleen	( )	F.	Amígdalas

Escriba la traducción correcta de las siguientes palabras:

7. Apéndice	____________	12. Inmunoglobulinas	____________
8. Placas de Peyer	____________	13. Macrófago	____________
9. Electrolitos	____________	14. Neutrófilo	____________
10. Basófilos	____________	15. Agranulocitos	____________
11. Linfocitos	____________	16. Medula ósea	____________

The musculoskeletal system

El **"esqueleto"** proporciona soporte, apoyo y protección a los tejidos blandos y junto con los **"músculos"** producen el movimiento de las partes del cuerpo al nivel de las **"articulaciones"**:

Skeleton	=	Esqueleto
Muscles	=	Músculos
Joints	=	Articulaciones

El "esqueleto" humano se divide en dos partes:

Axial skeleton	=	Esqueleto axial
Appendicular skeleton	=	Esqueleto apendicular

Hay dos conjuntos de huesos que se encargan de conectar las extremidades superiores e inferiores con el esqueleto axial respectivamente:

Shoulder girdle	=	Cintura escapular
Pelvic girdle	=	Cintura pélvica

A algunos huesos se les conoce con más de un nombre:

Medical name	Alternative/ colloquial name	Traducción
Cranium	Skull	Cráneo
Mandible	Lower jawbone	Mandíbula/ maxilar inferior
Zygomatic bone	Cheekbone	Hueso cigomático
Clavicle	Collarbone	Clavícula
Scapula	Shoulder blade	Escapula
Sternum	Breastbone	Esternón
Humerus	Upper arm bone	Húmero
Ulna and radius	Forearm bones	Cúbito y radio

Vertebral column	Backbone	Columna vertebral
Femur	Thighbone	Fémur
Patella	Kneecap	Rótula
Tibia	Shinbone	Tibia
Coccyx	Tailbone	Coxis
Talus	Ankle bone	Astrágalo
Calcaneus	Heel bone	Calcáneo

En la siguiente imagen se muestran los huesos que conforman al cuerpo humano:

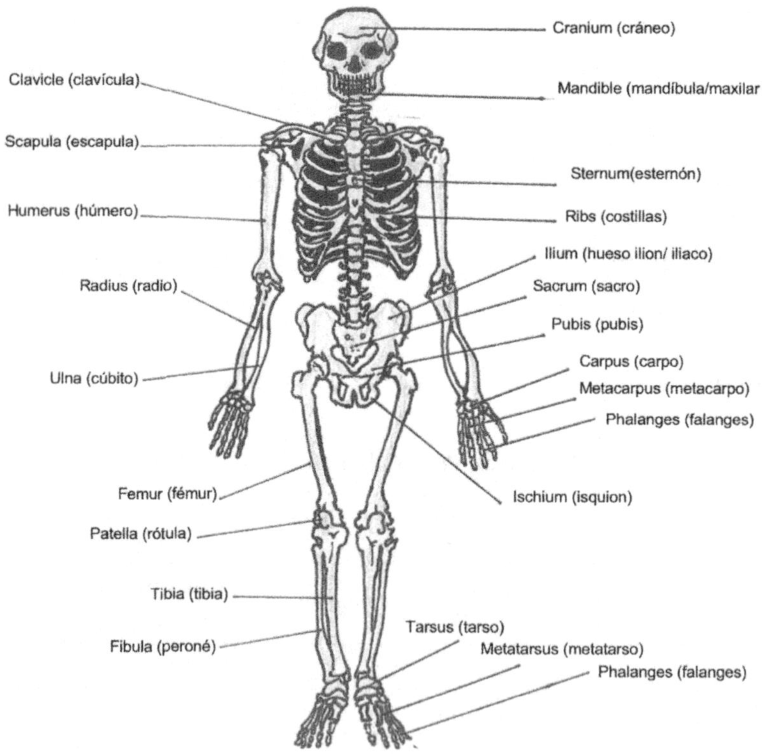

Las "vértebras", dependiendo de su localización, reciben los siguientes nombres:

Atlas/first cervical vertebra	=	**Atlas/primera vértebra cervical**
Axis/second cervical vertebra	=	**Axis/segunda vértebra cervical**
Cervical vertebrae	=	**Vértebras cervicales**
Thoracic vertebrae	=	**Vértebras torácicas**
Lumbar vertebrae	=	**Vértebras lumbares**
Sacral vertebrae/sacrum	=	**Vértebras sacras/sacro**
Coccygeal vertebrae/coccyx	=	**Vértebras coccígeas/coxis**

Singular noun **English** *(español)*	**Plural noun** **English** *(español)*
Vertebra *(Vértebra)*	**Vertebrae** *(Vértebras)*

En las siguientes imágenes se pueden apreciar los huesos del cráneo:

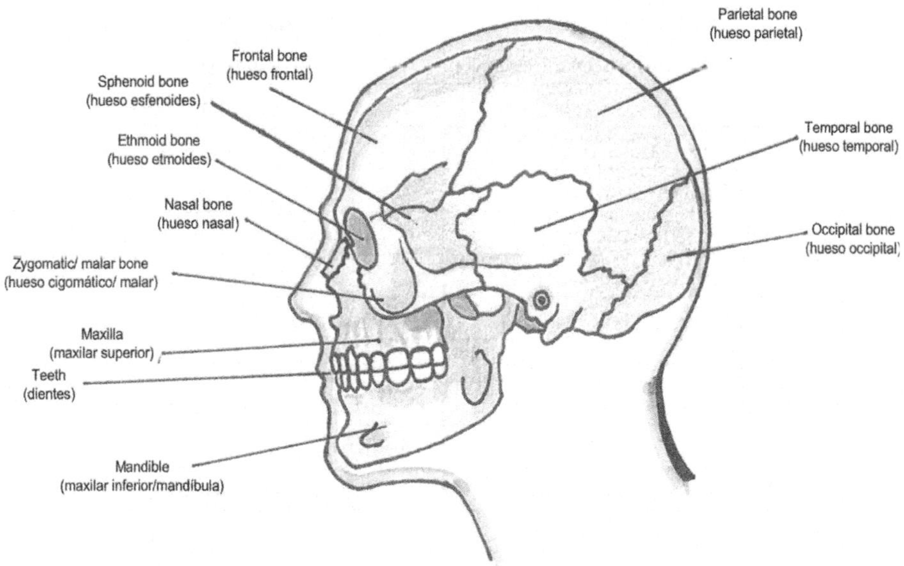

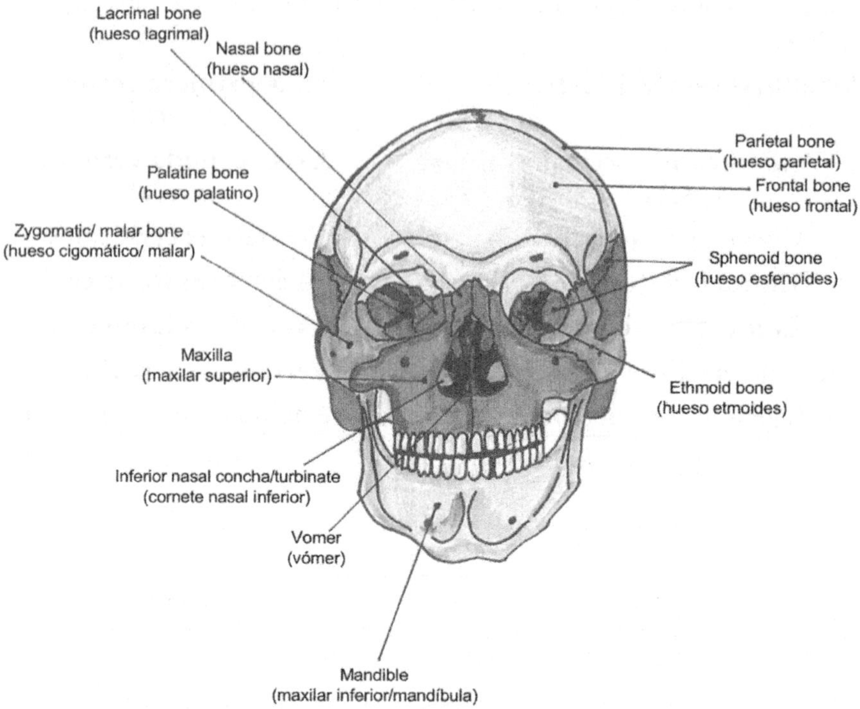

Las suturas del cráneo son las siguientes:

Cranial suture	**Sutura craneal**
Coronal suture	Sutura coronal
Frontal/metopic suture	Sutura frontal/metópica
Sagittal suture	Sutura sagital
Squamous suture	Sutura escamosa
Parietomastoid suture	Sutura parietomastoidea
Lambdoidal suture	Sutura lambdoidea
Occipitomastoid suture	Sutura occipitomastoidea
Temporozygomatic suture	Sutura temporocigomática
Frontozygomatic suture	Sutura frontocigomática
Zygomaticomaxillary suture	Sutura cigomaticomaxilar
Sphenoparietal suture	Sutura esfenoparietal
Sphenofrontal suture	Sutura esfenofrontal
Sphenosquamosal suture	Sutura esfenoescamosa
Frontoethmoidal suture	Sutura frontoetmoidal

Frontolacrimal suture	Sutura frontolagrimal
Frontonasal suture	Sutura frontonasal
Frontomaxillary suture	Sutura frontomaxilar
Ethmoidolacrimal suture	Sutura etmoidolagrimal
Maxillolacrimal suture	Sutura maxilolagrimal
Ethmoidomaxillary suture	Sutura etmoidomaxilar
Intermaxillary suture	Sutura intermaxilar

Las partes de las "**manos**" reciben los siguientes nombres:

Hand	=	Mano
Finger	=	Dedo (de la mano)
Dorsum	=	Dorso
Palm	=	Palma
Wrist	=	Muñeca

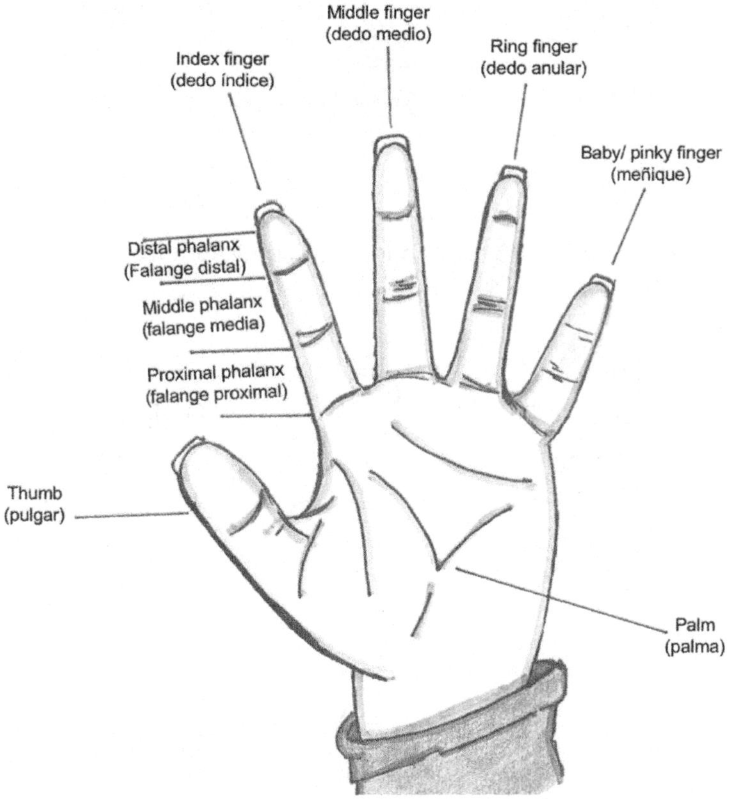

En la siguiente imagen se muestran los nombres que reciben los huesos de la “mano”:

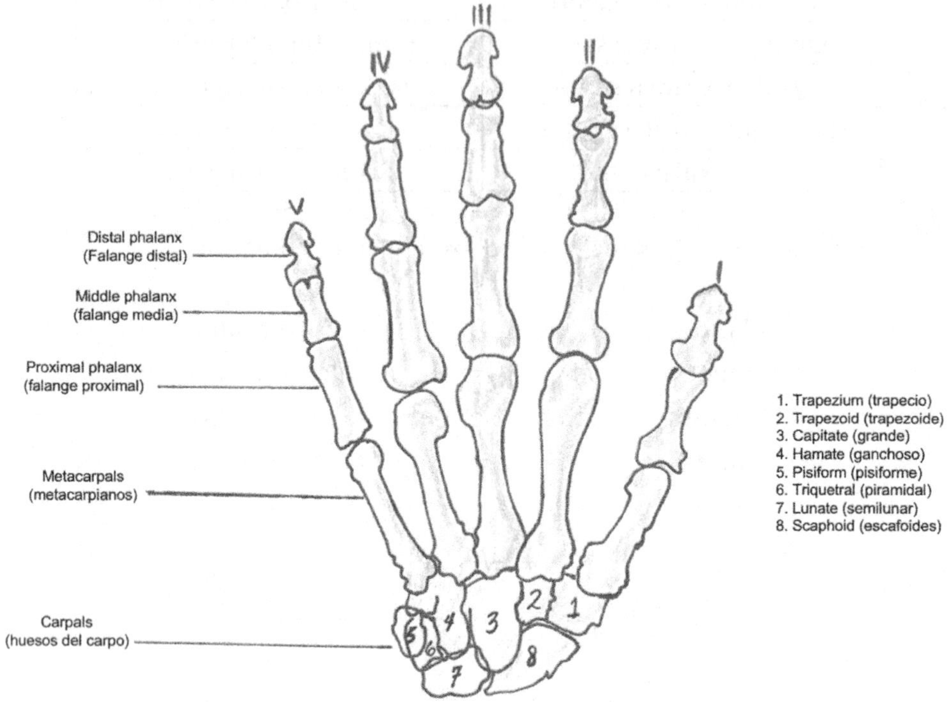

Las partes de los **“pies”** reciben los siguientes nombres:

Foot	=	Pie
Toe	=	Dedo (del pie)
Dorsum	=	Dorso
Sole	=	Planta del pie
Heel	=	Talón
Ankle	=	Tobillo

En las siguientes imágenes se muestran los nombres que reciben los huesos del "pie":

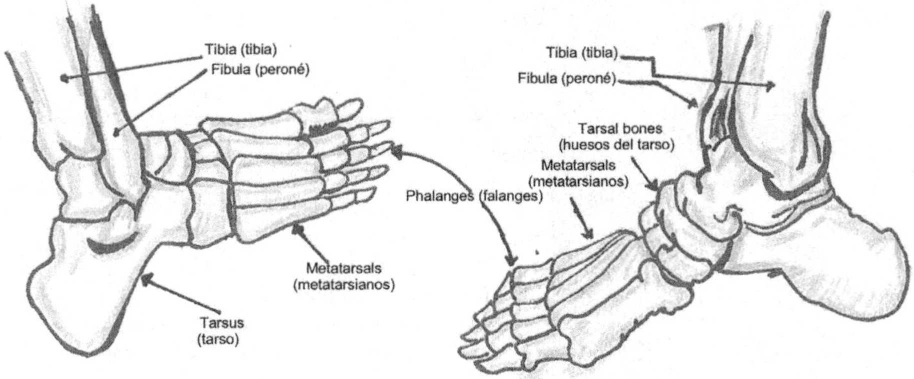

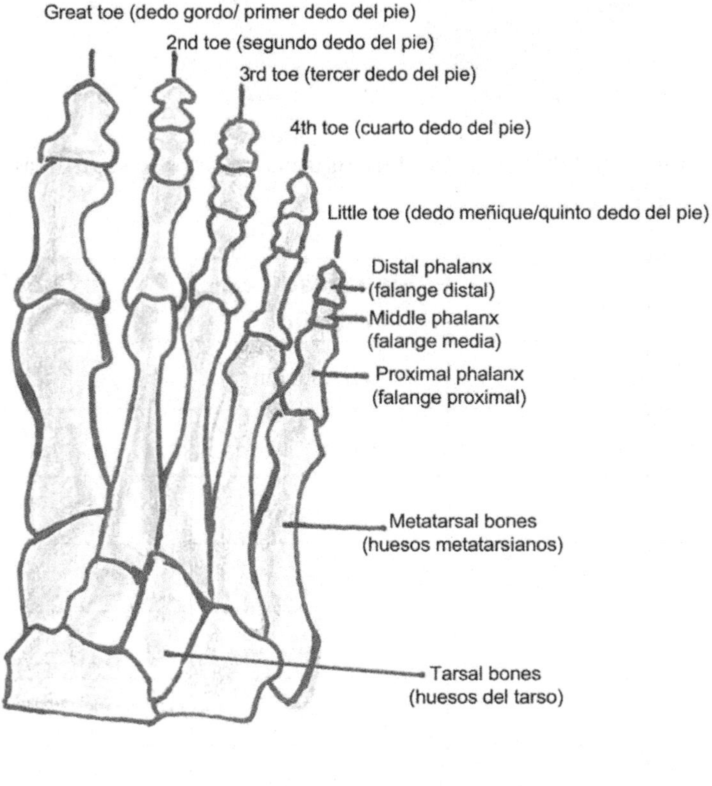

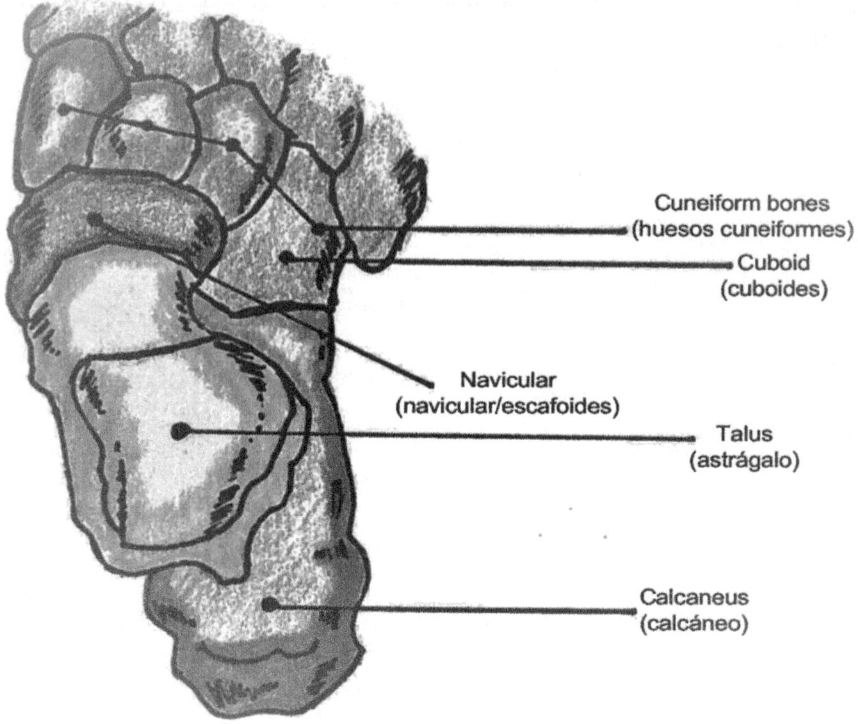

En la siguiente tabla se presentan algunas raíces que se utilizan para referirse al sistema óseo:

Root	**Meaning**	**Significado en español**	**Example** *(Ejemplo)*
Arthr/o	Joint	Articulación	Arthrocentesis *(Artrocentesis)*
Burs/o	Bursa	Bolsa sinovial	Bursitis *(Bursitis)*
Chondr/o	Cartilage	Cartílago	Costochondral *(Condrocostal)*
Coccyg/o	Coccyx	Coxis	Coccygeal *(Coccígeo)*
Cost/o	Rib	Costilla	Costal *(Costal)*
Crani/o	Skull	Cráneo	Craniotomy *(Craneotomía)*
Ili/o	Ilium	Hueso ilion	Iliac *(Ilíaco)*

Oste/o	Bone	Hueso	Osteosynthesis *(Osteosíntesis)*
Pelvi/o	Pelvis	Pelvis	Pelvic *(Pélvico)*
Rachi/o	Spine	Columna vertebral	Rachischisis *(Raquisquisis)*
Sacr/o	Sacrum	Sacro	Sacrococcygeal *(Sacrococcígeo)*
Spondyl/o	Vertebra	Vértebra	Spondylolysis *(Espondilólisis)*
Synov/i	Synovial fluid/ joint	Líquido sinovial/ articulación	Synovitis *(Sinovitis)*
Vertebr/o	Vertebra	Vértebra	Vertebrate *(Vertebrado)*

En las siguientes imágenes se muestran algunos de los principales músculos del cuerpo humano:

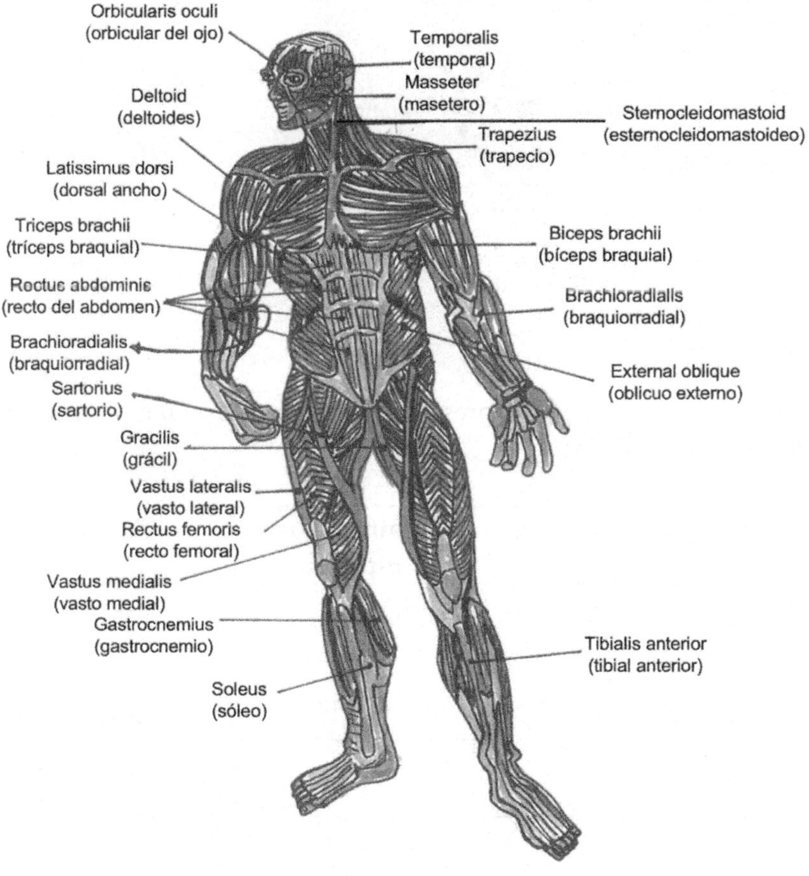

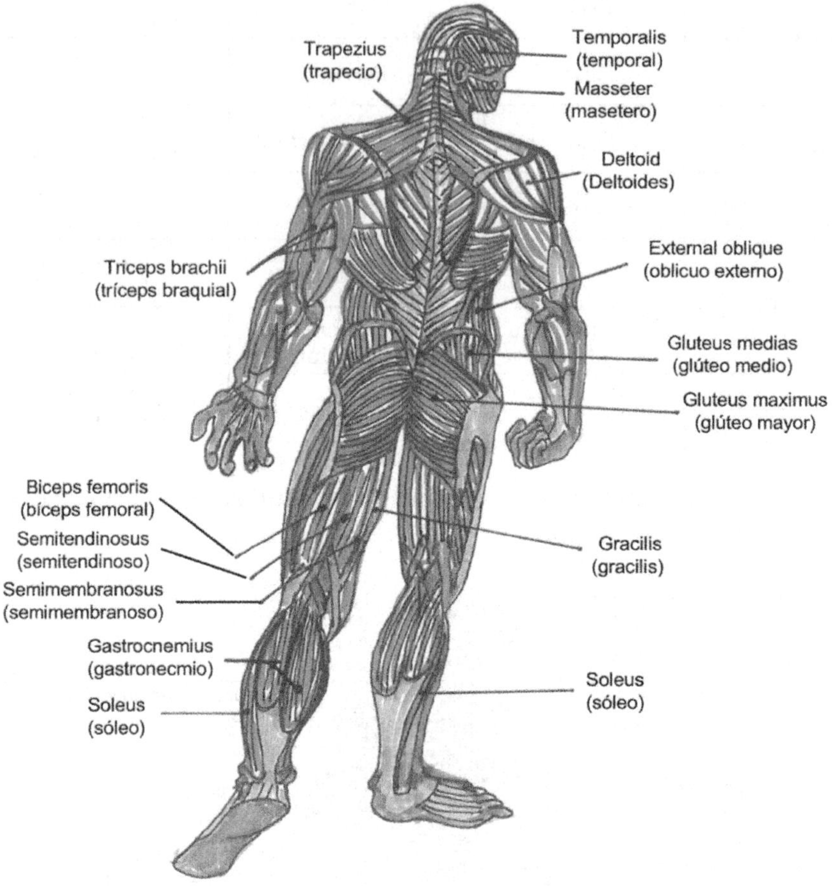

En la siguiente tabla se presentan algunas raíces que se utilizan para referirse a los músculos:

Root	**Meaning**	**Significado en español**	**Example** *(Ejemplo)*
Erg/o	Work	Trabajo	Ergonomic *(Ergonómico)*
Fasci/o	Fascia	Fascia	Fasciotomy *(Fasciotomía)*
In/o	Fiber	Fibra	Inotrope *(Inótropo)*

Kine	Movement	Movimiento	Kinesiology *(Quinesiología)*
Kineto	Movement	Movimiento	Pharmacokinetics *(Farmacocinética)*
Muscul/o	Muscle	Músculo	Musculocutaneous *(Musculocutáneo)*
My/o	Muscle	Músculo	Myopathy *(Miopatía)*
Tendin/o	Tendon	Tendón	Tendinitis *(Tendinitis)*
Ten/o	Tendon	Tendón	Tenosynovitis *(Tenosinovitis)*
Ton/o	Tone	Tono	Isotonic *(Isotónico)*

En la siguiente tabla se incluyen algunos términos importantes:

Vocabulario			
English	**Español**	**English**	**Español**
1. Acetabulum	Acetábulo	21. Malleolus	Maléolo
2. Actin	Actina	22.Manubrium sterni	Manubrio del esternón
3. Aponeurosis	Aponeurosis	23. Meniscus	Menisco
4. Articulation	Articulación	24. Metaphysis	Metáfisis
5. Body of the sternum	Cuerpo del esternón	25. Myosin	Miosina
		26. Nucleus pulposus	Núcleo pulposo
6. Carpal tunnel	Túnel del carpo	27. Olecranon	Olécranon
7. Condyle	Cóndilo	28. Ossification	Osificación
8. Crest	Cresta	29. Osteoblast	Osteoblasto
9. Diaphysis	Diáfisis	30. Osteoclast	Osteoclasto
10. Diarthrosis	Diartrosis	31. Osteocyte	Osteocito
11. Epicondyle	Epicóndilo	32. Periosteum	Periostio
12. Epiphysis	Epífisis	33.Process/ apophysis	Apófisis

13. Facet	Faceta	34. Resorption	Reabsorción
14. Foramen	Foramen	35. Rotator cuff	Manguito rotador
15. Fossa	Fosa	36. Symphysis	Sínfisis
16. Glenoid cavity	Cavidad glenoidea	37. Tendon	Tendón
17. Hamstring	Tendón de la corva	38. Trochanter	Trocánter
18. Insertion	Inserción	39. Tubercle	Tubérculo
19. Isometric	Isométrico	40. Tuberosity	Tuberosidad
20. Ligament	Ligamento	41. Xiphoid process	Apófisis xifoides

Escriba el nombre en inglés de las siguientes estructuras y compárelas con las imágenes anteriores:

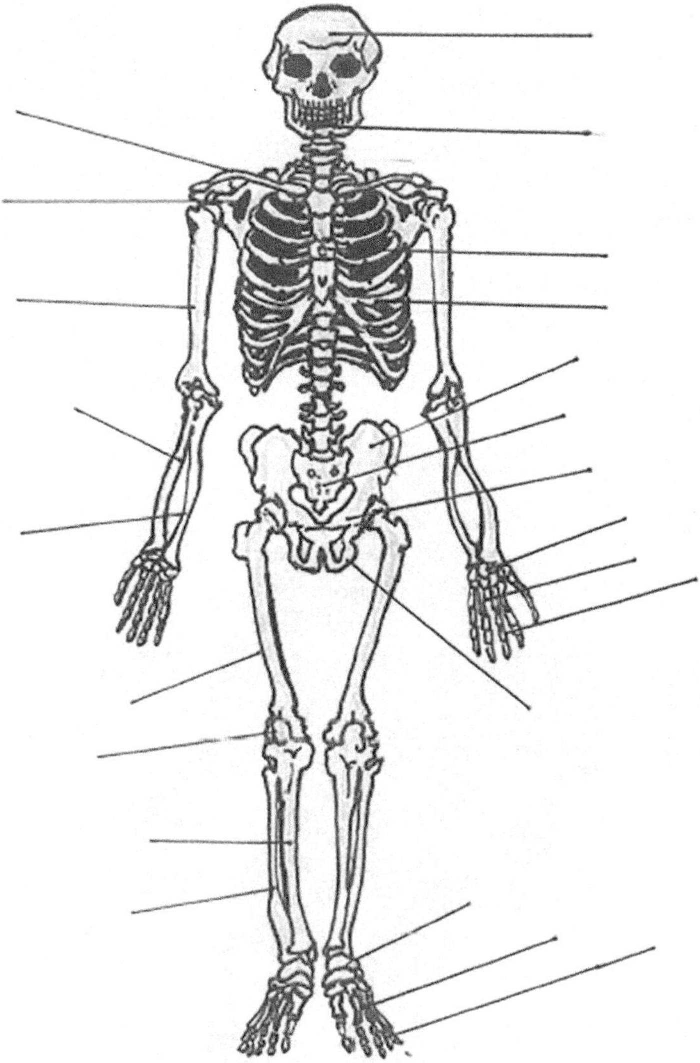

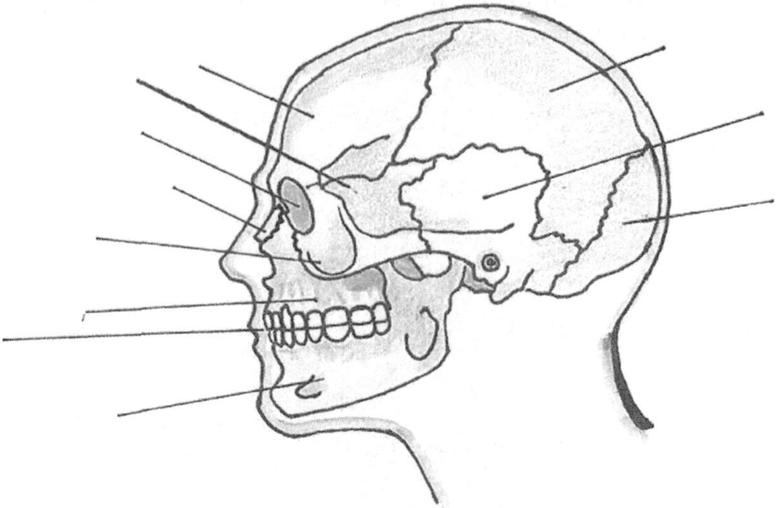

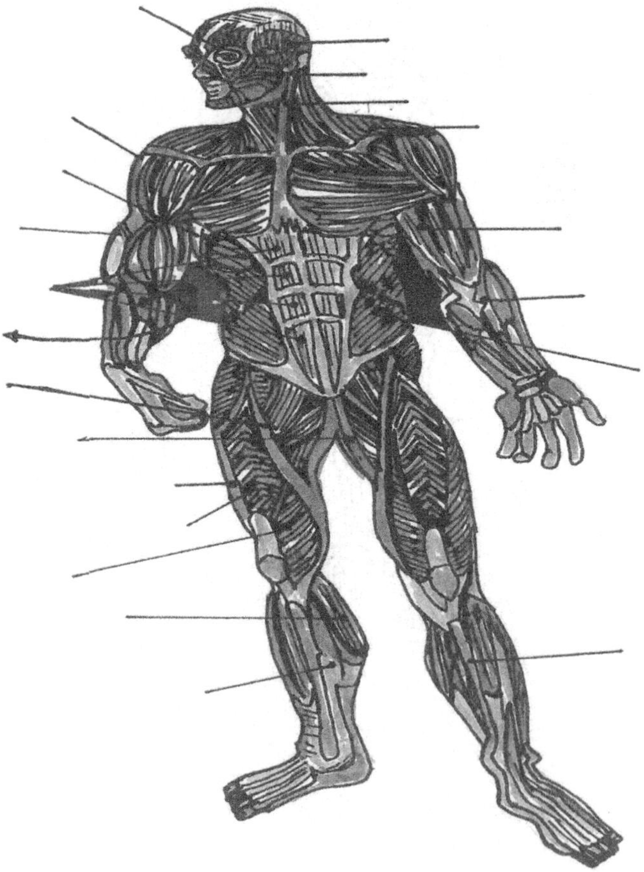

A continuación, se presentan algunos ejercicios:

Relacione las dos columnas:

1. Cranium	( )	A.	Breastbone
2. Sternum	( )	B.	Tailbone
3. Coccyx	( )	C.	Kneecap
4. Clavicle	( )	D.	Skull
5. Patella	( )	E.	Thighbone
6. Femur	( )	F.	Collarbone

Escriba la traducción correcta de las siguientes palabras:

7. Cintura escapular	____________	12. Planta del pie	____________
8. Sutura coronal	____________	13. Palma de la mano	____________
9. Sutura escamosa	____________	14. Líquido sinovial	____________
10. Dedo (mano)	____________	15. Acetábulo	____________
11. Dedo (pie)	____________	16. Apófisis xifoides	____________

The integumentary system

El **"sistema tegumentario"** está compuesto por la **"piel"** y sus **"apéndices cutáneos"**.

Skin	=	Piel
Skin appendages	=	Apéndices cutáneos

La "piel" está formada por tres capas:

Epidermis	=	Epidermis
Dermis	=	Dermis
Hypodermis/ subcutaneous tissue	=	Hipodermis/ tejido subcutáneo

La **"epidermis"** y la **"dermis"** se dividen en las siguientes capas o estratos:

Epidermis **English** *(español)*	**Dermis** **English** *(español)*
Stratum corneum *(Estrato córneo)*	**Papillary dermis** *(Dermis papilar)*
Stratum lucidum *(Estrato lúcido)*	
Stratum granulosum *(Estrato granuloso)*	
Stratum spinosum *(Estrato espinoso)*	**Reticular dermis** *(Dermis reticular)*
Stratum basale *(Estrato basal)*	

Las proyecciones de la "dermis" hacia la "epidermis" se denominan **"papilas dérmicas"** y están rodeadas por elementos de la "epidermis" denominados **"crestas epidérmicas"**.

Dermal papillae	=	Papilas dérmicas
Epidermal ridges	=	Crestas epidérmicas

Las células especializadas que se encuentran en la "epidermis" son:

Keratinocytes	=	Queratinocitos
Melanocytes	=	Melanocitos
Langerhans cells	=	Células de Langerhans
Merkel cells	=	Células de Merkel

Los "apéndices cutáneos" se muestran en la siguiente imagen:

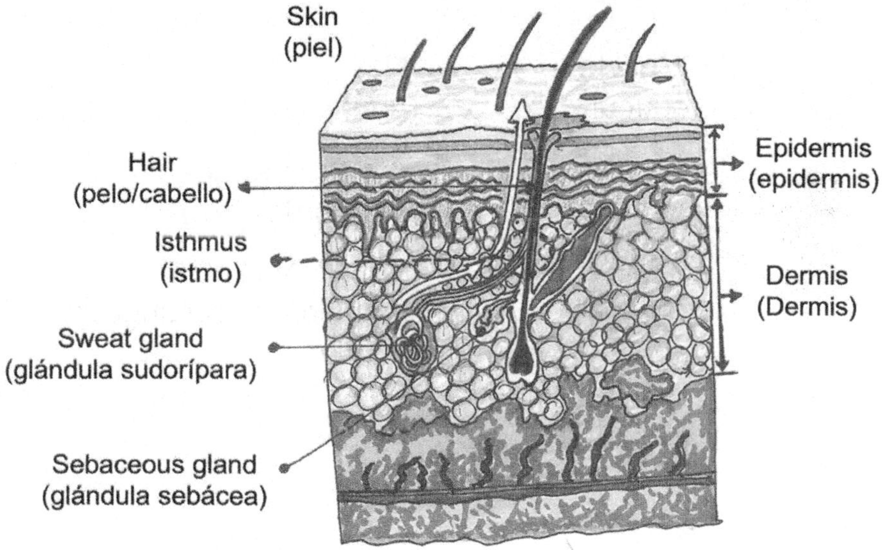

Las **"glándulas sudoríparas"** pueden ser de dos tipos:

Eccrine glands	=	Glándulas ecrinas
Apocrine glands	=	Glándulas apocrinas

El **"pelo"** o **"cabello"** está formado por las siguientes estructuras:

Dermal papilla	=	Papila dérmica
Hair bulb	=	Bulbo piloso
Hair follicle	=	Folículo piloso
Arrector pili muscle	=	Músculo erector del pelo
Hair shaft	=	Tallo del cabello

La **"uña"** también es parte de los "apéndices cutáneos". A la piel que se encuentra por debajo de la uña se le llama **"lecho ungueal"**:

Nail	=	Uña
Nail bed	=	Lecho ungueal

Las partes de la "uña" son las siguientes:

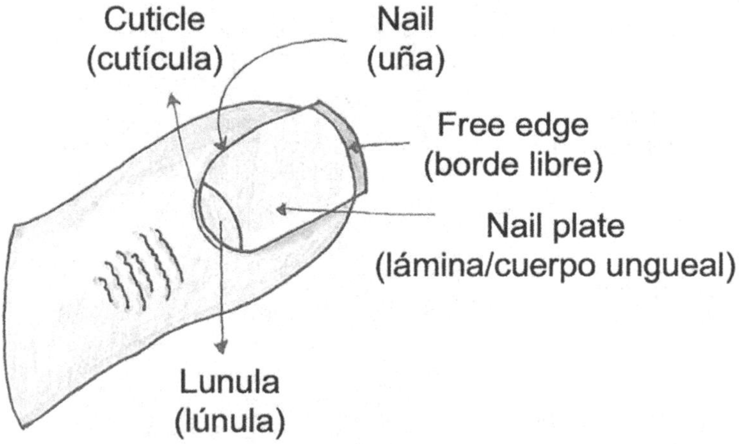

Los pliegues de piel que rodean a la "uña" reciben los siguientes nombres:

Hyponychium	=	Hiponiquio
Paronychium	=	Paroniquio
Eponychium	=	Eponiquio

En la siguiente tabla se presentan algunas raíces que se utilizan para referirse al sistema tegumentario:

Root	**Meaning**	**Significado en español**	**Example** *(Ejemplo)*
Derm/o	Skin	Piel	**Dermal** *(Dérmico)*
Dermat/o	Skin	Piel	**Dermatology** *(Dermatología)*
Kerat/o	Keratin	Queratina	**Keratinization** *(Queratinización)*
Melan/o	Dark/black/ melanin	Oscuro/negro/ melanina	**Melanosome** *(Melanosoma)*
Hidr/o	Sweat	Sudor	**Anhidrosis** *(Anhidrosis)*
Seb/o	Sebum/ sebaceous glands	Sebo/ glándulas sebáceas	**Seborrheic** *(Seborreica)*
Trich/o	Hair	Pelo	**Trichobezoar** *(Tricobezoar)*
Onych/o	Nail	Uña	**Onycholysis** *(Onicólisis)*

En la siguiente tabla se incluyen algunos términos importantes:

Vocabulario			
English	**Español**	**English**	**Español**
1. Adipose tissue	Tejido adiposo	6. Hair root	Raíz capilar
2. Anagen	Anágeno	7. Straight hair	Cabello lacio
3. Catagen	Catágeno	8. Subcutaneous fat	Grasa subcutánea
4. Curly hair	Cabello rizado	9. Sudoriferous gland	Glándula sudorípara
5. Cutaneous	Cutáneo	10. Telogen	Telógeno

Escriba el nombre en inglés de las siguientes estructuras y compárelas con las imágenes anteriores:

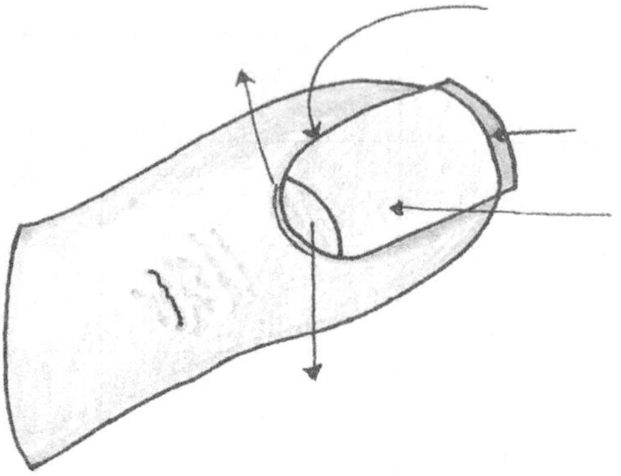

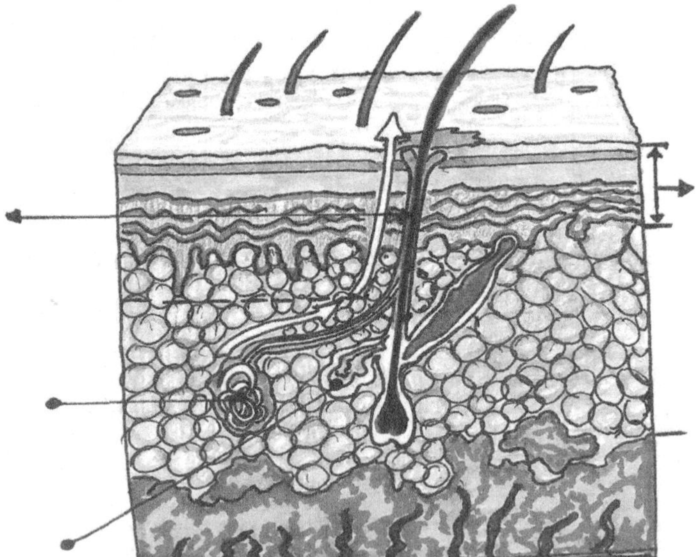

A continuación, se presentan algunos ejercicios:

Relacione las dos columnas:

1. Skin appendages	( )	A.	Tallo
2. Ridges	( )	B.	Apéndices cutáneos
3. Skin	( )	C.	Piel
4. Shaft	( )	D.	Lecho
5. Bed	( )	E.	Sudor
6. Sweat	( )	F.	Crestas

Escriba la traducción correcta de las siguientes palabras:

7. Cutáneo	__________	12. Glándulas ecrinas	__________
8. Grasa subcutánea	__________	13. Queratinocitos	__________
9. Tejido adiposo	__________	14. Papilas dérmicas	__________
10. Hiponiquio	__________	15. Estrato granuloso	__________
11. Folículo piloso	__________	16. Músculo erector del pelo	__________

The digestive system

El **"sistema digestivo"** se divide en:

Upper gastrointestinal tract	=	Tracto gastrointestinal superior
Lower gastrointestinal tract	=	Tracto gastrointestinal inferior

El proceso de la digestión comienza por la **"boca"**:

Mouth	=	Boca
Tooth	=	Diente

The mouth (La boca)

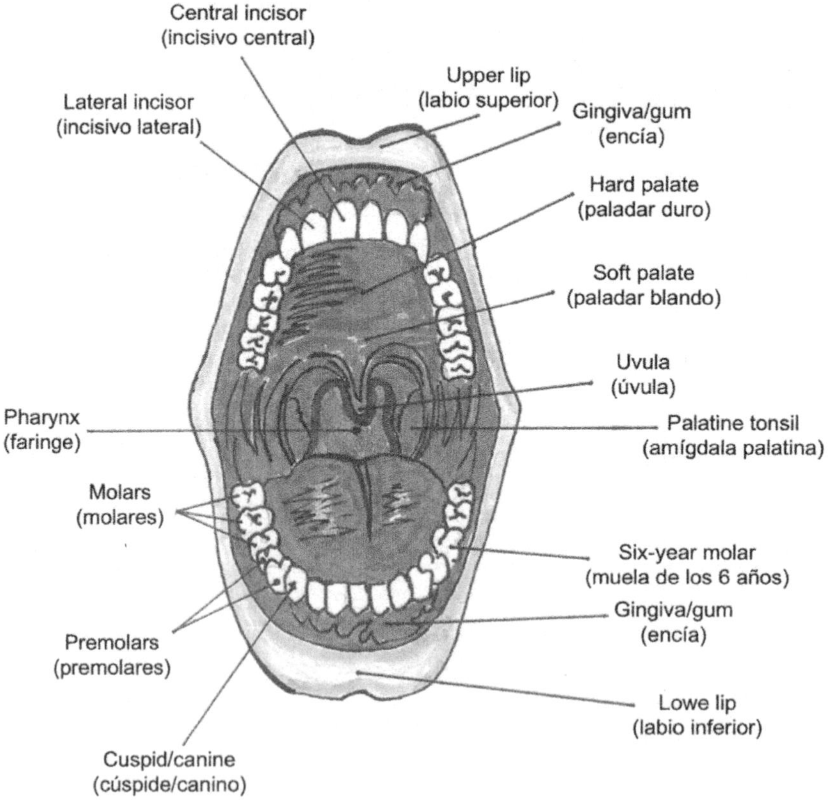

En la siguiente tabla se presentan algunas raíces que se utilizan para referirse a las estructuras que forman parte de la boca:

Root	**Meaning**	**Significado en español**	**Example** *(Ejemplo)*
Bucc/o	Cheek	Mejilla	Buccopharyngeal *(Bucofaríngeo)*
Dent/i/o	Tooth	Diente	Dentist *(Dentista)*
Gingiv/o	Gum/gingiva	Encía	Gingivitis *(Gingivitis)*
Gloss/o	Tongue	Lengua	Hypoglossal *(Hipogloso)*
Labi/o	Lip	Labio	Labium *(Labio)*
Lingu/o	Tongue	Lengua	Lingual *(Lingual)*
Odont/o	Tooth	Diente	Odontology *(Odontología)*
Or/o	Mouth	Boca	Oral *(Oral)*
Palat/o	Palate	Paladar	Palatoplasty *(Palatoplastia)*
Sial/o	Saliva/salivary gland	Saliva/glándula salival	Sialorrhea *(Sialorrea)*
Stoma	Mouth	Boca	Stomatology *(estomatología)*
Uvul/o	Uvula	Úvula	Uvulitis *(Uvulitis)*

Los órganos que forman parte del "sistema digestivo" se muestran en la siguiente imagen:

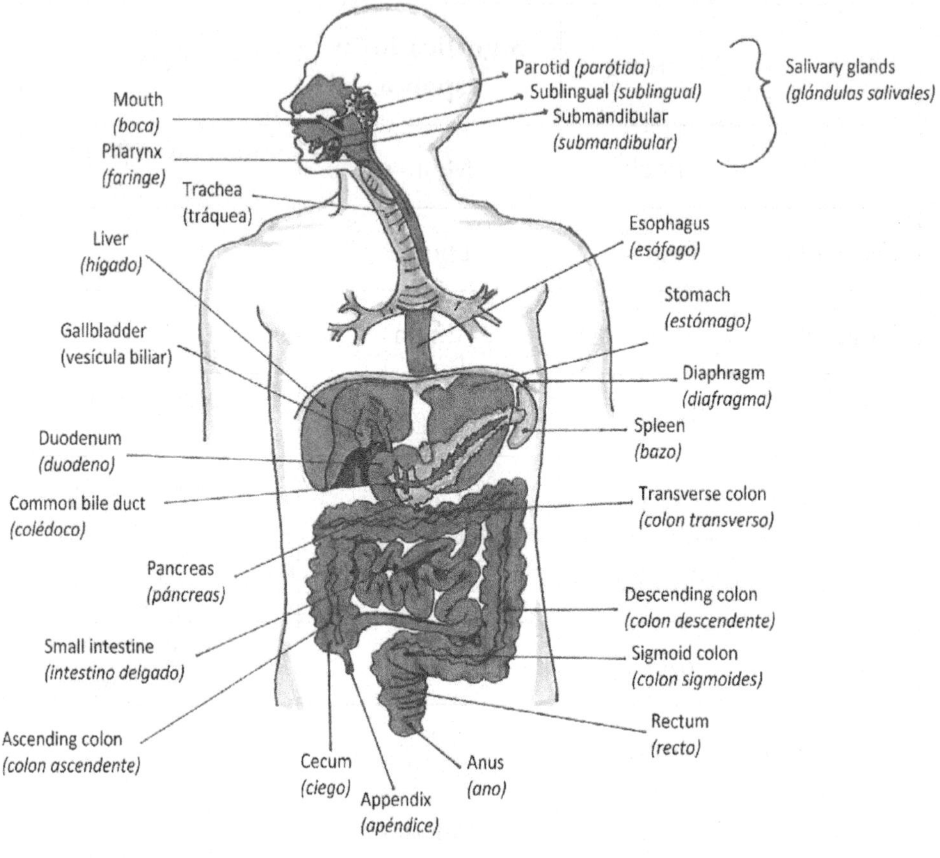

El **"intestino"** es la parte del tracto gastrointestinal que se encuentra entre el estómago y el ano y se divide en:

Small intestine	=	Intestino delgado
Large intestine	=	Intestino grueso

El **"intestino delgado"** consta de tres partes:

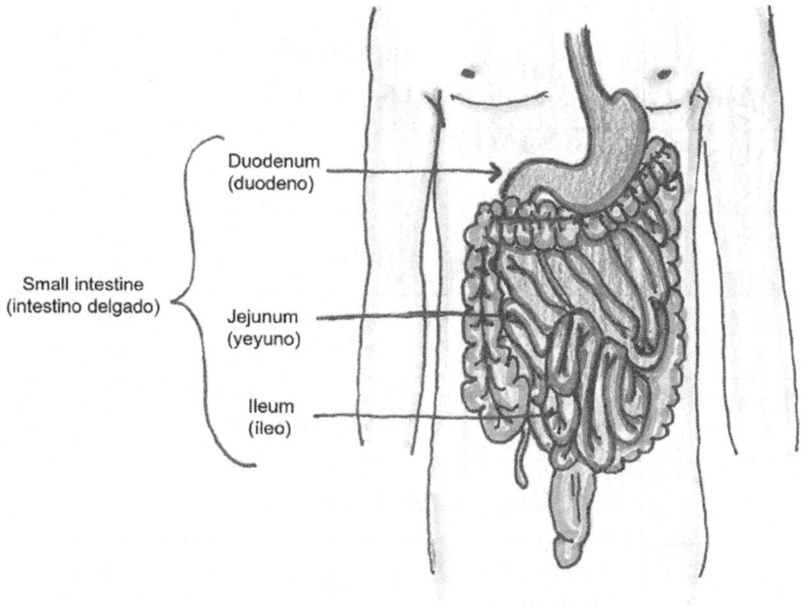

El **"esófago"** cuenta con dos esfínteres:

Upper esophageal sphincter	=	Esfínter esofágico superior
Lower esophageal sphincter	=	Esfínter esofágico inferior

El **"estómago"** se divide en las siguientes partes:

Cardia	=	Cardias
Fundus	=	Fondo
Body	=	Cuerpo
Pylorus	=	Píloro

A su vez, el **"píloro"** consta de las siguientes estructuras:

Pyloric canal	=	Canal pilórico
Pyloric antrum	=	Antro pilórico

En la siguiente tabla se presentan algunas raíces que se utilizan para referirse a las estructuras que forman parte del sistema digestivo:

Root	**Meaning**	**Significado en español**	**Example** *(Ejemplo)*
An/o	Anus	Ano	Anal *(Anal)*
Bili	Bile	Bilis	Biliary *(Biliar)*
Cec/o	Cecum	Ciego	Cecal *(Cecal)*
Cholangi/o	Bile ducts	Vías biliares	Cholangiocarcinoma *(Colangiocarcinoma)*
Cholecyst/o	Gallbladder	Vesícula biliar	Cholecystitis *(Colecistitis)*
Choledoch/o	Common bile duct	Colédoco	Choledocholithiasis *(Coledocolitiasis)*
Chol/e/o	Bile/ gallbladder	Bilis/vesícula biliar	Cholestasis *(Colestasis)*
Colon/o	Colon	Colon	Colonoscopy *(Colonoscopia)*
Duoden/o	Duodenum	Duodeno	Duodenal *(Duodenal)*
Enter/o	Intestine	Intestino	Parenteral *(Parenteral)*
Esophag/o	Esophagus	Esófago	Esophageal *(Esofágico)*
Gastr/o	Stomach	Estómago	Gastric *(Gástrico)*
Hepat/o	Liver	Hígado	Hepatic *(Hepático)*
Ile/o	Ileum	Íleon	Ileocecal *(Ileocecal)*

Jejun/o	Jejunum	Yeyuno	Jejunal *(Yeyunal)*
Pancreat/o	Pancreas	Páncreas	Pancreatic *(Pancreático)*
Proct/o	Rectum	Recto	Proctologist *(Proctólogo)*
Pylor/o	Pylorus	Píloro	Pyloroplasty *(Piloroplastia)*
Rect/o	Rectum	Recto	Rectovesical *(Rectovesical)*
Sigmoid/o	Sigmoid colon	Colon sigmoides	Sigmoidoscopy *(Sigmoidoscopia)*

En la siguiente tabla se incluyen algunos términos importantes:

Vocabulario			
English	**Español**	**English**	**Español**
1. Absorption	Absorción	9. Gastric acid	Ácido gástrico
2. Amylase	Amilasa	10. Gastric juice	Jugo gástrico
3. Bolus	Bolo	11. Gastrin	Gastrina
4. Chewing	Masticación	12. Mastication	Masticación
5. Chyme	Quimo	13. Mesentery	Mesenterio
6. Colon	Colon	14. Mesocolon	Mesocolon
7. Deglutition	Deglución	15. Peristalsis	Peristalsis
8. Digestion	Digestión	16. Swallowing	Deglución

Escriba el nombre en inglés de las siguientes estructuras y compárelas con las imágenes anteriores:

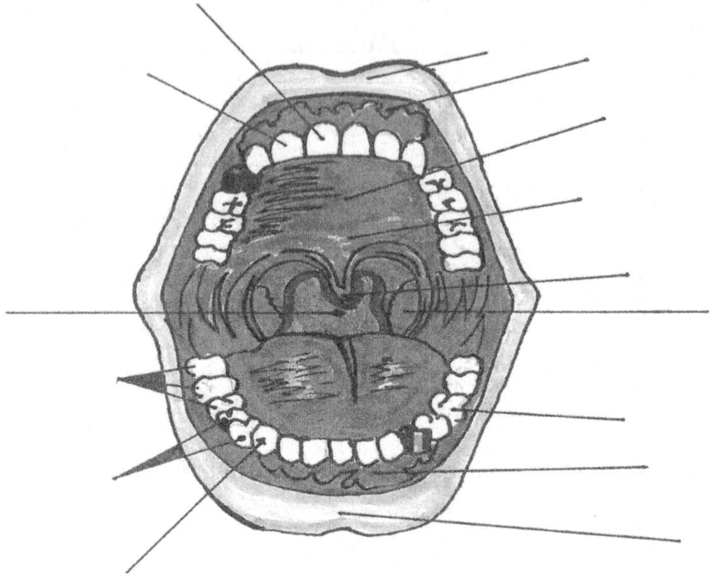

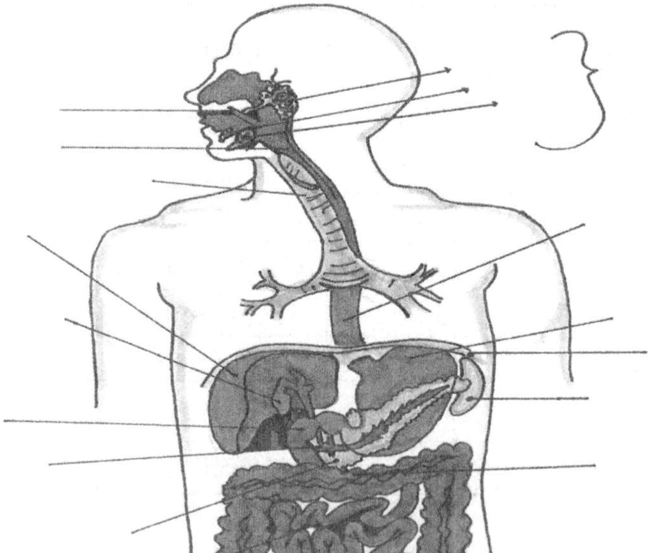

A continuación, se presentan algunos ejercicios:

Relacione las dos columnas:

1. Cheek	( )	A.	Intestino delgado
2. Small intestine	( )	B.	Bilis
3. Body	( )	C.	Fondo
4. Fundus	( )	D.	Mejilla
5. Bile	( )	E.	Cuerpo
6. Large intestine	( )	F.	Intestino grueso

Escriba la traducción correcta de las siguientes palabras:

7. Glándula salival	____________	12. Quimo	____________
8. Esfínter	____________	13. Masticación	____________
9. Píloro	____________	14. Amilasa	____________
10. Colédoco	____________	15. Deglución	____________
11. Mesenterio	____________	16. Antro pilórico	____________

The nervous system

El **"sistema nervioso"** se divide en:

Central nervous system	=	Sistema nervioso central
Peripheral nervous system	=	Sistema nervioso periférico

El **"sistema nervioso central"** está formado por:

Brain/encephalon	=	Encéfalo
Spinal cord	=	Médula espinal

Las estructuras que forman parte del **"encéfalo"** son:

Cerebrum	=	Cerebro
Brainstem	=	Tronco de encéfalo/tallo cerebral
Cerebellum	=	Cerebelo

El **"cerebro"** es la estructura de mayor tamaño del "encéfalo" y se encuentra dividido en dos hemisferios:

Left hemisphere	=	Hemisferio izquierdo
Right hemisphere	=	Hemisferio derecho

Los dos hemisferios cerebrales están unidos y comunicados entre sí por el:

Corpus callosum	=	Cuerpo calloso

A la capa externa del cerebro se le conoce como:

Cerebral cortex	=	Corteza cerebral

La **"corteza cerebral"** consiste en la **"sustancia gris"** (cuerpos neuronales) y debajo de ella se encuentra la **"sustancia blanca"** (axones de las neuronas):

Gray matter	=	Sustancia gris
White matter	=	Sustancia blanca

Un **"lóbulo"** es una porción de la "corteza cerebral" que subdivide a los hemisferios cerebrales de acuerdo con su función:

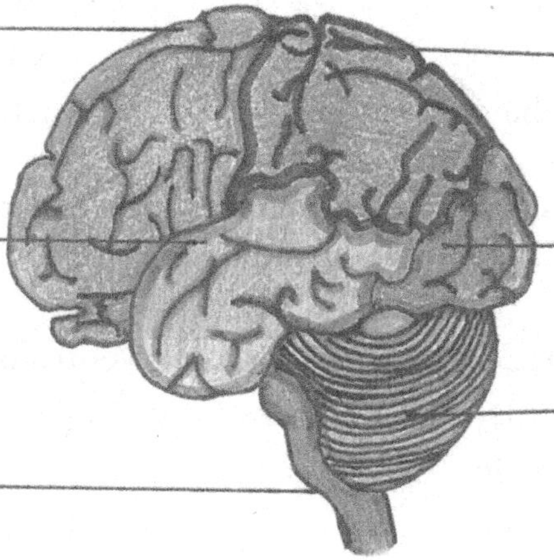

La "corteza cerebral" presenta elevaciones tortuosas en su superficie conocidas como **"circunvoluciones"** o **"giros"** y estas se encuentran separadas entre sí por los **"surcos"** o **"cisuras"**:

Singular noun English *(español)*	**Plural noun** English *(español)*
Gyrus *(Circunvolución/giro)*	Gyri *(Circunvoluciones/giros)*
Sulcus *(Surco/cisura)*	Sulci *(Surcos/cisuras)*

Debajo de la **"corteza cerebral"** se encuentran varias estructuras, entre las que destacan:

Thalamus	=	Tálamo
Epithalamus	=	Epitálamo
Pineal gland	=	Glándula pineal
Hypothalamus	=	Hipotálamo
Pituitary gland	=	Hipófisis
Subthalamus	=	Subtálamo
Hippocampus	=	Factores de la coagulación
Amygdala	=	Amígdala cerebral
Claustrum	=	Claustro
Basal ganglia	=	Ganglios basales

En el "cerebro" hay cuatro cavidades llamadas **"ventrículos".** En ellas se produce y circula el **"líquido cefalorraquídeo"**:

Lateral ventricles	=	Ventrículos laterales
Third ventricle	=	Tercer ventrículo
Fourth ventricle	=	Cuarto ventrículo
Cerebrospinal fluid	=	Líquido cefalorraquídeo

El **"tallo cerebral"** está conformado por las siguientes estructuras:

Midbrain/mesencephalon	=	Mesencéfalo
Pons	=	Puente troncoencefálico/ protuberancia
Medulla oblongata	=	Bulbo raquídeo

El **"cerebelo"** se divide en hemisferios y el área que se encuentra entre ellos se conoce como "vermis":

Cerebellar hemispheres	=	Hemisferios cerebelosos
Cerebellar vermis	=	Vermis cerebeloso

El "cerebelo", al igual que el "cerebro", se subdivide en "lóbulos":

Anterior lobe	=	Lóbulo anterior
Posterior lobe	=	Lóbulo posterior
Flocculonodular lobe	=	Lóbulo floculonodular

El **"sistema nervioso periférico"** se divide en:

Autonomic nervous system	=	Sistema nervioso autónomo
Somatic nervous system	=	Sistema nervioso somático

El **"sistema nervioso autónomo"** se subdivide a su vez en:

Sympathetic nervous system	=	Sistema nervioso simpático
Parasympathetic nervous system	=	Sistema nervioso parasimpático
Enteric nervous system	=	Sistema nervioso entérico

El "sistema nervioso periférico" está compuesto por el conjunto de **"nervios"** que conectan al sistema nervioso central con el resto del cuerpo. Los "nervios", de acuerdo con su función pueden ser:

Motor nerve/efferent nerve	=	Nervio motor/nervio eferente
Sensory nerve/afferent nerve	=	Nervio sensitivo/nervio aferente
Mixed nerve	=	Nervio mixto

Los "nervios", con respecto a su origen, pueden ser:

Cranial nerves	=	Nervios craneales
Spinal nerves	=	Nervios raquídeos/ espinales

Los 12 pares de **"nervios craneales"** son:

Olfactory nerve	=	Nervio olfatorio
Optic nerve	=	Nervio óptico

Oculomotor nerve	=	Nervio oculomotor
Trochlear nerve	=	Nervio troclear
Trigeminal nerve	=	Nervio trigémino
Abducens nerve	=	Nervio abducens/abducente
Facial nerve	=	Nervio facial
Vestibulocochlear nerve	=	Nervio vestibulococlear
Glossopharyngeal nerve	=	Nervio glosofaríngeo
Vagus nerve	=	Nervio vago
Spinal accessory nerve	=	Nervio espinal accesorio
Hypoglossal nerve	=	Nervio hipogloso

La **"neurona"** es la célula principal del sistema nervioso. En la siguiente imagen se muestra su estructura:

Neuron = Neurona

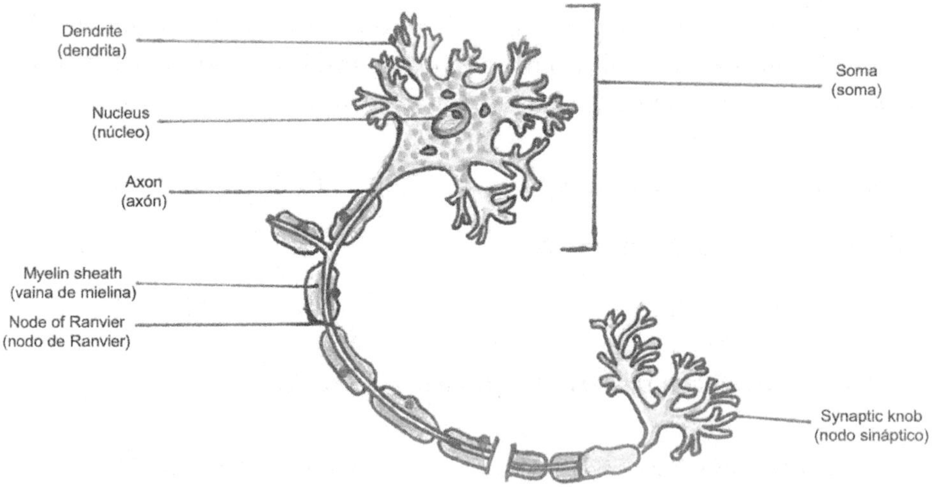

Las **"células gliales"** o **"neuroglia"** son células de sistema nervioso cuya función es la de dar soporte al sistema nervioso y son esenciales para su adecuado funcionamiento:

Glial cells	=	Células gliales
Neuroglia	=	Neuroglia

Las “células gliales” son:

Astrocytes	=	Astrocitos
Oligodendrocytes	=	Oligodendrocitos
Microglia	=	Microglía
Ependymal cells	=	Células ependimarias
Schwann cells	=	Células de Schwann

Las **“meninges”** son tres membranas que cubren al cerebro y a la médula espinal:

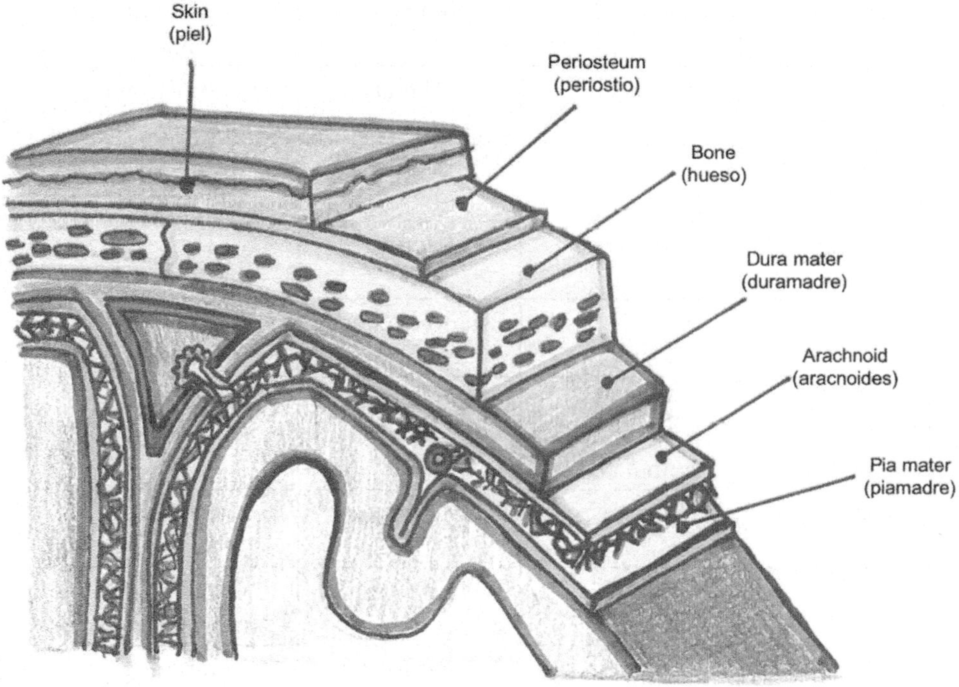

En la siguiente tabla se presentan algunas raíces y sufijos que se utilizan para referirse a las estructuras que forman parte del sistema nervioso:

Word	**Meaning**	**Significado en español**	**Example** *(Ejemplo)*
Cerebell/o	Cerebellum	Cerebelo	Intracerebellar *(Intracerebeloso)*
Cerebr/o	Cerebrum	Cerebro	Intracerebral *(Intracerebral)*
Cortic/o	Cortex	Corteza	Corticospinal *(Corticoespinal)*
Encephal/o	Brain	Encéfalo	Encephalic *(Encefálico)*
Gangli/o	Ganglion	Ganglio	Ganglionic *(Gangliónico)*
Gli/o	Neuroglia	Neuroglia	Glioma *(Glioma)*
-lalia	Speech	Habla	Bradylalia *(Bradilalia)*
-lepsy	Seizure	Ataque	Epilepsy *(Epilepsia)*
-lexia	Reading	Lectura	Dyslexia *(Dislexia)*
-mania	Excited state/ obsession	Estado excitado/ obsesión	Maniac *(Maníaco)*
Medull/o	Medulla oblongata/ spinal cord	Bulbo raquídeo/ medula espinal	Intramedullary *(Intramedular)*
Mening/o	Meninges	Meninges	Meningeal *(Meníngeo)*
Myel/o	Spinal cord	Medula espinal	Myelomeningocele *(Mielomeningocele)*
Narc/o	Stupor	Estupor	Narcolepsy *(Narcolepsia)*
Neur/o/i	Nervous system	Sistema nervioso	Neurology *(Neurología)*

-paresis	Partial paralysis/ weakness	Parálisis parcial/ debilidad	Hemiparesis *(Hemiparesia)*
-phasia	Speech	Habla	Aphasia *(Afasia)*
-phobia	Irrational fear	Miedo irracional	Arachnophobia *(Aracnofobia)*
-plegia	Paralysis	Parálisis	Paraplegia *(Paraplejia)*
Psych/o	Mind	Mente	Psychology *(Psicología)*
Radicul/o	Spinal nerve root	Raíz de nervio espinal	Radicular *(Radicular)*
Somn/o/i	Sleep	Sueño	Somnolence *(Somnolencia)*
Thalam/o	Thalamus	Tálamo	Thalamic *(Talámico)*

Los **"sentidos"** le permiten al cuerpo humano darse cuenta de los cambios que suceden a su alrededor:

Senses	=	Sentidos
Pain	=	Dolor
Touch	=	Tacto
Pressure/ deep touch	=	Presión/ tacto profundo
Temperature	=	Temperatura
Proprioception	=	Propiocepción
Gustation/taste	=	Gusto
Olfaction/smell	=	Olfato
Hearing	=	Audición
Equilibrium	=	Equilibrio
Vision/ sight	=	Visión

En las siguientes imágenes se muestran las estructuras que forman parte de los **"oídos"** y **"ojos"**:

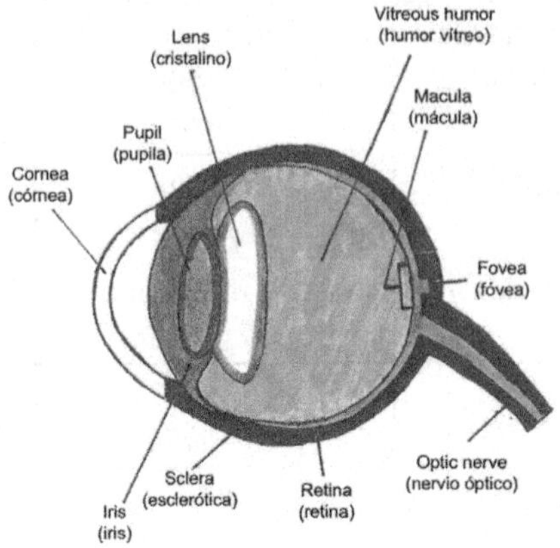

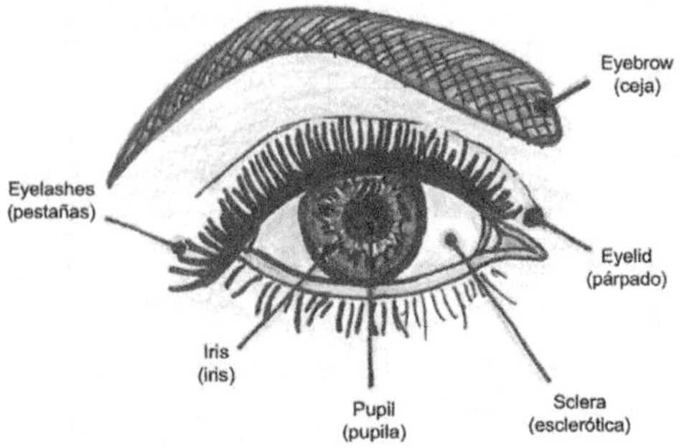

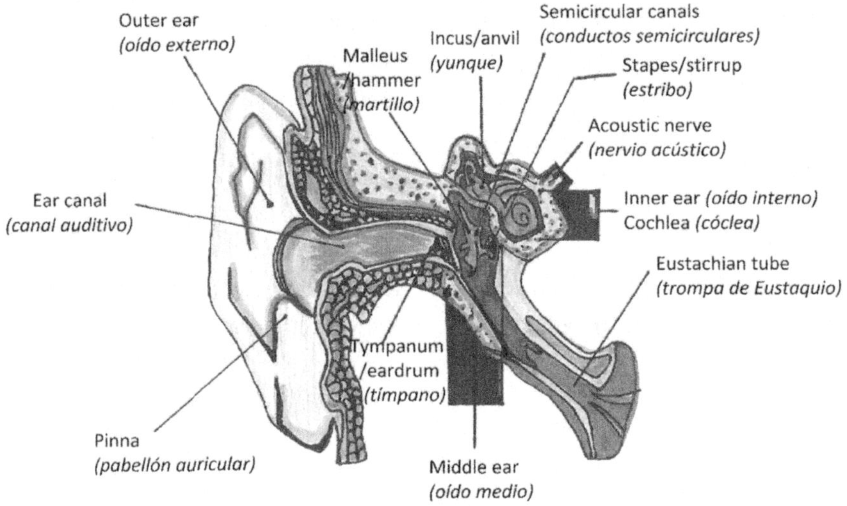

Outer ear
(oído externo)

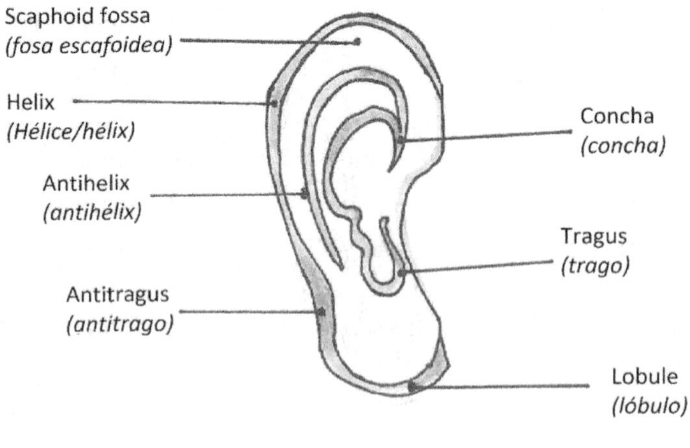

En la siguiente tabla se presentan algunas raíces y sufijos que se utilizan para referirse a las estructuras que forman parte de los sentidos:

Word	**Meaning**	**Significado en español**	**Example** *(Ejemplo)*
Acous	Sound/hearing	Sonido/ audición	Acoustics *(Acústica)*
-algesia	Pain	Dolor	Hyperalgesia *(Hiperalgesia)*
Audi/o	Hearing	Audición	Audiometry *(Audiometría)*
Blephar/o	Eyelid	Párpado	Blepharospasm *(Blefaroespasmo)*
Choroid/o	Choroid	Coroides	Choroidal *(Coroideo)*
Cochle/o	Cochlea	Cóclea	Cochlear *(Coclear)*
Corne/o	Cornea	Córnea	Corneal *(Corneal)*
Cycl/o	Ciliary muscle	Músculo ciliar	Cycloplegia *(Cicloplejía)*
Dacry/o	Tear/ lacrimal apparatus	Lágrima/ aparato lagrimal	Dacryostenosis *(Dacrioestenosis)*
-esthesia	Sensation	Sensación	Anesthesia *(Anestesia)*
-geusia	Sense of taste	Sentido del gusto	Ageusia *(Ageusia)*
Irid/o	Iris	Iris	Iridocyclitis *(Iridociclitis)*
labyrinth/o	Inner ear	Oído interno	Labyrinthitis *(Laberintitis)*
Lacrim/o	Tear/ lacrimal apparatus	Lágrima/ aparato lagrimal	Lacrimation *(Lagrimeo)*

Lent/i	Lens	Cristalino	Lenticonus *(Lenticono)*
Myring/o	Tympanic membrane	Membrana timpánica	Myringotomy *(Miringotomía)*
Ocul/o	Eye	Ojo	Ocular *(Ocular)*
Ophthalm/o	Eye	Ojo	Ophthalmologist *(Oftalmólogo)*
-opia	Eye/ vision	Ojo/ visión	Myopia *(Miopía)*
-opsia	Vision	Visión	Anopsia *(Anopsia)*
Opt/o	Eye/vision	Ojo/ visión	Optometrist *(Optometrista)*
-osmia	Sense of smell	Sentido del olfato	Anosmia *(Anosmia)*
Ot/o	Ear	Oído	Otic *(Ótico)*
Palpebr/o	Eyelid	Párpado	Palpebral *(Palpebral)*
Pupill/o	Pupil	Pupila	Pupillary *(Pupilar)*
Retin/o	Retina	Retina	Retinal *(Retinal)*
Scler/o	Sclera	Esclerótica	Scleritis *(Escleritis)*
Staped/o/i	Stapes	Estribo	Stapedectomy *(Estapedectomía)*
Timpan/o	Tympanic membrane	Membrana timpánica	Tympanoplasty *(Timpanoplastia)*
Uve/o	Uvea	Úvea	Uveitis *(Uveítis)*
Vestibul/o	Vestibule of the ear	Vestíbulo del oído	Vestibular *(Vestibular)*

En la siguiente tabla se incluyen algunos términos importantes:

Vocabulario			
English	**Español**	**English**	**Español**
1. Accommodation	Acomodación	13. Diopter	Dioptría
2. Acetylcholine	Acetilcolina	14. Interneuron	Interneurona
3. Aqueous humor	Humor acuoso	15. Lacrimal gland	Glándula lagrimal
4. Blood-brain barrier	Barrera hematoencefálica	16. Neurotransmitter	Neurotransmisor
		17. Optic disc	Disco óptico
5. Broca's area	Área de Broca	18. Orbit	Órbita
6. Canthus	Canto	19. Reflex	Reflejo
7. Cerumen	Cerumen	20. Refraction	Refracción
8. Circle of Willis	Polígono de Willis	21. Rod	Bastón
9. Cone	Cono	22. Sensory receptor	Receptor sensitivo
10. Conjunctiva	Conjuntiva	23. Synapse	Sinapsis
11. Convergence	Convergencia	24. Tactile	Táctil
12. Diencephalon	Diencéfalo	25. Wernicke's area	Área de Wernicke

Escriba el nombre en inglés de las siguientes estructuras y compárelas con las imágenes anteriores:

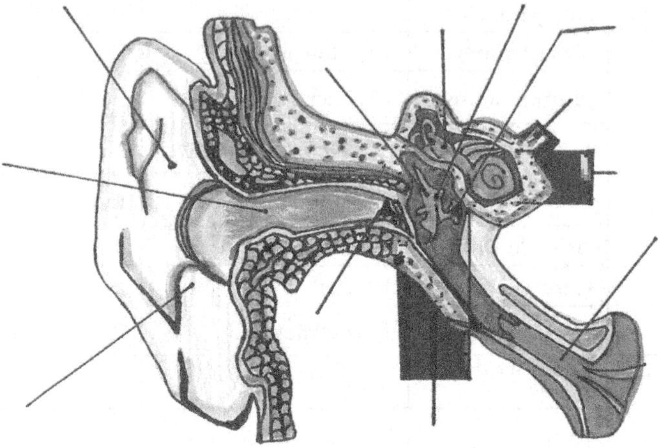

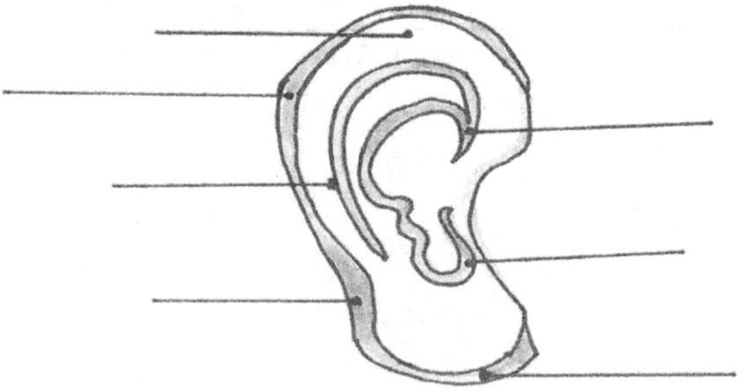

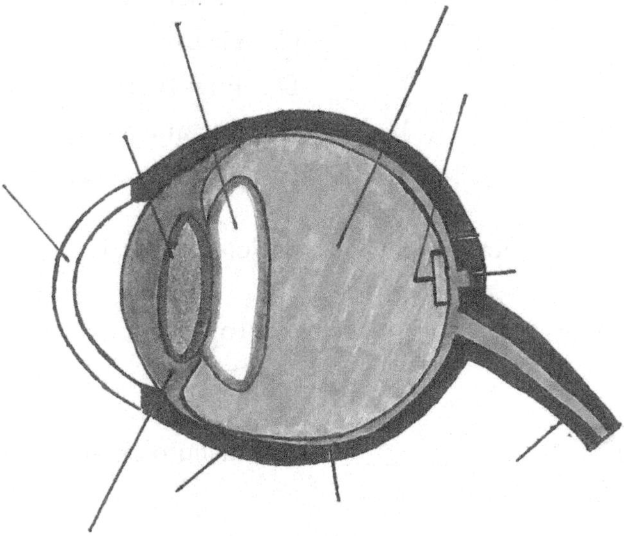

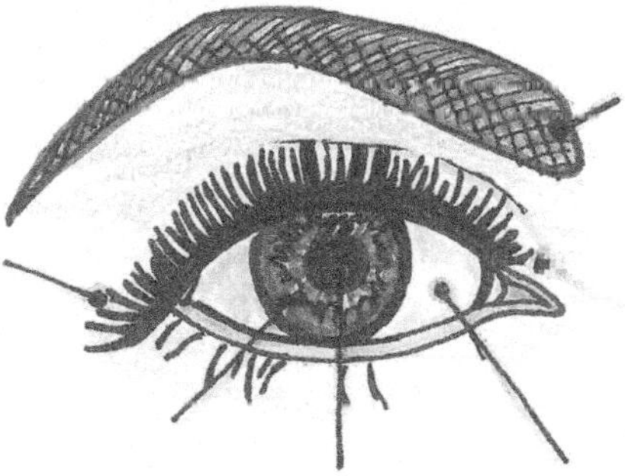

A continuación, se presentan algunos ejercicios:

Relacione las dos columnas:

1. Gray matter	( )	A.	Circunvolución
2. White matter	( )	B.	Mesencéfalo
3. Gyrus	( )	C.	Cisura
4. Sulcus	( )	D.	Puente troncoencefálico
5. Midbrain	( )	E.	Sustancia gris
6. Pons	( )	F.	Sustancia blanca

Escriba la traducción correcta de las siguientes palabras:

7. Bulbo raquídeo	___________	12. Propiocepción	___________
8. Nervios raquídeos	___________	13. Músculo ciliar	___________
9. Nervio glosofaríngeo	___________	14. Cóclea	___________
10. Nervio hipogloso	___________	15. Dioptría	___________
11. Células ependimarias	___________	16. Sinapsis	___________

Referencias

Cohen BJ, DePetris A. Body systems. En: Troy D, editor. Medical terminology: an illustrated guide. 7th edition. USA: Lippincott Williams & Wilkins; 2014. p. 171-602.

Comerford K, Schaeffer L, editors. Medical Terminology made Incredibly Easy! 3rd edition. USA: Lippincott Williams & Wilkins; 2009.

Respuestas de los ejercicios

The cardiovascular system

1. C
2. A
3. B
4. F
5. D
6. E
7. Depolarization
8. Systole
9. Sinus rhythm
10. Repolarization
11. Cardiogenic
12. Vasodilation
13. Aortic
14. Aortic arch
15. Myocardium
16. Sinoatrial node

The respiratory system

1. E
2. F
3. B
4. D
5. C
6. A
7. Carbon dioxide
8. Oxygen
9. Nasal fossae
10. Acinus
11. Mediastinum
12. Laryngeal
13. Pulmonary
14. Hilum
15. Sputum
16. Thyroid cartilage

The urinary system

1. A
2. F
3. B
4. E
5. D
6. C
7. Renin
8. Angiotensin
9. Erythropoietin
10. Trigone
11. Loop of Henle
12. Convoluted tubule
13. Reabsorption
14. Diuretic
15. Filtration
16. Calyx

The endocrine system

1. C
2. B
3. E
4. A
5. F
6. D
7. Sella turcica
8. Endocrinologist
9. Somatotropin
10. Vasopressin
11. Prolactin
12. Oxytocin
13. Thyroxine
14. Hypophysial
15. Hypothalamus
16. Triiodothyronine

The male reproductive system

1. F
2. A
3. E
4. C
5. D
6. B
7. Spermatozoa
8. Testicles/testes
9. Circumcision
10. Coitus
11. Spermatic
12. Cremasteric artery
13. Seminiferous tubules
14. Corpus cavernosum
15. Corpus spongiosum
16. Pampiniform plexus

The female reproductive system

1. D
2. F
3. B
4. C
5. E
6. A
7. Colostrum
8. Breastfeeding/nursing
9. Weaning
10. Embryology
11. Corpus luteum
12. Gravidity
13. Pregnancy
14. Nipple
15. Breasts
16. Lactiferous duct

Blood, immunity, and lymphatic system

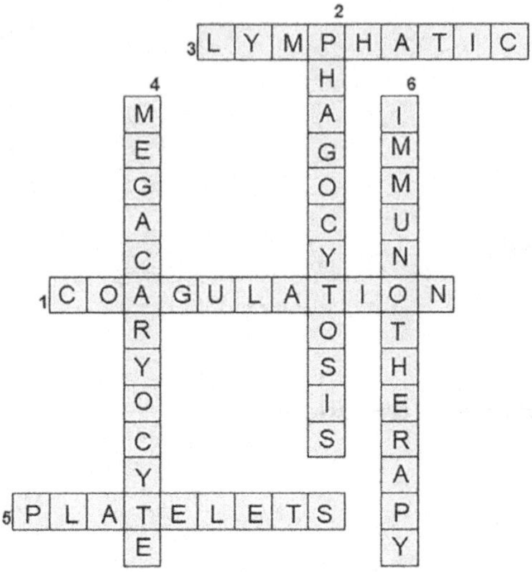

1. C
2. D
3. A
4. F
5. B
6. E
7. Appendix
8. Peyer patches
9. Electrolytes
10. Basophils
11. Lymphocytes
12. Immunoglobulins
13. Macrophage
14. Neutrophil
15. Agranulocytes
16. Bone marrow

The musculoskeletal system

1. D
2. A
3. B
4. F
5. C
6. E
7. Shoulder girdle
8. Coronal suture
9. Squamous suture
10. Finger
11. Toe
12. Sole
13. Palm
14. Synovial fluid
15. Acetabulum
16. Xiphoid process

The integumentary system

1. B
2. F
3. C
4. A
5. D
6. E
7. Cutaneous
8. Subcutaneous fat
9. Adipose tissue
10. Hyponychium
11. Hair follicle
12. Eccrine glands
13. Keratinocytes
14. Dermal papillae
15. Stratum granulosum
16. Arrector pili muscle

The digestive system

1. D
2. A
3. E
4. C
5. B
6. F
7. Salivary gland
8. Sphincter
9. Pylorus
10. Common bile duct
11. Mesentery
12. Chyme
13. Chewing/mastication
14. Amylase
15. Deglutition/swallowing
16. Pyloric antrum

The nervous system

1. E
2. F
3. A
4. C
5. B
6. D
7. Medulla oblongata
8. Spinal nerves
9. Glossopharyngeal nerve
10. Hypoglossal nerve
11. Ependymal cells
12. Proprioception
13. Ciliary muscle
14. Cochlea
15. Diopter
16. Synapse

Clinical Practice

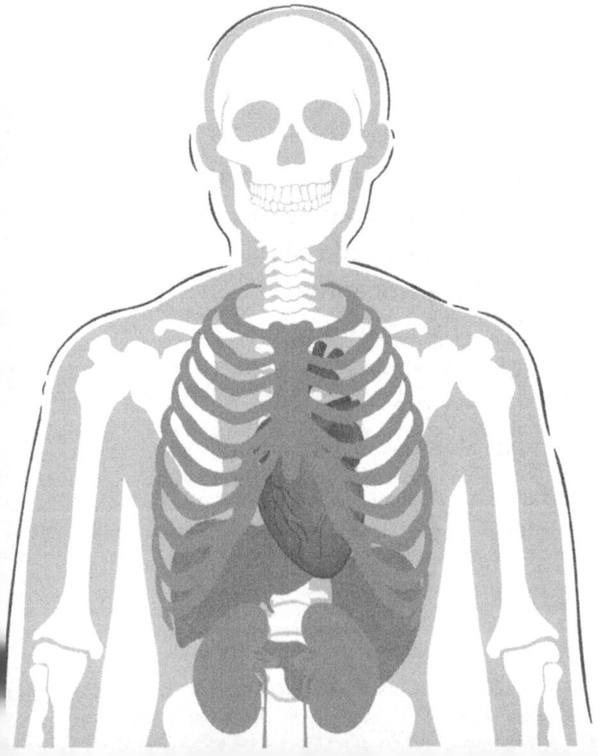

Introducción

En esta sección se presentan diversos escenarios clínicos con la finalidad de que el alumno se acostumbre a leer y utilizar los términos de una manera más dinámica e interactiva. También se explica cómo llevar a cabo el interrogatorio médico de una manera más efectiva, como llenar una receta médica y el llenado correcto de la historia clínica.

En este apartado se le enseña al alumno como redactar una carta formal y su currículum vitae, siendo ambas herramientas fundamentales al momento de solicitar alguna beca o rotación en el extranjero o al aplicar a un programa de posgrado.

Con relación a la investigación científica, se presentan varios textos con sus respectivas preguntas para evaluar la capacidad de comprensión de alumno. Además, se muestra la forma adecuada en que se realizan los posters científicos.

Clinical scenarios

La interpretación de casos clínicos puede resultar una tarea compleja si no se comprenden los términos clínicos empleados. En este apartado se presentarán diversos escenarios clínicos, se desglosarán los mismos y se explicarán las palabras clave de cada uno de ellos.

A partir de dichos casos se dará la definición, la traducción de la terminología y también se ofrecerán al final del capítulo diversos ejercicios para reforzar lo aprendido.

Al momento de leer textos en inglés, no siempre será posible conocer todas las palabras que en dicho escrito aparecen, esto solamente se logra con la práctica y con perseverancia.

Muchas veces los estudiantes de medicina y enfermería se sienten intimidados al momento de leer en inglés y llegan a sentirse frustrados por no poder hacerlo de manera fluida, lo que los lleva a no volver a intentarlo jamás.

Al leer textos en un idioma que no se domina del todo, hay que tomar en cuenta lo siguiente:

- Hay que leer el texto de principio a fin sin detenernos a buscar cada palabra que no conozcamos. Esto es con la finalidad de darnos una idea general de lo que el autor está tratando de transmitir. Lo más importante es la interpretación y la comprensión de las ideas más importantes.
- Posteriormente, se hace una segunda lectura en la cual se presta mayor atención a los detalles. Cuando se identifique una palabra que no se comprenda, se debe intentar inferir su significado antes de ir a buscarla en el diccionario. Se debe utilizar el contexto en que dicha palabra está siendo empleada y la importancia que guarda con el resto del texto.
- Se deben leer textos que sean del interés del lector, con temas relacionados a su área de conocimientos o con las materias que este cursando.
- Se recomienda comenzar con textos sencillos para después incrementar la dificultad de estos. La mayoría de los hospitales de Estados Unidos y del Reino Unido manejan folletos y páginas web

en los cuales se da información para que el paciente y su familia conozcan la enfermedad que padece. Estos panfletos están diseñados para ser comprendidos por personas con distintos niveles educativos y diferentes niveles de comprensión de lectura, por lo que se puede empezar con estos.

- La fluidez vendrá con la práctica. Mientras más términos se vayan conociendo, más fácil será interpretar y comprender los textos en inglés.

Los casos clínicos generalmente inician de la siguiente manera:

"A 37-year-old woman presents for a routine annual physical examination ..."

En esta frase se emplea el adjetivo compuesto "37-year-old" y el sustantivo sería "woman". Los "adjetivos compuestos" (**"compound adjectives"**) son aquellos que están formados por dos o más adjetivos y la relación que guardan entre si se señala con un guion. En los "**compound adjectives**" ninguno de sus elementos se escribe en plural. En la expresión "Jenny is 40 years old" ("Jenny tiene 40 años"), se escribe en plural la palabra "years", pero sería incorrecta la expresión "Jenny is a 40-years-old woman", la forma correcta sería "Jenny is a 40-year-old woman" ("Jenny es una mujer de 40 años").

Expresiones correctas

✓ The patient is 40 years old = El paciente tiene 40 años
✓ A 40-year-old patient = Un paciente de 40 años
✓ The 40-year-old patient = El paciente de 40 años

Expresiones incorrectas

× The patient is 40-year-old
× The patient is 40 year old
× A 40-years-old patient
× A 40 years old patient
× The 40-years-old patient
× The 40 years old patient

Posterior a establecer la edad y sexo del paciente, se aclara la situación y el lugar en que se lleva a cabo el caso. A continuación, se muestran algunas frases utilizadas con este fin y su traducción:

presents for a routine physical examination	acude para un examen físico de rutina
with a history of + disease (with a history of + hypertension)	con antecedente de + enfermedad (con antecedente de + hipertensión)
presents with a + time + history of (presents with a + 1-month + history of weakness)	acude con un padecimiento + tiempo + de evolución con (acude con un padecimiento de + 1 mes + de evolución con debilidad)
is brought in by (is brought in by paramedics)	es traído por (es traído por los paramédicos)
presents to the emergency department	acude a la sala de urgencias
presents to your office	acude a su consultorio
presents to the hospital	acude al hospital

Existen muchas expresiones en inglés para representar lo que el paciente informa al médico o a la enfermera durante el interrogatorio y usualmente hablaremos en tiempo "**presente simple**" al utilizarlas:

To report = Reportar
To state = Expresar, manifestar, declarar
To mention = Mencionar
To inform = Informar
To say = Decir, mencionar, expresar

Ejemplos:

English	Español
The patient reports that she drinks three beers per day.	La paciente reporta que toma tres cervezas diarias.
His mother states that the symptoms started this morning.	Su madre expresa que los síntomas empezaron esta mañana.
Her husband mentions to you that prior to the heart attack, she had been doing exercise.	Su esposo le menciona que previo al ataque cardiaco, ella había estado haciendo ejercicio.
His wife informs you that he is allergic to penicillin.	Su esposa le informa que es alérgico a la penicilina.
The patient says that the cough is productive, and it gets worse at night.	El paciente dice que la tos es productiva y empeora por la noche.

También se pueden utilizar las siguientes expresiones para describir ciertos datos, inquietudes o eventos que el paciente menciona y que son relevantes para el caso:

To recall	=	Recordar
To endorse	=	Respaldar, apoyar, indicar, referir
To deny	=	Negar

To describe	=	Describir
To note	=	Notar
To notice	=	Notar
To remember	=	Recordar
To experience	=	Experimentar, sufrir
To be unsure	=	No estar seguro, dudar
To think	=	Pensar
To be concerned	=	Preocuparse

Ejemplos:

English	Español
The patient recalls being told that he has hypertension.	El paciente recuerda que le dijeron que tenía hipertensión.
The patient endorses nausea and dizziness.	El paciente refiere náuseas y mareo.
She denies fatigue, numbness, or weakness.	Ella niega fatiga, entumecimiento o debilidad.
He describes the pain as "a burning sensation" in his chest.	Describe el dolor como "una sensación de ardor" en el pecho.
She noted a lump over her left shoulder a week ago.	Ella notó un bulto sobre su hombro izquierdo hace una semana.

She noticed that her urine had a foul smell.	Se dio cuenta de que su orina tenía un olor desagradable.
She doesn't remember any preceding symptoms.	Ella no recuerda ningún síntoma previo.
The patient recalled that he had experienced a stroke a year ago.	El paciente recordó que había sufrido un accidente cerebrovascular hace un año.
The patient is unsure whether he drank from the bottle or not.	El paciente no está seguro de si bebió de la botella o no.
His mother thinks that it might have something to do with the fact that he hasn't been eating well.	Su madre piensa que podría tener algo que ver con el hecho de que no ha estado comiendo bien.
She is concerned that she might have herpes.	Le preocupa que pueda tener herpes.

Para referirnos al tiempo de evolución de las enfermedades utilizaremos los términos:

Sudden	=	Súbito
Acute	=	Agudo
Chronic	=	Crónico

Ejemplos:

English	Español
The symptoms began suddenly 2 hours ago.	Los síntomas comenzaron súbitamente hace 2 horas.
An acute sports injury can cause severe damage to the joints.	Una lesión deportiva aguda puede causar graves daños a las articulaciones.
Depression is a chronic illness that may require psychiatric therapy.	La depresión es una enfermedad crónica que puede llegar a requerir terapia psiquiátrica.

Las siguientes palabras se refieren a la frecuencia con la que se presenta un padecimiento:

Intermittent	=	Intermitente
Recurrent	=	Recurrente
Persistent	=	Persistente

Ejemplos:

English	Español
Kevin is complaining of intermittent epigastric abdominal pain.	Kevin se queja de dolor abdominal epigástrico intermitente.
The disease can present with recurrent skin infections.	La enfermedad puede presentarse con infecciones recurrentes de la piel.

The patient presents to your office with a history of a persistent cough.	El paciente acude a su consultorio con un padecimiento de tos persistente.

Cuando los síntomas se muestran con mayor intensidad o estos incrementan se utilizará la palabra "**worse**", que se traduce como "peor" o "empeorar", tomando como ejemplo las siguientes frases:

English *(Español)*	**Example** *(Ejemplo)*
...have/has progressively been getting worse *(...han/ha ido empeorando progresivamente)*	The symptoms have progressively been getting worse. *(los síntomas han ido empeorado progresivamente)*
...are/is getting worse *(...están /está empeorado)*	The headache is getting worse. *(La cefalea está empeorando/ incrementado)*
...have/has worsened *(...han/ha empeorado)*	The pain has worsened. *(El dolor ha empeorado/ incrementado)*
...are/is much worse this time *(...son/es mucho peor en esta ocasión)*	Her menstrual cramps are much worse this time. *(Sus cólicos menstruales son mucho peores en esta ocasión)*
...are/is worse with/at *(...empeoran/empeora con/ durante)*	The back pain is worse at night. *(El dolor de espalda empeora durante la noche)*
...the worst *(...el peor)*	She says that it is "the worst headache she has ever had." *(Ella dice que es "el peor dolor de cabeza que jamás ha tenido")*

Algunas otras frases o expresiones que se utilizan con frecuencia en los escenarios clínicos y que es importante conocer son las siguientes:

English *(Español)*	**Example** *(Ejemplo)*
Poorly controlled *(mal controlado/a)*	The patient has a history of poorly controlled diabetes mellitus. *(El paciente tiene el antecedente de diabetes mellitus mal controlada)*
Well controlled *(bien contolado/a)*	The patient has a history of well-controlled systemic lupus erythematosus. *(El paciente tiene el antecedente de padecer de lupus eritematoso sistémico bien controlado)*
Unremarkable *(no destacable, sin relevancia)*	His physical examination is unremarkable. *(Su examen físico no muestra nada relevante)*
To undergo *(someterse a…)*	She will have to undergo a CT scan. *(Ella tendrá que someterse a una tomografía computarizada)*
To discharge *(dar de alta, egresar)*	Kelly was discharged from the hospital after she recovered from her wounds. *(Kelly fue dada de alta del hospital después de que se recuperó de sus heridas)*

Significant *(significativo, relevante, positivo)*	His past medical history is significant for hypertension. *(Su historial médico es positivo para hipertensión)*
Otherwise *(de otra manera, por lo demás)*	The patient had a cold, but she was otherwise healthy. *(La paciente estaba resfriada, pero por lo demás estaba sana)*
Highly consistent *(altamente consistente, altamente probable...)*	The patient is presenting a history highly consistent with asthma. *(El paciente presenta una historia muy consistente con asma)*
To confirm *(confirmar)*	The diagnosis was confirmed with a chest X-ray. *(El diagnóstico se confirmó con una radiografía de tórax)*
Titers *(títulos, niveles, valores)*	The patient has a positive titer for HBsAb. *(El paciente tiene un título positivo para HBsAb)*
Reassurance *(tranquilizar, noticia tranquilizadora, alivio)*	A laboratory test is done to rule out severe conditions and to provide reassurance. *(Se realiza una prueba de laboratorio para descartar condiciones graves y brindar tranquilidad)*

To perform *(realizar)*	A fine-needle aspiration biopsy of the tumor was performed. *(Se realizó una biopsia por aspiración con aguja fina del tumor)*
To admit *(admitir, ingresar)*	The newborn was admitted to the neonatal intensive care unit. *(El recién nacido fue ingresado en la unidad de cuidados intensivos neonatales)*
Check in/into *(ingresar, registrarse, internarse)*	His father checked himself into rehab after he had an overdose. *(Su padre se registró en rehabilitación después de haber sufrido una sobredosis)*
To refer/referral *(referir/ referencia)*	The patient must be referred to an orthopedist. *(El paciente debe ser referido a un ortopedista)*
Follow-up *(seguimiento)*	A specialist will perform the follow-up evaluation. *(un especialista realizará la evaluación de seguimiento)*
To obtain *(obtener, pedir, solicitar)*	Pelvic and hip X-rays are almost always obtained in patients with severe trauma. *(radiografías de pelvis y de cadera son casi siempre solicitadas en pacientes con traumatismos graves)*

To order *(ordenar, solicitar)*	A transvaginal ultrasound was ordered. *(Se ordenó una ecografía transvaginal)*
To start *(iniciar; aplica para un padecimiento o tratamiento)*	The pain started after she ate dinner. *(El dolor comenzó después de que ella cenó)* The patient is started on IV antibiotics. *(Al paciente se le inicia tratamiento con antibióticos por vía IV)*
Onset *(comienzo, inicio)*	Sudden onset symptoms like dizziness or tachypnea can be a sign of a serious condition. *(El inicio súbito de síntomas como mareo o taquipnea pueden ser signo de una enfermedad seria)*

Los escenarios clínicos van acompañados de preguntas relacionadas con la información presentada y estas van encaminadas a determinar un diagnóstico, etiología, tratamiento, etc. Para realizar estas interrogantes se utiliza los pronombres **"what"** y **"which"** y su uso va a variar dependiendo de si se trata de una pregunta en la cual se muestran o no las posibles respuestas.

Preguntas abiertas:

- Usamos "What" cuando existen muchas respuestas posibles. Por ejemplo:

What are the symptoms of a heart attack?
(¿Cuáles son los síntomas de un infarto?)

- Usamos el "Which" cuando las posibles respuestas son pocas. Por ejemplo:

Which is the gold standard for the diagnosis of acute appendicitis?
(¿Cuál es el estándar de oro para diagnosticar una apendicitis aguda?)

Preguntas de opción múltiple:

- Cuando se dan las posibles respuestas de una pregunta, se utiliza siempre el "Which". Ejemplo:

Which of the following is the most likely diagnosis in this patient?

A. Pancreatitis
B. Appendicitis
C. Gastritis

Algunas formas que podemos encontrar para realizar este tipo de preguntas son las siguientes:

Which of the following...?	=	¿Cuál de las siguientes opciones...?
Which is the recommended treatment...?	=	¿Cuál es el tratamiento recomendado...?
Which is the best way to prevent...?	=	¿Cuál es la mejor manera de prevenir...?
Which is the best next step...?	=	¿Cuál es el siguiente mejor paso...?
Which is the most likely diagnosis...?	=	¿Cuál es el diagnóstico más probable...?
Which is the most common cause...?	=	¿Cuál es la causa más común...?
Which of the following is associated with...?	=	¿Cuál de las siguientes opciones se asocia con...?

A continuación, realizaremos algunos ejercicios para completar la lección:

Relacione las dos columnas.

1. To state	( )	A.	Súbito
2. To undergo	( )	B.	Peor, empeorar
3. Recurrent	( )	C.	Comienzo, inicio
4. Sudden	( )	D.	Expresar, manifestar, declarar
5. To deny	( )	E.	Seguimiento
6. Onset	( )	F.	Recurrente
7. Follow-up	( )	G.	Negar
8. Worse	( )	H.	Someterse a

Complete los siguientes enunciados con la palabra correcta:

concerned which ordered onset underwent denies
suddenly discharged referred highly consistent
persistent perform

9. The doctor ____________________a complete blood count for the patient in room 208.
10. My mother ______________________ emergency surgery for suspected peritonitis.
11. Prior to the _____________________ of a focal seizure, you may have an aura or signs that a seizure is about to happen.
12. __________________ of the following is associated with this disease?
13. Because of his age, the patient was ________________ to a pediatrician.
14. Her father was ____________________ from the hospital this afternoon.
15. The laboratory results are ________________with rheumatoid arthritis.
16. They had to _____________________________ a biopsy to confirm the diagnosis.
17. The patient _____________________ shortness of breath or feeling dizzy.
18. The patient is complaining of__________________________ epigastric abdominal pain.
19. The symptoms began _________________________this morning.
20. She is ______________________ that she might have an infected tattoo.

Respuestas a los ejercicios

1. D
2. H
3. F
4. A
5. G
6. C
7. E
8. B
9. Ordered
10. Underwent
11. Onset
12. Which
13. Referred
14. Discharged
15. Highly consistent
16. Perform
17. Denies
18. Persistent
19. Suddenly
20. Concerned

Clinical aspects of the human body

Los casos clínicos se presentarán en relación con las áreas clínicas más importantes (cardiología, endocrinología, dermatología, etc.) y a partir de ellos se complementará el conocimiento con los términos más empleados.

Clinical aspects of the nervous system

"A 58-year-old man presents at night to the Emergency Department with chest pain. He says that the pain started that morning and has been getting worse."

En el caso anterior tenemos a un paciente masculino de 58 años quien acude al servicio de urgencias por presentar dolor de pecho, el cual comenzó por la mañana y ha ido incrementando.

Para hablar de dolor tendremos dos palabras:

Pain = Dolor   Ache = Dolor, molestia

Estos términos nos servirán también para localizar el sitio en el cual se presenta, como, por ejemplo:

Chest pain	=	Dolor de pecho/tórax
Abdominal pain	=	Dolor abdominal
Neck pain	=	Dolor de cuello
Jaw pain	=	Dolor de mandíbula
Facial pain	=	Dolor facial
Leg pain	=	Dolor de pierna
Arm pain	=	Dolor de brazo
Back pain	=	Dolor de espalda

En el caso de *"ache"*, generalmente solo se combina con las siguientes 5 partes del cuerpo:

Backache	=	Dolor de espalda
Toothache	=	Dolor de diente/muela
Earache	=	Dolor de oído
Headache	=	Cefalea
Stomachache	=	Dolor de estómago

Las palabras **"tenderness"** y **"tender"** se refieren a que una lesión o un área del cuerpo se muestran "sensibles" o "dolorosas" al tacto. El término **"nontender"**, por el contrario, significa que el área se muestra "no dolorosa" o "no sensible" a la palpación.

The doctor noticed increased tenderness to palpation in the lower abdomen of the patient.	=	El médico notó una mayor sensibilidad a la palpación en la parte inferior del abdomen del paciente.
The physical examination revealed a nonmobile, nontender thyroid nodule.	=	El examen físico reveló un nódulo tiroideo no móvil y no doloroso.
The nodules on her shins were swollen and tender.	=	Los nódulos en sus espinillas estaban inflamados y dolorosos.

El término **"malaise"** se utiliza para describir una sensación de malestar general, fatiga, debilidad o dolor difuso o generalizado, con síntomas inespecíficos.

Jack knew he was sick because of the malaise he had been experiencing for the last week.	=	Jack sabía que estaba enfermo debido al malestar que había estado experimentando durante la última semana.
The patient's signs and symptoms include fever and malaise.	=	Los signos y síntomas del paciente incluyen fiebre y malestar general

Existen varias expresiones para describir el tipo de dolor que padece el paciente:

English	**Español**	**Example** *(ejemplo)*
Burning	Quemante/ Ardor	His daughter complains of urgency and burning pain while urinating. *(Su hija se queja de urgencia y ardor al orinar)*
Sharp	Agudo/ intenso	There´s usually a brief, sharp pain as the needle is inserted. *(Suele haber un dolor breve y agudo cuando se inserta la aguja)*
Dull	Sordo	Her mother complaints of dull pain in the lower back. *(Su madre se queja de un dolor sordo en la parte baja de la espalda)*
Intense	Intenso	Morphine is used to relieve intense pain. *(La morfina se utiliza para aliviar el dolor intenso)*

Cramps/ cramping	Cólicos/ calambre	Ibuprofen is effective for relieving menstrual cramps. *(El ibuprofeno es efectivo para aliviar los cólicos menstruales)* Prolonged periods of exercise can cause muscle cramps. *(Los períodos prolongados de ejercicio pueden causar calambres musculares)*
Shooting or Stabbing	Punzante	She is complaining of an intense, shooting pain on the right side of her face. *(Se queja de un dolor intenso y punzante en el lado derecho de la cara)* I have a stabbing pain in my arm. *(Tengo un dolor punzante en el brazo)*
Griping pain or Colic	Cólicos	Babies who are experiencing griping pain cry for hours. *(Los bebés que sufren de cólicos, lloran por horas)*
Pressure or Oppressive	Presión u Opresivo	A heart attack may feel like pressure in your chest. *(Un infarto puede sentirse como presión en el pecho)* An acute-oppressive-chest pain. *(Dolor agudo y opresivo en el pecho)*

Heavy	Intenso/ Pesadez	The patient refers that she has heavy pain and tenderness in her breasts. *(La paciente refiere dolor intenso y sensibilidad en sus senos)* Feeling heaviness in the chest can result from various mental and physical health problems. *(Sentir pesadez en el pecho puede ser el resultado de diversos problemas de salud mental y física)*
Prickly or Stinging	Sensación de pinchazo, picadura, escozor o comezón	Nurse Collins always experiences itching and stinging pain in her hands after using latex gloves. *(La enfermera Collins siempre experimenta comezón y dolor en las manos después de usar guantes de látex)* Steve refers that his throat felt prickly and dry. *(Steve refiere que su garganta se sentía con escozor y seca)*

A continuación, se presentarán algunos escenarios y se traducirán algunos términos importantes:

"A 30-year-old woman presents with weakness, fatigue, photophobia, and dizziness."

Weakness	=	Debilidad
Fatigue	=	Fatiga
Photophobia	=	Fotofobia
Dizziness/Dizzy	=	Mareo/Mareado

"Physical examination reveals normal muscle strength and no sensory loss."

Strength	=	Fuerza
Sensory	=	Sensibilidad

"A 30-year-old man presents with numbness and tingling in his feet. He also refers symmetric ascending weakness of his lower extremities."

Numbness	=	Entumecimiento
Tingling	=	Hormigueo
Symmetric	=	Simétrico
Ascending	=	Ascendente

"A 50-year-old man presents to your office because he has had a few episodes of monocular vision impairment and incoordination in his left lower extremity."

Impairment	=	Discapacidad
Vision loss/ vision impairment	=	Pérdida de la visión
Incoordination	=	Incoordinación
Uncoordinated	=	Descoordinado

"A 70-year-old woman presents to the hospital. When asked for her name, age, time, and place, her responses were unintelligible."

Unintelligible	=	Ininteligible

"The doctor noted that the patient has an ataxic broad-based gait."

Ataxia/Ataxic	=	Ataxia/Atáxico(a)
Gait	=	Marcha

"A 90-years-old man presents to the clinic in a disoriented and confused state."

State	=	Estado
Disorientation/Disoriented	=	Desorientación/Desorientado
Confusion/Confused	=	Confusión/Confuso/Confundido

"A 60-year-old woman presents with left-sided paralysis. Neurologic examination demonstrates hyperreflexia, hypertonia, and positive Babinski sign on the left side."

Side/sided	=	Lado/lateralizado hacia
Paralysis	=	Parálisis
Hyperreflexia	=	Hiperreflexia
Hyporeflexia	=	Hiporreflexia
Hypertonia	=	Hipertonía
Hypotonia	=	Hipotonía

"A 50-year-old man with a history of hypertension presents with memory loss, hemiparesis, speech disturbances and urinary incontinence."

Memory	=	Memoria
Hemiparesis	=	Hemiparesia
Speech	=	Habla
Disturbance	=	Alteración
Incontinence	=	Incontinencia

"A 23-year-old man is brought to the hospital by paramedics after having seizures. He also endorses a 2-day history of fever, stiff neck, and headaches."

Seizures	=	Convulsiones

Stiffness/Stiff = Rigidez/Rígido

"A 40-year-old man presents to your office for evaluation of a tremor. The tremor is worsened when he reaches for objects."

Tremor = Temblor
Clumsiness/Clumsy = Torpeza/Torpe
Shake/Shaky = Sacudir/Tembloroso

Vocabulario			
English	**Español**	**English**	**Español**
1. Amblyopia	Ambliopía	36. Hyperacusis	Hiperacusia
2. Anosmia	Anosmia	37. Hyperopia/ hypermetropia / farsightedness	Hipermetropía
3. Antidepressant	Antidepresivo		
4. Anxiety	Ansiedad		
5. Aphasia	Afasia	38. Hypoalgesia/ hypalgesia	Hipoalgesia/ hipalgesia
6. Astigmatism	Astigmatismo		
7. Astrocytoma	Astrocitoma	39. Insomnia	Insomnio
8. Athetosis	Atetosis	40. Subdural hematoma	Hematoma subdural
9. Autism	Autismo		
10. Bell's palsy	Parálisis de Bell	41. Lethargy	Letargia
11. Bipolar disorder	Trastorno bipolar	42. Lumbar puncture/ spinal tap	Punción lumbar
12. Blurry vision	Visión borrosa		
13. Cataract	Catarata	43. Meningitis	Meningitis
14. Cerebral contusion	Contusión cerebral	44. Migraine	Migraña

15. Cerebral palsy	Parálisis cerebral	45. Multiple sclerosis	Esclerosis múltiple
16. Cerebrovascular accident/ Stroke	Accidente cerebrovascular	46. Myopia	Miopía
17. Chalazion	Chalazión	47. Narcolepsy	Narcolepsia
18. Chorea	Corea	48. Nystagmus	Nistagmo
19. Concussion	Concusión	49. Otitis externa	Otitis externa
20. Delirium	Delirio	50. Otitis media	Otitis media
21. Delusion	Delirio	51. Papilledema	Papiledema
22. Dementia	Demencia	52. Paralysis	Parálisis
23. Depression	Depresión	53. Pink eye/ conjunctivitis	Conjuntivitis
24. Dysesthesia	Disestesia		
25. Dysarthria	Disartria	54. Presbycusis	Presbiacusia
26. Dysthymia	Distimia	55. Psychosis	Psicosis
27. Encephalitis	Encefalitis	56. Retinopathy	Retinopatía
28. Epidural hematoma	Hematoma epidural	57. Schizophrenia	Esquizofrenia
29. Euphoria	Euforia	58. Scotoma	Escotoma
30. Glaucoma	Glaucoma	59. Sleep apnea	Apnea del sueño
31. Hallucination	Alucinación	60. Somnambulism	Sonambulismo
32. Hearing loss	Pérdida de la audición	61. Strabismus/ squint	Estrabismo
33. Hemianopia	Hemianopsia	62. Stupor	Estupor
34. Hemiballismus	Hemibalismo	63. Symblepharon	Simbléfaron
35. Hydrocephalus	Hidrocefalia	64. Vertigo	Vértigo

Resuelva los siguientes ejercicios:

Complete el crucigrama con la traducción correcta al inglés.

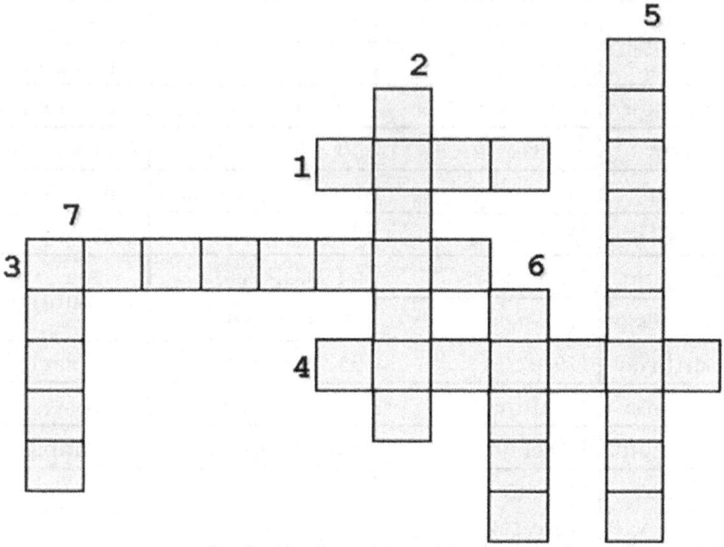

Nº	Definición
1	Dolor sordo
2	Dolor quemante
3	Dolor punzante
4	Dolor intenso
5	Dolor opresivo o sensación de opresión
6	Sensación de pesadez
7	Dolor agudo

Relaciones las dos columnas:

1. Leg pain	( )	A.	Dolor de oído
2. Earache	( )	B.	Malestar general
3. Tender	( )	C.	Habla
4. Malaise	( )	D.	Debilidad
5. Weakness	( )	E.	Rigidez
6. Gait	( )	F.	Sensible o doloroso al tacto
7. Speech	( )	G.	Dolor de pierna
8. Stiffness	( )	H.	Marcha

Escriba la traducción correcta de las siguientes palabras:

9. Parálisis cerebral ____________

10. Visión borrosa ____________

11. Migraña ____________

12. Torpeza ____________

13. Entumecimiento ____________

14. Simétrico ____________

15. Fuerza ____________

16. Mareo ____________

17. Cefalea ____________

18. Ininteligible ____________

Complete los siguientes enunciados con la expresión correcta:

Anxiety attack **Confused** **Chest pain**
Lumbar puncture **Sleep apnea**

19. My father's ______________________________ has gotten worse. Now he snores every night.
20. The patient was so ______________________________ that he couldn't identify his wife.
21. The doctors had to perform a ______________________________ to corroborate the diagnosis of meningitis.
22. Symptoms of an ___________________________ include hyperventilation, diaphoresis, restlessness, and changes in heart rate.
23. _________________________ can be an indicator of a possible heart attack.

Clinical aspects of the respiratory system

"A 72-year-old man is hospitalized for an acute exacerbation of asthma. His vitals are taken and show a respiratory rate of 16 breaths per minute and oxygen saturation of 94% on room air."

En el caso anterior se aborda a un paciente masculino de 72 años quien es hospitalizado por un ataque agudo de asma.

Exacerbation	=	Exacerbación
Vitals/vital signs	=	Signos vitales
Respiratory rate	=	Frecuencia respiratoria
Oxygen saturation	=	Saturación de oxígeno
Per minute	=	Por minuto

La expresión **"room air"** traducido como "aire ambiente", "aire ambiental" o "el aire de la habitación", hace referencia a que el paciente no está recibiendo aporte de oxígeno complementario.

La palabra **"breath"** puede traducirse de varias formas dependiendo del contexto de la expresión:

English	**Español**	**Examples** *(ejemplo)*
Breath	Respiración	The patient has a respiratory rate of 16 breaths per minute. *(El paciente tiene una frecuencia respiratoria de 16 respiraciones por minuto)* The baby is unresponsive and not breathing. *(El bebé no responde y no respira)*

Breath	Aliento	Jenny has bad breath because she doesn't brush her teeth. *(Jenny tiene mal aliento porque no se cepilla los dientes)* Losing your breath easily or feeling short of breath during routine activities can mean that you might have a severe illness. *(Perder el aliento fácilmente o sentir falta de aliento durante las actividades rutinarias puede significar que usted podría estar padeciendo de una enfermedad grave)*

"The patient was asked to inhale and exhale two more times."

Inhale	=	Inhalar
Exhale	=	Exhalar

Para referirnos a la "inhalación" y "exhalación" también podemos utilizar las expresiones **"breath in"** y **"breath out"** respectivamente.

La palabra **"inhale"** puede combinarse de varias formas para dar paso a diversos términos:

English	**Español**	**Examples** *(ejemplo)*
Inhaled	Inhalado	An inhaled foreign body could be the cause of the patient's symptoms. *(Un cuerpo extraño inhalado puede ser la causa de los síntomas del paciente)* Inhaled fluticasone can decrease the number and severity of asthma attacks. *(La fluticasona inhalada puede reducir la cantidad y severidad de los ataques de asma)*

Inhaler	Inhalador	You must shake the inhaler several times before using it. *(Tienes que agitar el inhalador varias veces antes de usarlo)*

"A 7-year-old boy presents to the hospital with labored breathing, barking cough, and hoarse voice. Inspiratory and expiratory stridor is heard along with rhonchi on lung auscultation."

Labored breathing	=	Dificultad para respirar
Barking cough	=	Tos de perro/tos como ladrido/tos traqueal
Hoarse voice/raspy voice	=	Voz ronca
Stridor	=	Estridor
Rhonchi	=	Roncus

"A 40-year-old man presents to your office complaining of recurrent attacks of wheezing and labored breathing."

Wheezing	=	Sibilancias

"An 8-year-old girl presents to the clinic with fever, cough, and tachypnea. Physical examination revealed the presence of rales following expiratory cough at the bases of both lungs."

Cough	=	Tos
Tachypnea	=	Taquipnea
Rales	=	Estertores o crepitantes

"A 17-year-old girl presents to the hospital with labored breathing. Expiratory wet crackles are heard along with decreased breath sounds on lung auscultation."

La palabra **"crackles"** se traduce como **"crepitantes"**, y a menudo, los términos "rales" y "crackles" se utilizan como sinónimos en los Estados Unidos.

Crackles	=	Crepitantes
Wet crackles	=	Crepitantes húmedos
Dry crackles	=	Crepitantes secos
Fine crackles	=	Crepitantes finos
Coarse crackles	=	Crepitantes gruesos

"A 9-year-old male patient presents to your unit with anorexia, weight loss, and persistent cough with a distinctive whooping sound when breathing in."

La palabra **"whooping"** no tiene una traducción exacta al español y se refiere al estridor inspiratorio que se produce al final de los accesos de tos que se da en los pacientes que padecen de tos ferina y usualmente es descrito como **"gallo inspiratorio"**.

Whooping cough	=	Tos ferina

"A 19-year-old patient complains of chills, fever, runny nose, sneezing, and sore throat in the past four days. He also endorses the presence of blood-streaked sputum."

Runny nose/rhinorrhea	=	Rinorrea
Sneezing	=	Estornudos
Sore throat	=	Dolor de garganta
Chills	=	Calosfríos
Fever	=	Fiebre
Blood-streaked sputum	=	Esputo con estrías de sangre

Vocabulario			
English	**Español**	**English**	**Español**
1. Acidosis	Acidosis	25. Epiglottitis	Epiglotitis
2. Acute rhinitis	Rinitis aguda	26. Epistaxis	Epistaxis

3. Adenoidectomy	Adenoidectomía	27. Expectorant	Expectorante
4. Alkalosis	Alcalosis	28. Extubation	Extubación
5. Anoxia	Anoxia	29. Hemoptysis	Hemoptisis
6. Antihistamine	Antihistamínico	30. Hemothorax	Hemotórax
7. Antitussive	Antitusígeno	31. Hyperventilation	Hiperventilación
8. Asphyxia	Asfixia	32. Hypoventilation	Hipoventilación
9. Aspiration	Aspiración	33. Intubation	Intubación
10. Asthma	Asma	34. Lobectomy	Lobectomía
11. Atelectasis	Atelectasia	35. Mucolytic	Mucolítico
12. Bronchiectasis	Bronquiectasia	36. Nasal cannula	Cánula nasal
13. Bronchitis	Bronquitis	37. Orthopnea	Ortopnea
14. Bronchodilator	Broncodilatador	38. Pleural effusion	Derrame pleural
15. Bronchoscope	Broncoscopio	39. Pneumonia	Neumonía
16. Bronchospasm	Broncoespasmo	40. Pneumonitis	Neumonitis
17. Coryza	Coriza	41. Pneumothorax	Neumotórax
18. Croup	Laringotraqueitis/ crup	42. Pulse oximetry	Oximetría de pulso
19. Cyanosis	Cianosis	43. Pyothorax	Piotórax
20. Cystic fibrosis	Fibrosis quística	44. Spirometer	Espirómetro
21. Decongestant	Descongestionante	45. Spirometry	Espirometría
22. Dyspnea	Disnea	46. Thoracentesis	Toracocentesis
23. Emphysema	Enfisema	47. Tracheostomy	Traqueostomía
24. Empyema	Empiema	48. Tracheotomy	Traqueotomía

Encuentre la traducción correcta al inglés de las siguientes palabras:

Antitusígeno **Toracocentesis** **Espirometría** **Piotórax**
Broncoespasmo **Disnea** **Mucolítico** **Asfixia** **Asma**

A	S	M	Ñ	E	L	V	R	A	S	T	H	M	A	G	H	L
K	Ñ	V	C	A	S	F	M	N	Q	R	T	H	J	K	U	Y
I	O	P	Ñ	L	M	S	B	S	D	J	G	H	Y	T	T	Q
Q	Q	F	T	A	F	P	E	E	I	W	U	T	A	U	S	Ñ
A	M	Y	D	E	F	I	X	M	W	E	F	X	C	V	E	R
D	A	S	T	H	O	R	A	C	E	N	T	E	S	I	S	F
F	M	Z	C	P	Ñ	O	R	Ñ	N	D	S	A	N	L	J	B
K	U	X	Q	O	I	M	B	D	R	P	T	U	Y	O	U	M
B	D	U	G	N	O	E	X	V	Y	L	C	A	M	G	P	U
V	P	O	D	I	A	T	A	U	F	S	S	C	U	P	Ñ	C
C	Y	S	J	M	C	R	Z	D	E	R	P	Y	X	B	A	O
E	O	W	F	Ñ	I	Y	U	I	V	L	H	N	Z	W	E	L
C	T	Y	R	X	E	X	T	O	P	J	A	G	E	K	L	Y
W	H	I	G	O	D	Y	X	Z	V	A	D	V	W	A	P	T
H	O	R	K	Q	C	R	V	C	Q	H	C	K	L	S	Ñ	I
K	R	E	B	R	O	N	C	H	O	S	P	A	S	M	Q	C
O	A	H	G	D	S	O	D	G	J	X	H	I	R	L	F	N
P	X	C	J	U	F	A	N	T	I	T	U	S	S	I	V	E
Ñ	A	G	H	Y	P	P	R	T	Ñ	J	Y	U	Ñ	A	N	Y
A	S	P	H	Y	X	I	A	B	V	C	X	N	M	Z	K	G

Complete los siguientes enunciados con la expresión correcta:

Nosebleed	**Sneezing**	**Nasal Cannula**	**Room air**
Breaths	**Coarse crackles**	**Antihistamines**	**Cough**

1. I am allergic to pollen, and I can't stop ___________________________.
2. The patient has a respiratory rate of 16 ________________ per minute.
3. The patient has an oxygen saturation of 94% on _____________________.
4. ___________________________ are the first-line treatment of urticaria.
5. Inspiratory________________________ are heard on lung auscultation.
6. Antitussives are used for effective symptomatic relief of non-productive _______________________.
7. A ______________________________ is a device used to deliver supplemental oxygen to a patient in need of respiratory help.
8. You should avoid blowing your nose for several hours after a ____________________________.

Clinical aspects of the gastrointestinal system

"A 24-year-old woman presents to the physician because of nausea, vomiting, diarrhea, and decreased appetite."

Nausea	=	Nauseas
Appetite	=	Apetito

Para referirnos al **"vómito"** y a la acción **"vomitar"** existen varias expresiones en inglés, algunas de ellas formales y otras informales:

English	**Español**	**Examples** *(ejemplo)*
Emesis	Emesis	Ondansetron is a helpful treatment of chemotherapy-induced emesis. *(El ondansetrón es un tratamiento útil para la emesis inducida por quimioterapia)*
Vomit	Vomitar/ Vómito	Children suffering from gastroesophageal reflux disease tend to vomit frequently. *(Los niños que padecen de enfermedad por reflujo gastroesofágico tienden a vomitar con frecuencia)* Symptoms of carbon monoxide poisoning include nausea and vomiting. *(Los síntomas de intoxicación por monóxido de carbono incluyen náuseas y vómitos)*
Throw up (informal)	Vomitar	I think I'm about to throw up. *(Creo que estoy a punto de vomitar)*
Puke (informal)	Vomitar/ Vómito	She was feeling sick and puked into the toilet. *(Se sentía enferma y vomitó en el retrete)*

Para referirnos a las **"heces"** se pueden utilizar los términos **"feces"**, **"stools"** y **"fecal matter"**. Así mismo, **"defecar"** se puede traducir como **"defecate"** o **"bowel movement"**.

El término **"diarrea"** y la descripción de los distintos tipos de esta, se pueden traducir de varias maneras:

Español		English
Diarrea	=	Diarrhea Loose stools Watery bowel movements
Diarrea aguda acuosa	=	Acute watery diarrhea
Diarrea aguda sanguinolenta (Disentería)	=	Acute bloody diarrhea (Dysentery)
Diarrea persistente o crónica	=	Persistent diarrhea

"A 47-year-old woman presents to the physician with fatigue, pruritus, and jaundice. Physical examination reveals icteric sclera and skin and pain in the right upper quadrant to deep palpation."

En el caso anterior, la palabra **"jaundice"** significa "ictericia" y el adjetivo sería **"icteric"** traducido como "ictérico/a".

Jaundice	=	Ictericia
Icteric	=	Ictérico/a
Deep palpation	=	Palpación profunda

"A 46-year-old woman with a history of gastroesophageal reflux disease presents with hematemesis. A nasogastric tube is placed, and a large amount of coffee ground material is lavaged. A fecal occult blood test was reported as positive."

Reflux	=	Reflujo
Hematemesis	=	Hematemesis
Nasogastric tube	=	Sonda nasogástrica
Coffee ground material	=	Material en posos de café
Gastric lavage	=	Lavado gástrico
A fecal occult blood test	=	Test de sangre oculta en heces
blood-streaked stools	=	Estrías de sangre en heces

Vocabulario			
English	**Español**	**English**	**Español**
1. Achalasia	Acalasia	24. Gallstones	Cálculos biliares
2. Appendectomy	Apendicetomía	25. Gastroenteritis	Gastroenteritis
3. Appendicitis	Apendicitis	26. Pyrosis/ heartburn	Pirosis
4. Ascites	Ascitis		
5. Bruxism	Bruxismo	27. Hemorrhoids	Hemorroides
6. Cachexia	Caquexia	28. Hepatitis	Hepatitis
7. Caries	Caries	29. Hepatomegaly	Hepatomegalia
8. Celiac disease	Enfermedad celiaca	30. Hiatal hernia	Hernia hiatal
9. Cheilosis	Queilosis	31. Ileus	Íleo
10. Cholecystectomy	Colecistectomía	32. Intussusception	Intususcepción
11. Cholecystitis	Colecistitis	33. Irritable bowel syndrome	Síndrome del intestino irritable
12. Cholelithiasis	Colelitiasis		
13. Cholestasis	Colestasis	34. Leukoplakia	Leucoplaquia
14. Cirrhosis	Cirrosis	35. Megacolon	Megacolon

15. Constipation	Constipación	36. Melena	Melena
16. Diverticulitis	Diverticulitis	37. Obstipation	Obstipación
17. Diverticulosis	Diverticulosis	38. Pancreatitis	Pancreatitis
18. Diverticulum/ diverticula	Divertículo/ divertículos	39. Peptic ulcer	Ulcera péptica
		40. Peritonitis	Peritonitis
19. Dyspepsia	Dispepsia	41. Polyp	Pólipo
20. Dysphagia	Disfagia	42. Pyloric stenosis	Estenosis pilórica
21. Endoscopy	Endoscopia	43. Regurgitation	Regurgitación
22. Fistula	Fistula	44. Splenomegaly	Esplenomegalia
23. Flatulence	Flatulencia	45. Ulcerative colitis	Colitis ulcerativa

Relaciones las dos columnas:

1. Stools	( )	A.	Defecar
2. Throw up	( )	B.	Diarrea
3. Jaundice	( )	C.	Pirosis
4. Gallstones	( )	D.	Esplenomegalia
5. Bowel movement	( )	E.	Heces
6. Splenomegaly	( )	F.	Cálculos biliares
7. Heartburn	( )	G.	Ictericia
8. Loose stools	( )	H.	Vomitar

Escriba la traducción correcta de las siguientes palabras:

9. Sonda nasogástrica	___________	14. Colelitiasis	___________
10. Lavado gástrico	___________	15. Ulcera péptica	___________
11. Acalasia	___________	16. Estenosis pilórica	___________
12. Intususcepción	___________	17. Disfagia	___________
13. Colestasis	___________	18. Hemorroides	___________

Complete los siguientes enunciados con la expresión correcta:

Throw up   Nauseous   Deep palpation
Endoscopy   Jaundice

19. He was feeling __________________ and dizzy during the boat trip.
20. __________________ can be a sign of both gallbladder and liver disease.
21. The doctors had to perform an __________________ to determine the cause of the patient's upper gastrointestinal bleeding.
22. The patient endorses pain in the left lower quadrant to __________________.
23. I'm feeling sick, and I'm going to ______________________.

Clinical aspects of the cardiovascular system

"A 50-year-old woman presents to your office, complaining of mild swelling around her ankles. Her dorsalis pedis and posterior tibial pulses are diminished bilaterally."

En el caso anterior se presenta a una mujer de 50 años que acude quejándose de una inflamación leve alrededor de los tobillos. El primer término que llama la atención es **"mild"**, el cual es una de tres palabras que se utilizan para describir la intensidad con se presentan algunos signos y síntomas:

English	**Español**	**Examples** *(ejemplo)*
Mild	Leve	Acetaminophen is used to relieve mild to moderate pain. *(El acetaminofén se utiliza para aliviar el dolor leve a moderado)*
Moderate	Moderado	Moderate anxiety symptoms include muscle tension, sweaty palms, and shaky voice. *(Los síntomas de ansiedad moderada incluyen tensión muscular, palmas sudorosas y voz temblorosa)*
Severe	Severo/ grave	Hearing loss can occur in one or both ears and may be severe or profound. *(La pérdida de la audición puede ocurrir en uno o ambos oídos y puede ser grave o profunda)*

En la siguiente tabla se muestran las distintas formas en que se utiliza el término "inflamación" en inglés:

English	**Español**	**Examples** *(ejemplo)*
Swell	Inflamar/ Hinchar	If you don´t put ice on your hand, it´s going to swell up. *(Si no pones hielo en tu mano, se va a inflamar)*
Swollen	Inflamado/ hinchado	Your ankle looks very swollen. *(Tu tobillo se ve muy hinchado)*
Swelling	Inflamación/ Hinchazón	She only has a mild swelling around her right wrist. *(Solo tiene una leve inflamación alrededor de la muñeca derecha)*
Inflammation	Inflamación	Your doctor may prescribe you eye drops to help prevent infection and inflammation. *(Su médico puede recetarle gotas para los ojos para ayudar a prevenir infecciones e inflamación)*
Inflamed	Inflamado	The abdominal ultrasound shows an inflamed appendix. *(La ecografía abdominal muestra un apéndice inflamado)*

La palabra **"pulse"** se traduce como **"pulso"** y los diferentes tipos son los siguientes:

Localización

Axillary pulse	=	Pulso axilar
Brachial pulse	=	Pulso braquial
Radial pulse	=	Pulso radial
Ulnar pulse	=	Pulso cubital
Femoral pulse	=	Pulso femoral
Popliteal pulse	=	Pulso poplíteo
Dorsalis pedis pulse	=	Pulso pedio
Tibialis posterior pulse	=	Pulso tibial posterior
Carotid pulse	=	Pulso carotideo

Tipo

Pulsus bigeminus	=	Pulso bigeminado
Pulsus paradoxus	=	Pulso paradójico
Pulsus alternans	=	Pulso alternante
Pulsus bisferiens	=	Pulso bifásico
Dicrotic pulse	=	Pulso dicroto
Pulsus parvus et tardus	=	Pulso "parvus et tardus" ("parvus" se refiere a que es de poca amplitud, y "tardus", que el ascenso es lento)

"A 90-year-old man presents to the hospital with a 2-hour history of oppressive substernal chest pain. He reports that the symptoms were accompanied by sweating and nausea. The chest pain has been getting worse and radiates to his jaw and left arm. He appears diaphoretic."

Sweating	=	Sudoración/Transpiración
Sweat/perspiration	=	Sudor
Diaphoresis/diaphoretic	=	Diaforesis/diaforético(a)
Radiate	=	Irradiar

"A 60-year-old man is brought in by paramedics after fainting in his house. The next morning, he becomes lightheaded and loses consciousness while lying in the hospital's bed."

Faint/fainting	=	Desmayo/desmayarse
Lightheaded	=	Mareado(a)
lose consciousness	=	Perder la conciencia

"An 80-year-old woman presents to the ER with chest discomfort, jaw pain, palpitations, and nausea. She first noticed shortness of breath with exertion a few weeks ago. Cardiac examination reveals a mid-systolic murmur heard over the right upper sternal border."

Discomfort	=	Molestia/incomodidad/ dolor
Palpitations	=	Palpitaciones
Exertion	=	Esfuerzo
Heart murmur/bruit	=	Soplo cardíaco

Cuando hablamos del sistema cardiovascular, la palabra **"murmur"** se traduce como **"soplo".**

Systolic murmur	=	**Soplo sistólico**
Early systolic murmur	=	Soplo protosistólico
Mid-systolic murmur	=	Soplo mesosistólico
Late systolic murmur	=	Soplo telesistólico
Pansystolic/holosystolic murmur	=	Soplo pansistólico/ holos-istólico
Diastolic murmur	=	**Soplo diastólico**
Early diastolic murmur	=	Soplo protodiastólico
Mid-diastolic murmur	=	Soplo mesodiastólico
Late diastolic/presystolic murmur	=	Soplo telediastólico/ pre-sistólico
Continuous murmur	=	**Soplo continuo**

"A 6-year-old boy is brought into the ER by his parents after fainting in his house. The parents inform you that their son has been sick with diarrhea and vomit for the last week. The patient is lethargic and physical examination reveals clinical signs of dehydration: sunken eyes, dry mouth, no tears when crying, and dry skin."

Dehydration/dehydrated	=	Deshidratación/deshidratado(a)
Hydration/hydrated	=	Hidratación/hidratado(a)
Sunken eyes	=	Ojos hundidos
Dry mouth	=	Boca seca
Dry skin	=	Piel seca
Sticky skin/ sticky mouth	=	Piel pegajosa/boca pegajosa
Decreased skin turgor	=	Disminución de la turgencia de la piel
Tears	=	Lagrimas
Cry	=	Llanto/llorar
Thirst/thirsty	=	Sed/sediento

Las alteraciones del estado de consciencia se describen utilizando los siguientes términos:

Clouding of consciousness	=	Disminución del estado de consciencia
Confusional state	=	Estado confusional
Lethargy/lethargic	=	Letargia/letárgico(a)
Obtundation/obtunded	=	Obnubilación/ obnubilado(a)
Stupor/stuporous	=	Estupor/estuporoso(a)
Coma/comatose	=	Coma/comatoso(a)

El término **"fluid therapy"**, que se traduce como **"fluido terapia"**, se refiere a las soluciones intravenosas utilizadas en reanimación o para la aplicación de medicamentos y estas pueden ser de tres tipos:

Colloids	=	Coloides
Crystalloids	=	Cristaloides
Blood products	=	Productos sanguíneos

A su vez, las soluciones cristaloides se pueden subdividir en:

Hypotonic	=	Hipotónica
Isotonic	=	Isotónica
Hypertonic	=	Hipertónica

La **"solución salina normal"** o "cloruro de sodio 0.9% (NaCl 0.9%)" se traduce como **"0.9% Normal Saline** (**NS, 0.9% NaCl** or **NSS**)". La solución **"Ringer lactato"** se traduce como **"Lactated Ringer's solution** (**LR**)".

La **"solución glucosada"** o **"dextrosa"** se traduce como **"dextrose in water"** y dependiendo de su concentración puede ser **"dextrose 5% in water"**, **"dextrose 10% in water"** o **"dextrose 50% in water"** y se abrevia **"D5"** o **"D5W"**, **"D10"** o **"D10W"** y **"D50"** o **"D50W"** respectivamente.

Vocabulario			
English	**Español**	**English**	**Español**
1. Ablation	Ablación	27. Diuretic	Diurético
2. Aneurysm	Aneurisma	28. Dyslipidemia	Dislipidemia
3. Angina pectoris	Angina de pecho	29. Echocardiography	Ecocardiografía
4. Angiography	Angiografía	30. Edema	Edema
5. Angioplasty	Angioplastia	31. Electrocardiography	Electrocardiografía
6. Angiotensin-converting enzyme (ACE) inhibitor	Inhibidor de la enzima convertidora de angiotensina	32. Embolectomy	Embolectomía
		33. Embolism	Embolismo
		34. Embolus	Embolo
7. Angiotensin receptor blocker (ARB)	Bloqueador del receptor de angiotensina	35. Endocarditis	Endocarditis
		36. Extrasystole	Extrasístole
		37. Fibrillation	Fibrilación
8. Arrhythmia	Arritmia	38. Heart attack/ infarct	Ataque cardíaco/ infarto
9. Arteriosclerosis	Arterioesclerosis		
10. Atherosclerosis	Ateroesclerosis	39. Heart block	Bloqueo cardíaco
11. Beta-adrenergic blocking agent	Bloqueador betaadrenérgico	40. Heart failure	Falla cardíaca
		41. Hemorrhoid	Hemorroide

12. Blood pressure	Presión sanguínea	42. Hypertension	Hipertensión
13. Bradycardia	Bradicardia	43. Hypotension	Hipotensión
14. Calcium-channel blocker	Bloqueador de los canales de calcio	44. Intermittent claudication	Claudicación intermitente
15. Capillary refill time	Tiempo de llenado capilar	45. Ischemia	Isquemia
		46. Loop diuretic	Diurético de asa
16. Cardiac catheterization	Cateterización cardíaca	47. Myocardial infarction	Infarto de miocardio
17. Cardiac tamponade	Taponamiento cardíaco	48. Nitroglycerin	Nitroglicerina
		49. Occlusion	Oclusión
18. Cardiomyopathy	Cardiomiopatía	50. Occlusive vascular disease	Enfermedad vascular oclusiva
19. Cardiopulmonary resuscitation	Resucitación cardiopulmonar	51. Pacemaker	Marcapaso
20. Cardioversion	Cardioversión	52. Pallor	Palidez
21. Central venous pressure	Presión venosa central	53. Patent ductus arteriosus	Conducto arterioso persistente
22. Coarctation of the aorta	Coartación de la aorta	54. Perfusion	Perfusión
		55. Phlebitis	Flebitis
23. Cyanosis	Cianosis	56. Phlebotomy	Flebotomía
24. Defibrillation	Desfibrilación	57. Pitting edema	Edema con fóvea
25. Defibrillator	Desfibrilador	58. Statins	Estatinas
26. Digitalis	Digitálico	59. Streptokinase	Estreptoquinasa
60. Stress test	Prueba de estrés	65. Valsalva maneuver	Maniobra de Valsa
61. Tachycardia	Taquicardia	66. Valve prolapse	Prolapso valvular
62. Thrombosis	Trombosis	67. Varicose vein	Vena varicosa
63. Thrombus	Trombo	68. Vasodilator	Vasodilatador
64. Tissue plasminogen activator (tPA)	Activador tisular de plasminógeno	69. Vasospasm	Vasoespasmo
		70. Vegetation	Vegetación
		71. Tetralogy of Fallot	Tetralogía de Fallot

Resuelva los siguientes ejercicios:

Complete el crucigrama con la traducción correcta al inglés.

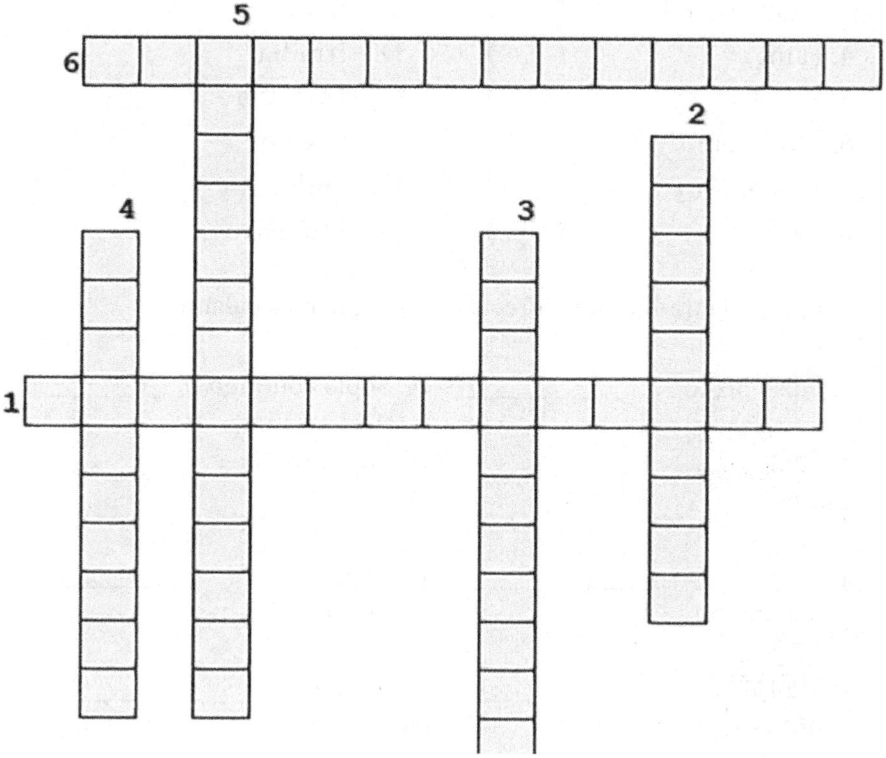

Nº	Definición
1	Desfibrilador
2	Flebotomía
3	Digitálico
4	Estreptoquinasa
5	Nitroglicerina
6	Estatinas

Relaciones las dos columnas:

1. Mild	( )	A.	Moderado
2. Radiate	( )	B.	Mareado
3. Lightheaded	( )	C.	Leve
4. Faint	( )	D.	Irradiar
5. Sweat	( )	E.	Molestia
6. Moderate	( )	F.	Severo
7. Discomfort	( )	G.	Sudor
8. Severe	( )	H.	Desmayo

Escriba la traducción correcta de las siguientes palabras:

9. Pulso pedio	___________	14. Soplo continuo	_____________
10. Pulso carotideo	___________	15. Soplo sistólico	_____________
11. Pulso bigeminado	___________	16. Soplo diastólico	_____________
12. Pulso paradójico	___________	17.Soplo pansistólico	_____________
13. Pulso alternante	___________	18. Soplo telesistólico	_____________

Complete los siguientes enunciados con la expresión correcta:

Pacemaker Mild Dehydration
Central venous pressure Physical exertion

19. It is just a ______________________________ headache. You´ll be OK.

20. The chest pain associated with angina usually begins with__________ ___________________.

21. The doctors had to implant a ______________________________ to control the patient´s arrhythmia.

22. ____ monitoring is generally useful to assess general volume status.

23. Not drinking enough water while pregnant can cause ___________________________.

Clinical aspects of blood, lymphatic and immune systems

"A 50-year-old woman presents with fatigue, decreased appetite, and a weight loss of 7 kg over the last four months. Physical examination reveals hepatomegaly. A peripheral blood smear showed abundant blast cells."

Weight loss	=	Pérdida de peso
Peripheral blood smear	=	Frotis de sangre periférica
Blast cells	=	Blastos

"A 55-year-old man comes to your office and complains of fatigue and palpitations when running. On physical examination, he has conjunctival pallor. A complete blood count revealed hypochromic microcytic anemia."

Conjunctival pallor	=	Palidez conjuntival
Normochromic	=	Normocrómica
Hypochromic	=	Hipocrómica
Anemia	=	Anemia

Dependiendo del tamaño de los eritrocitos encontrados en las muestras de sangre de pacientes con anemia, estos reciben los siguientes nombres:

Microcytes/microcytic anemia	=	Microcitos/ anemia microcítica
Normocytes/normocytic anemia	=	Normocitos/anemia normocítica
Macrocytes/macrocytic anemia	=	Macrocitos/ anemia macrocítica

De acuerdo con la etiología, la anemia se puede clasificar en distintos tipos:

Iron-deficiency anemia	=	Anemia por deficiencia de hierro
Aplastic anemia	=	Anemia aplásica
Pernicious anemia	=	Anemia perniciosa
Hemolytic anemia	=	Anemia hemolítica
Sickle cell anemia	=	Anemia de células falciformes (drepanocítica)

El término **"complete blood count"**, traducido como **"biometría o citometría hemática completa"**, está conformada por diversos elementos. A continuación, se muestran los más importantes y su abreviación en inglés:

English	Abbreviation	Español
Hematocrit	Ht, Hct	Hematocrito
Packed cell volume	PCV	volumen de células empaquetadas
Hemoglobin	Hb, Hgb	Hemoglobina
Red blood cell count	RBC	Conteo de glóbulos rojos (eritrocitos)
White blood cell count	WBC	Conteo de glóbulos blancos (leucocitos)
Differential count	Diff	Recuento diferencial de leucocitos
Absolute neutrophil count	ANC	Recuento absoluto de neutrófilos
Absolute lymphocyte count	ALC	Recuento absoluto de linfocitos
Absolute monocyte count	AMC	Recuento absoluto de monocitos
Absolute basophil count	ABC	Recuento absoluto de basófilos

Absolute eosinophil count	AEC	Recuento absoluto de eosinófilos
Platelet count	PLT, PLT Ct	Conteo plaquetario
Mean corpuscular volume	MCV	Volumen corpuscular medio
Mean corpuscular hemoglobin	MCH	Hemoglobina corpuscular media
Mean corpuscular hemoglobin concentration	MCHC	Concentración de hemoglobina corpuscular media

Cuando hablamos acerca de la **"transfusión sanguínea"**, traducido al inglés como **"blood transfusion"**, es importante tener en cuenta los siguientes términos:

Tipo de sangre

Type O blood	=	Sangre tipo O
Type A blood	=	Sangre tipo A
Type B blood	=	Sangre tipo B
Type AB blood	=	Sangre tipo AB

Factor Rhesus

Rh factor	=	Factor Rh
Rh-negative blood	=	Sangre Rh negativo
Rh-positive blood	=	Sangre Rh positivo

Los **"productos sanguíneos"** (traducido como **"blood products"**) más utilizados son los siguientes:

Whole blood	=	Sangre entera, completa o total

Packed red blood cells	=	Glóbulos rojos empacados/ concentrado de glóbulos rojos/concentrado eritrocitario/paquete globular
Fresh frozen plasma (thawed plasma)	=	Plasma fresco congelado (plasma descongelado)
Platelet concentrate	=	Concentrado plaquetario
Apheresis platelets	=	Aféresis plaquetaria
Cryoprecipitate	=	Criopreciptados

"A 45-year-old woman presents with fatigue, weight loss, and a lump in her neck. The patient has smoked three packs of cigarettes per day for the past 15 years. On physical examination, a 4 cm, firm, fixed, and nontender left submandibular mass is palpated."

Lump	=	Bulto/masa
Mass	=	Masa/bulto
Tumor	=	Tumor
Firm	=	Firme
Fixed	=	Fijo(a)
Pack of cigarettes	=	Paquete/cajetilla de cigarros
Smoking	=	Fumar
Binge drinking	=	Consumo excesivo de alcohol

"A 30-year-old woman comes to the ER with a 2-day history of fever and recurrent nosebleed. On examination, she has nail bed hemorrhages, ecchymotic lesions on the palms, and small petechiae on the soft palate mucosa."

Nosebleed/epistaxis	=	Hemorragia nasal/epistaxis
Hemorrhage	=	Hemorragia
Ecchymosis	=	Equimosis

Petechia/petechiae	=	Petequia/petequias
Purpura	=	Purpura
Bruise	=	Moretón/ hematoma

Vocabulario

English	Español	English	Español
1. Agranulocytosis	Agranulocitosis	27. Leukocytosis	Leucocitosis
2. Allergen	Alergeno	28. Lymphadenitis	Linfadenitis
3. Allergy	Alergia	29. Lymphadenopathy	Linfadenopatía
4. Anaphylactic reaction	Reacción anafiláctica	30. Lymphangitis	Linfangitis
		31. Lymphedema	Linfedema
5. Angioedema	Angioedema	32. Lymphoma	Linfoma
6. Anticoagulant	Anticoagulante	33. Lymphoid	Linfoide
7. Autoimmune disease	Enfermedad autoinmune	34. Myelodysplastic syndrome	Síndrome mielodisplásico
8. Bicytopenia	Bicitopenia	35. Myeloid	Mieloide
9. Bleeding time (BT)	Tiempo de sangría	36. Multiple myeloma	Mieloma múltiple
10. Cross-matching	Pruebas cruzadas	37. Non-Hodgkin lymphoma	Linfoma no Hodgkin
11. Cytopenia	Citopenia		
12. Desensitization	Desensibilización	38. Pancytopenia	Pancitopenia
13. Disseminated intravascular coagulation	Coagulación intravascular diseminada	39. Partial thromboplastin time (PTT)	Tiempo parcial de tromboplastina
14. Graft versus host reaction	Enfermedad de injerto contra huésped	40. Polycythemia	Policitemia
		41. Prothrombin time (PT)	Tiempo de protrombina
15. Hemolysis	Hemolisis	42. Reticulocyte count	Conteo de reticulocitos
16. Hemopathy	Hemopatía		

17. Hemophilia	Hemofilia	43. Septicemia	Septicemia
18. Hypersensitivity reaction	Reacción de hipersensibilidad	44. Systemic lupus erythematosus	Lupus eritematoso sistémico
19. Heparin	Heparina	45. Thalassemia	Talasemia
20. Homologous blood	Sangre homóloga	46. Thrombocytopenia	Trombocitopenia
21. Hypoalbuminemia	Hipoalbuminemia	47. Thrombocytosis	Trombocitosis
22. Immunization	Inmunización	48. Thrombolytic	Trombolítico
23. Immunodeficiency	Inmunodeficiencia	49. Tonsillectomy	Amigdalectomía
24.Immunosuppression	Inmunosupresión	50. Urticaria	Urticaria
25. Leukemia	Leucemia	51. Vaccination	Vacunación
26. Leukocytopenia	Leucocitopenia	52. Vaccine	Vacuna

1. Weight loss	( )	A.	Palidez
2. Blast cells	( )	B.	Pérdida de peso
3. Pallor	( )	C.	Sangre total
4. Whole blood	( )	D.	Fijo
5. Lump	( )	E.	Blastos
6. Fixed	( )	F.	Moretón
7. Bruise	( )	G.	Vacuna
8. Vaccine	( )	H.	Bulto

Relaciones las dos columnas:

Escriba la traducción correcta de las siguientes palabras:

9. Hematocrito	____________	14. Crioprecipitados	____________
10. Hemoglobina	____________	15. Pruebas cruzadas	____________
11. Conteo plaquetario	____________	16. Vacunación	____________
12. Hipocrómico(a)	____________	17.Sangre homóloga	____________
13. Microcítica	____________	18. Linfoide	____________

Complete los siguientes enunciados con la expresión correcta:

Bruise **Iron deficiency** **Chemotherapy**
Allergic **immunosuppression**

19. ____is the most common nutritional disorder in the world.

20. Hematoma is the medical word for ______________________________.

21. Prolonged use of prednisone can cause ___________________________.

22. _____________________________is an effective way of treating leukemia.

23. People who are _________________ to shellfish should avoid eating shrimps.

Clinical aspects of the musculoskeletal system

"A 20-year-old woman is brought to the ER after falling off her fourth-floor apartment balcony. The patient suffered blunt chest trauma, a right-sided open femoral shaft fracture, and a left-sided closed tibial shaft fracture."

Blunt trauma	=	Traumatismo cerrado
Penetrating trauma	=	Traumatismo abierto o penetrante.

Cuando nos referimos a las **"fracturas"** (traducido como **"fractures"**), estas pueden ser de dos tipos dependiendo de si hay o no la presencia de una herida en piel con exposición del hueso hacía el exterior:

Open or compound fracture	=	Fractura expuesta o abierta
Closed fracture	=	Fractura cerrada

Dependiendo de sus características y etiología, las fracturas se pueden clasificar en:

Comminuted fracture	=	Fractura conminuta
Compression fracture	=	Fractura por compresión
Greenstick fracture	=	Fractura en tallo verde
Impacted fracture	=	Fractura impactada
Oblique fracture	=	Fractura oblicua
Spiral fracture	=	Fractura espiroidea
Transverse fracture	=	Fractura transversa

Las fracturas se pueden manejar de distintas maneras y las que se enlistan a continuación, son las más comunes:

Casting	=	Inmovilización con yeso completo o circular
Splinting	=	Inmovilización con férula
Traction	=	Tracción

External fixation	=	Fijación externa
Internal fixation	=	Fijación interna
Fracture reduction	=	Reducción de la fractura
Fracture stabilization	=	Estabilización de la fractura
Debridement	=	Desbridamiento

"A 62-year-old man presents with moderate left knee pain and fever. Physical examination demonstrates a swollen left knee with a limited range of motion. Synovial fluid is drawn from the left knee."

Range of motion	=	Rango de movimiento
Draw blood	=	Extraer sangre
Draw synovial fluid	=	Extraer liquido sinovial

"A 40-year-old woman presents with stiffness, reduced mobility, and pain in her left shoulder. The patient reports that the pain is worse in the morning and typically resolves within a few hours. Physical examination is unremarkable, and no swelling or redness is noted over her left shoulder."

Mobility	=	Movilidad
Redness	=	Enrojecimiento

"A 30-year-old woman presents with lower back pain. The pain is exacerbated with movement, but not relieved entirely by rest. He is unable to recall any inciting event."

Movement	=	Movimiento
Rest	=	Reposo
inciting event	=	Evento incitante/inducir/ provocar

"60-year-old man with a history of type 2 diabetes mellitus presents with severe right-sided foot pain for the last two weeks. The patient has had difficulty ambulating and must use crutches now due to the pain. Physical examination demonstrates a severely deformed right foot, and x-rays showed extra-articular bone fragments, osteophytes, and several effusions in the small joints of the right foot."

Ambulate	=	Deambular
Crutches	=	Muletas
Deformed	=	Deforme/deformado
Osteophytes	=	Osteofitos
Effusion	=	Derrame

"A 15-year-old boy comes to your office with a swollen and erythematous left ankle. He says that he twisted his ankle at a basketball game."

Erythema/erythematous	=	Eritema/eritematoso
Twist/twisted	=	Torcer/torcido
Sprain	=	Esguince (ligamento)
Strain	=	Desgarro (tendón o músculo)

Vocabulario			
English	**Español**	**English**	**Español**
1. Amyotrophic lateral sclerosis	Esclerosis lateral amiotrófica	17. Muscular dystrophy	Distrofia muscular
		18. Myasthenia gravis	Miastenia grave
2. Arthritis	Artritis	19. Osteoarthritis	Osteoartritis
3. Arthrosis	Artrosis	20. Osteomyelitis	Osteomielitis
4. Asterixis	Asterixis	21. Physical therapy	Terapia física
5. Asthenia	Astenia	22. Polymyositis	Polimiositis
6. Athetosis	Atetosis	23. Rhabdomyolysis	Rabdomiólisis
7. Atrophy	Atrofia	24. Rhabdomyoma	Rabdomioma
8. Avulsion	Avulsión	25.Rhabdomyosarcoma	Rabdomiosarcoma
9. Clonus	Clonus	26. Rheumatism	Reumatismo
10. Contracture	Contractura	27. Spasm	Espasmo

11. Creatine kinase	Creatina quinasa	28. Spasticity	Espasticidad
12. Dermatomyositis	Dermatomiositis	29. Tendinitis	Tendinitis
13. Electromyography	Electromiografía	30. Tenosynovitis	Tenosinovitis
14. Fasciculation	Fasciculación	31. Tetanus	Tétano
15. Fibromyalgia	Fibromialgia	32. Tetany	Tetania
16. Fibromyositis	Fibromiositis	33. Torticollis	Torticolis

Escriba la traducción correcta de las siguientes palabras:

1. Electromiografía ____________ 6. Atrofia ____________

2. Reumatismo ____________ 7. Astenia ____________

3. Creatina quinasa ____________ 8. Osteofitos ____________

4. Distrofia muscular ____________ 9. Desbridamiento ____________

5. Rabdomioma ____________ 10. Contractura ____________

Complete los siguientes enunciados con la expresión correcta:

Penetrating trauma **Strain** **Traction**
Mobility **Twisted**

11. He ________________________ his ankle during football practice.
12. The doctors had to use ropes weighted with water bottles to apply ______________________to the leg of the patient to stabilize and realign the fracture.
13. You must exercise regularly to restore strength and ________________________ to your hip.
14. A muscle ______________________ can cause pain and may limit movement within the affected muscle group.
15. The most common causes of__________________________ are gunshots and stab wounds.

Encuentre la traducción correcta al inglés de las siguientes palabras:

Fractura **Polimiositis** **Rabdomiólisis** **Tetania** **Espasticidad** **Osteoartritis** **Espasmo** **Derrame**

A	S	M	Ñ	E	L	V	S	W	S	F	C	E	Q	G	H	O
K	Ñ	V	C	A	S	F	M	P	Q	R	T	H	J	K	U	S
I	O	P	Ñ	L	M	S	B	O	A	J	G	H	Y	T	T	T
Q	Q	F	T	A	F	P	E	L	I	S	U	T	A	U	S	E
E	M	Y	T	E	T	A	N	Y	W	E	M	X	C	V	E	O
F	A	S	T	H	I	W	U	M	O	V	T	J	Q	P	S	A
F	M	Z	C	P	Ñ	O	R	Y	N	D	S	A	N	L	J	R
U	U	X	Q	O	I	M	B	O	R	P	T	U	Y	O	U	T
S	D	U	G	N	O	Q	X	S	W	L	C	A	M	G	P	H
I	P	O	D	I	A	Z	A	I	F	F	S	C	U	P	Ñ	R
O	Y	S	J	F	R	A	C	T	U	R	E	Y	X	B	A	I
N	R	W	F	Ñ	I	L	U	I	V	L	H	U	Z	W	E	T
C	Ñ	Y	R	X	E	X	T	S	P	J	A	G	E	K	L	I
W	H	I	G	O	D	Y	X	Z	V	A	D	V	W	A	P	S
H	O	R	K	Q	C	R	V	C	Q	H	C	K	L	S	Ñ	J
K	B	E	B	R	O	Y	C	A	X	L	P	Z	E	M	Q	C
R	H	A	B	D	O	M	Y	O	L	Y	S	I	S	L	F	N
P	X	C	J	U	F	A	N	R	B	H	U	S	M	I	V	Ñ
Ñ	A	G	H	Y	P	P	R	T	Ñ	J	Y	U	Ñ	A	N	Y
A	S	G	H	E	X	Q	S	P	A	S	T	I	C	I	T	Y

Clinical aspects of the endocrine system

"A 25-year-old woman presents with heat intolerance, weight loss, tremors, and diarrhea. On physical examination, she has fine-straight hair, bulging eyes, and an enlarged thyroid gland."

En el caso anterior, se presenta a una mujer de 29 años quien acude por presentar síntomas compatibles con **"hipertiroidismo"** (traducido al inglés como **"hyperthyroidism"**). Los signos y síntomas más asociados con esta enfermedad y los términos utilizados para describirlos son los siguientes:

Fine-straight hair	=	Cabello fino y liso
Thinning of hair	=	Adelgazamiento del cabello
Bulging eyes	=	Ojos saltones
Exophthalmos	=	Exoftalmos
Enlarged thyroid gland	=	Glándula tiroides agrandada
Goiter	=	Bocio
Facial flushing	=	Rubor facial
Blushing	=	Sonrojarse/ruborizarse
Heath intolerance	=	Intolerancia al calor
Nervousness	=	Nerviosismo
Finger clubbing	=	Acropaquía/ dedos hipocráticos/ dedos en palillos de tambor
Gynecomastia	=	Ginecomastia

Las enfermedades que más se asocian con hipertiroidismo son las siguientes:

Graves' disease	=	Enfermedad de Graves
Toxic multinodular goiter	=	Bocio multinodular tóxico
Toxic thyroid adenoma	=	Adenoma tiroideo tóxico
Thyrotoxicosis factitia	=	Tirotoxicosis ficticia

"A 20-year-old woman presents with cold intolerance, weight gain, fatigue, and irregular menstrual periods for the last eight months. On physical

examination, you notice dry hair, puffy face with dry skin, and periorbital edema."

Hypothyroidism	=	Hipotiroidismo
Hashimoto's thyroiditis	=	Tiroiditis de Hashimoto
Weight gain	=	Aumento de peso
Dry hair	=	Cabello seco
Coarse hair	=	Pelo grueso
Sparse hair	=	Cabello escaso
Brittle hair	=	Cabello quebradizo
Puffy face	=	Cara hinchada
Myxedema	=	Mixedema

"A 25-year-old woman presents with increased hair growth over her torso and face for the last four months. She reports that she is looking more "masculine" and has developed acne and a lower voice."

Hair growth	=	Crecimiento de vello
Hirsutism	=	Hirsutismo
Masculine	=	Masculino
Virilization	=	Virilización
Lower/deep voice	=	Voz profunda/grave
Ambiguous genitalia	=	Genitales ambiguos
Male-pattern baldness	=	Calvicie de patrón masculino
Bald	=	Calvo(a)
Delayed puberty	=	Pubertad retrasada
Poor growth	=	Pobre/poco/ escaso crecimiento
Failure to thrive	=	Retraso del crecimiento

"A 28-year-old man presents with polydipsia, polyuria, and polyphagia for the last six weeks. The patient reports that he has fasted for this visit, and laboratory results reveal elevated blood glucose levels."

Polydipsia	=	Polidipsia
Polyuria	=	Poliuria
Polyphagia	=	Polifagia
Increased appetite	=	Aumento del apetito
Excessive/insatiable hunger	=	Hambre en exceso/insaciable
Hyperglycemia	=	Hiperglicemia
Hypoglycemia	=	Hipoglicemia
Glycated hemoglobin (HbA1c)	=	Hemoglobina glicosilada

"A 40-year-old woman, who has been taking prednisone for the last two months, presents weight gain, fatigue, and easy bruising. Physical examination reveals the presence of red striations on her abdomen, central obesity, thin skin, round face, and a hump on the upper back between the shoulder blades."

Fat pads	=	Almohadillas/depósitos de grasa
Buffalo hump	=	Joroba/ giba de búfalo
Striations	=	Estrías
Central obesity	=	Obesidad central
Round	=	Redondo(a)
Moon face	=	Cara de luna llena
Water retention	=	Retención de agua
Pendulous abdomen	=	Abdomen péndulo
Thin skin	=	Piel delgada

"A 40-year-old man comes to your office presenting enlargement of hands and feet in the past five years. During physical examination, you notice coarse facial features, prominent supraorbital ridges, prognathism, macroglossia with thick lips, large ears, and fleshy nose."

Enlargement	=	Agrandamiento
Coarse	=	Grueso(a)/tosco(a)
Supraorbital ridges	=	Crestas supraorbitarias

Prominent	=	Prominente
Prognathism	=	Prognatismo
Macroglossia	=	Macroglosia
Thick	=	Grueso
Flesh/fleshy	=	Carne/carnoso(a)
Widened nose	=	Nariz ensanchada

Vocabulario

English	Español	English	Español
1. Acromegaly	Acromegalia	15. Hypopituitarism	Hipopituitarismo
2. Addison disease	Enfermedad de Addison	16. Impaired glucose tolerance	Disminución en la tolerancia a la glucosa
3. Aldosteronism	Aldosteronismo		
4. Cushing disease	Enfermedad de Cushing	17. Insulin resistance	Resistencia a la insulina
5. Cushing syndrome	Síndrome de Cushing	18. Ketoacidosis	Cetoacidosis
		19. Ketosis	Cetosis
6. Diabetes insipidus	Diabetes insípida	20. Metabolic syndrome	Síndrome metabólico
7. Diabetes mellitus	Diabetes mellitus		
8. Dwarfism	Enanismo	21. Multiple endocrine Neoplasia	Neoplasia endocrina múltiple
9. Endocrinopathy	Endocrinopatía		
10. Fasting	Ayuno/ayunar	22.Pheochromocytoma	Feocromocitoma
11. Gigantism	Gigantismo	23. Prediabetes	Prediabetes
12. Glycosuria	Glucosuria	24. Thyroid storm	Tormenta tiroidea
13.Hyperparathyroidism	Hiperparatiroidismo	25. Thyrotoxicosis	Tirotoxicosis
14. Hypoparathyroidism	Hipoparatiroidismo	26. Radioimmunoassay	Radioinmunoensayo

1. Goiter	( )	A.	Cabello quebradizo
2. Brittle hair	( )	B.	Calvicie
3. Baldness	( )	C.	Acropaquía
4. Striations	( )	D.	Bocio
5. Finger clubbing	( )	E.	Cara hinchada
6. Sparse hair	( )	F.	Retraso del crecimiento
7. Puffy face	( )	G.	Cabello escaso
8. Failure to thrive	( )	H.	Estrías

Relaciones las dos columnas:

Escriba la traducción correcta de las siguientes palabras:

9. Cetoacidosis	____________	14. Cetosis	____________
10. Feocromocitoma	____________	15. Glucosuria	____________
11. Hipoparatiroidismo	____________	16. Insulina	____________
12.Radioinmunoensayo	____________	17. Enanismo	____________
13. Tormenta tiroidea	____________	18. Exoftalmos	____________

Complete los siguientes enunciados con la expresión correcta:

Polyphagia **Fasting** **Ketoacidosis**
Delayed puberty **Deeper voice**

19. ______________________________ and diet can help you control your blood glucose levels.
20. Symptoms of diabetes include polydipsia, polyuria, and ______________________________.
21. During puberty, teenage boys develop a ______________________.
22. Mary is 17 years old, and she hasn't had her first menstrual period yet. The doctor diagnosed her with ______________________________.
23. Diabetic ______________________________________ is a life-threatening condition that affects people with diabetes.

Clinical aspects of the urogenital system

"A 28-year-old woman presents to the hospital with a 3-day history of nausea, fever, and abdominal pain. Routine laboratory values are drawn, which show a blood urea nitrogen (BUN) and creatinine of 50 mg/dL and 3.0 mg/dL, respectively."

Dentro de las pruebas utilizadas para valorar la función renal, se encuentra el **"examen general de orina"** o **"análisis de orina"**, traducido al inglés como **"urinalysis"**. Este estudio se lleva a cabo en tres etapas:

Visual exam	=	Examen visual
Urine dipstick test	=	Análisis con tira reactiva de orina
Microscopic exam	=	Examen microscópico

En el "examen visual" se analizan las características físicas que el químico puede observar a simple vista.

	Appearance *(aspecto)*	
Cloudy	=	Turbio
Turbid	=	Turbio
Clear	=	Claro
	Color *(color)*	
Dark	=	Oscuro
Light	=	Claro
Colorless	=	Incoloro
	Odor *(olor)*	
Sweet or fruity odor	=	Olor dulce o a fruta
Maple syrup odor		Olor a jarabe de maple
Musty or mousy odor	=	Olor a moho
Sweaty feet odor	=	Olor a pies sudorosos
Fishy odor	=	Olor a pescado

En el "análisis de orina con tiras reactivas" se analizan las características químicas de la orina.

Acidity, pH	=	Acidez, pH
Density (Specific gravity)	=	Densidad (Gravedad específica)
Glucose	=	Glucosa
Bilirubin	=	Bilirrubina
Ketones	=	Cetonas
Occult blood	=	Sangre oculta
Protein	=	Proteínas
Nitrites	=	Nitritos
Leukocyte esterase	=	Esterasa leucocitaria

En el "examen microscópico" se observa una muestra de orina a través de un microscopio.

White blood cells (WBC)	=	Leucocitos
Red blood cells (RBC)	=	Eritrocitos
Bacteria	=	Bacterias
Yeast	=	Levaduras
Crystals	=	Cristales
Casts	=	Cilindros
Epithelial cells	=	Células epiteliales

Otras pruebas de laboratorio útiles para analizar la función renal son las siguientes:

Urea	=	Urea
Creatinine	=	Creatinina
Uric acid	=	Ácido úrico
Blood urea nitrogen (BUN)	=	Nitrógeno ureico en sangre

"A 24-year-old woman comes to your office complaining of dysuria, fever, and incontinence for the past five days."

Dysuria	=	Disuria
Urinary urgency	=	Urgencia urinaria
Urinary frequency	=	Polaquiuria
Urine culture	=	Cultivo de orina
Blood culture	=	Cultivo de sangre

El término **"incontinencia urinaria"**, traducido al inglés como **"urinary incontinence"**, se refiere a la disminución de la capacidad para controlar la salida de orina y esta se puede clasificar en varios tipos dependiendo de su etiología y características:

Stress incontinence	=	Incontinencia de esfuerzo
Overactive bladder/ urge incontinence	=	Vejiga hiperactiva/ incontinencia de urgencia
Mixed incontinence	=	Incontinencia mixta
Overflow incontinence	=	Incontinencia por rebosamiento
Functional incontinence	=	Incontinencia funcional
Reflex incontinence	=	Incontinencia refleja

"A 7-year-old boy is brought to your office by his parents because he has been presenting sleep terrors and bedwetting every other night for the last month. He had been fully toiled trained by age five."

Bedwetting	=	Mojar/orinarse en la cama
Enuresis	=	Enuresis
Toilet training/ toilet trained	=	Entrenamiento para ir al baño/ entrenado para ir al baño
Sleep terrors/ night terrors	=	Terrores nocturnos

"A 72-year-old man presents to your office referring gross hematuria for the last two days. He says that he first noticed the presence of blood clots in the urine and a weak urine stream."

Microscopic hematuria	=	Hematuria microscópica
Gross or macroscopic hematuria	=	Hematuria macroscópica
Blood clot	=	Coágulo de sangre
Urinary retention	=	Retención urinaria
Urinary hesitation/ urinary hesitancy	=	Titubeo o tardarse para comenzar a orinar
Post-void dribbling	=	Goteo postmiccional
Weak urine stream/ weak urine flow	=	Flujo débil de orina

"A 25-year-old patient presents to your clinic at 30 weeks GA complaining of decreased fetal movement for two days. You are unable to auscultate fetal heart tones. Office US confirms fetal demise."

Gestational age (GA)	=	Edad gestacional
Fetal movements	=	Movimientos fetales
Demise	=	Fallecimiento
Fetal demise/fetal death/ stillbirth	=	Muerte fetal/óbito

"A 25-year-old patient presents to your clinic at 17 weeks GA complaining of moderate vaginal bleeding and abdominal pain. A miscarriage is diagnosed on an ultrasound scan. Dilation and curettage are performed with no complications."

Abortion	=	Aborto
Miscarriage/ spontaneous abortion	=	Aborto espontaneo
Medical abortion	=	Aborto con medicamentos
Surgical abortion	=	Aborto quirúrgico
Curettage	=	Legrado/curetaje

"A 30-year-old patient comes to your office complaining of heavy vaginal bleeding seven days after her period, moderately stained three pads, and then stopped. She otherwise feels well and is in good general health. Her menses are usually regular, occurring every 28 days and lasting for three days."

Sanitary pad/ pad	=	Toalla sanitaria/toalla femenina
Tampon	=	Tampón
Menstrual cup		Copa menstrual
Menstrual period/ period	=	Período menstrual/período
Vaginal bleeding	=	Sangrado vaginal
Menorrhea	=	Menorrea

Existen diversos términos que se utilizan para describir los trastornos menstruales:

Premenstrual syndrome (PMS)	=	Síndrome premenstrual
Dysmenorrhea	=	Dismenorrea
Spotting	=	Sangrado leve/manchado
Hypermenorrhea	=	Hipermenorrea
Hypomenorrhea	=	Hipomenorrea
Oligomenorrhea	=	Oligomenorrea
Amenorrhea	=	Amenorrea
Polymenorrhea	=	Polimenorrea
Metrorrhagia	=	Metrorragia
Menorrhagia	=	Menorragia
Menometrorrhagia	=	Menometrorragia

"A 30-year-old patient comes to your office complaining of white, cottage cheese-like vaginal discharge."

Vaginal discharge	=	Flujo vaginal/secreción vaginal

"A 27-year-old man comes to your office complaining of dysuria, fever, abdominal pain, and urethral discharge for the last four days."

Urethral discharge	=	Descarga uretral
Urethritis	=	Uretritis
Sexually transmitted diseases (STDs)	=	Enfermedades de transmisión sexual

Vocabulario

English	Español	English	Español
1. Anorchia/ anorchism	Anorquia	34. Hydrocele	Hidrocele
2. Anuresis	Anuresis	35. Hydronephrosis	Hidronefrosis
3. Anuria	Anuria	36. Hyperkalemia	Hiperpotasemia
4. Azotemia	Azoemia	37. Hypernatremia	Hipernatremia
5. Bacteriuria	Bacteriuria	38. Hypokalemia	Hipocalemia
6. Balanitis	Balanitis	39. Hyponatremia	Hiponatremia
7. Benign prostatic hyperplasia	Hiperplasia prostática benigna	40. Hypoproteinemia	Hipoproteinemia
		41. Hypospadias	Hipospadias
8. Birth control Pills/ shot/ patch/ ring	Pastillas/inyección/ parche/ anillo anticonceptivo	42. Hypovolemia	Hipovolemia
		43. Impotence	Impotencia
		44. Infertility	Infertilidad
9. Cephalopelvic disproportion	Desproporción cefalopélvica	45. Inguinal hernia	Hernia inguinal
10. Circumcision	Circuncisión	46. Intrauterine device	Dispositivo intrauterino
11. Colposcope	Colposcopio	47. Leucorrhea	Leucorrea
12. Condom	Condón	48. Lithotomy	Litotomía
13. Cryptorchidism	Criptorquidia	49. Lithotripsy	Litotripsia
14. Cystitis	Cistitis	50. Mammography	Mamografía
15. Cystocele	Cistocele	51. Mammoplasty	Mamoplastia

16. Cystoscope	Cistoscopio	52. Mastectomy	Mastectomía
17. Dialysis	Diálisis	53. Mastitis	Mastitis
18. Dyspareunia	Dispareunia	54. Method of birth control	Método anticonceptivo
19. Eclampsia	Eclampsia		
20. Ectopic pregnancy	Embarazo ectópico	55. Nephrolithiasis	Nefrolitiasis
21. Endometriosis	Endometriosis	56. Nephrosis	Nefrosis
22. Epididymitis	Epididimitis	57. Nephrotic syndrome	Síndrome nefrótico
23. Episiotomy	Episiotomía		
24. Epispadias	Epispadias	58. Neurogenic bladder	Vejiga neurogénica
25. Erectile dysfunction	Disfunción eréctil		
26. Fibrocystic disease of the breast	Enfermedad fibroquística de las mamas	59. Nocturia	Nocturia
		60. Oligohydramnios	Oligohidramnios
		61. Oliguria	Oliguria
27. Galactorrhea	Galactorrea	62. Oophorectomy	Ooforectomía
28. Glomerulonephritis	Glomerulonefritis	63. Orchidopexy	Orquidopexia
29. Hemodialysis	Hemodiálisis	64.Orchiepididymitis	Orquiepididimitis
30. Herniorrhaphy	Herniorrafía	65. Orchitis	Orquitis
31. Hysterectomy	Histerectomía	66. Pap smear	Prueba de Papanicolau/ citología vaginal
32. Horseshoe kidney	Riñón en herradura		
33. Hydramnios	Polihidramnios		
67. Pelvic inflammatory disease	Enfermedad inflamatoria pélvica	81. Renal transplantation	Trasplante renal
68. Peritoneal dialysis	Diálisis peritoneal	82.Seminoma	Seminoma
69. Phimosis	Fimosis	83. Speculum	Especulo
70. Placenta previa	Placenta previa	84. Spermatocele	Espermatocele

71. Placental abruption	Desprendimiento prematuro de placenta	85. Spermicide	Espermicida
		86. Sterility	Esterilidad
72. Polycystic kidney disease	Enfermedad poliquística renal	87. Tubal ligation	Ligadura de trompas/ salpingoclasia
73. Priapism	Priapismo		
74. Prostatectomy	Prostatectomía	88. Ureterocele	Ureterocele
75. Prostatitis	Prostatitis	89. Urinary stasis/ urinary stagnation	Estasis urinaria
76. Proteinuria	Proteinuria		
77. Puerperal infection	Infección puerperal	90. Vaginitis	Vaginitis
78. Pyelectasis	Pielectasia	91. Vaginosis	Vaginosis
79. Pyelonephritis	Pielonefritis	92. Varicocele	Varicocele
80. Pyuria	Piuria	93. Vasectomy	Vasectomía

Complete el crucigrama con la traducción correcta al inglés de las siguientes palabras

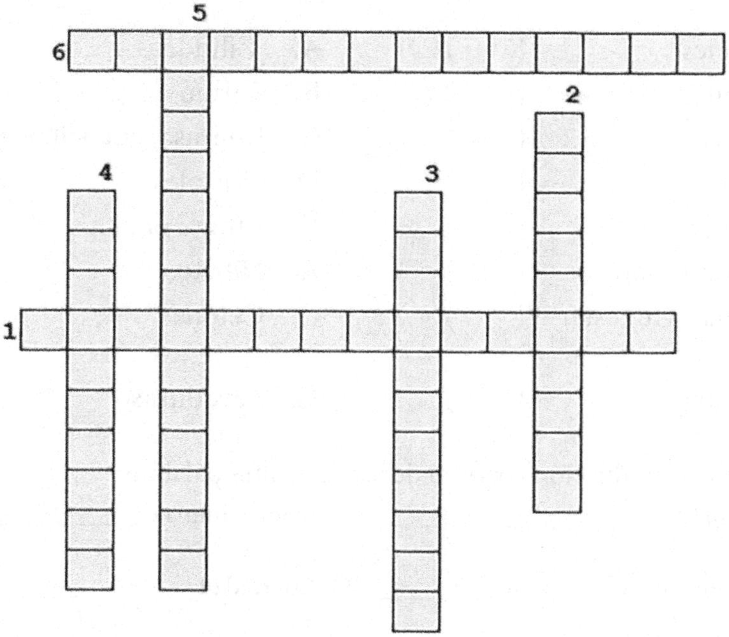

Nº	Definición
1	Criptorquidia
2	Espermicida
3	Orquidopexia
4	Polihidramnios
5	Pielonefritis
6	Hipermenorrea

Relaciones las dos columnas:

1. Ketones	( )	A.	Cilindros
2. Nitrites	( )	B.	Turbio
3. Casts	( )	C.	Esterasa leucocitaria
4. Yeast	( )	D.	Cristales
5. Cloudy	( )	E.	Sangre oculta
6. Occult blood	( )	F.	Nitritos
7. Leukocyte esterase	( )	G.	Cetonas
8. Crystals	( )	H.	Levaduras

Escriba la traducción correcta de las siguientes palabras:

9. Litotripsia	______________	14. Ooforectomía	______________
10. Histerectomía	______________	15. Esterilidad	______________
11. Herniorrafía	______________	16. Polaquiuria	______________
12.Hemodiálisis	______________	17. Ácido úrico	______________
13. Orquiepididimitis	______________	18. Creatinina	______________

Complete los siguientes enunciados con la expresión correcta:

Musty **Ectopic pregnancy** **Circumcised** **Vaginal**
Speculum **Oligohydramnios**

19. The doctor will use a ________________________________ to spread and hold open your vaginal walls during the pelvic exam.
20. The patient's urine had a characteristic ______________________ odor.
21. Most US adult men are ____________________________________.
22. A full-term male infant was born via emergency cesarean section due to severe ____________________________________.
23. A ruptured ________________________________ is a life-threatening medical emergency.

Clinical aspects of the integumentary system

"A 14-year-old girl presents with a 2-day history of several small, erythematous papules and plaques on her torso and back."

Las lesiones dermatológicas se clasifican como **"primarias"** si aparecen sobre piel previamente sana.

Primary skin lesions

Macule	=	Mácula
Patch	=	Parche
Plaque	=	Placa
Papule	=	Pápula
Nodule	=	Nódulo
Wheal	=	Roncha
Vesicle	=	Vesícula
Bulla/bullae	=	Bula/bulas
Blister	=	Vesícula o bulla
Pustule	=	Pústula
Cyst	=	Quiste
Abscess	=	Absceso

"A 22-year-old man presents with a 7-day history of several small and scaling erythematous papules on all of his four limbs."

Las lesiones dermatológicas se clasifican como "secundarias" si se presentan sobre piel previamente afectada por una lesión primaria.

Secondary skin lesions

Scales/scaling	=	Escamas/descamación
Crust/scab	=	Costra
Fissure	=	Fisura

Ulcer	=	Úlcera
Scar	=	Cicatriz
Atrophy	=	Atrofia
Erosion	=	Erosión
Sclerosis	=	Esclerosis

Lesiones de la piel

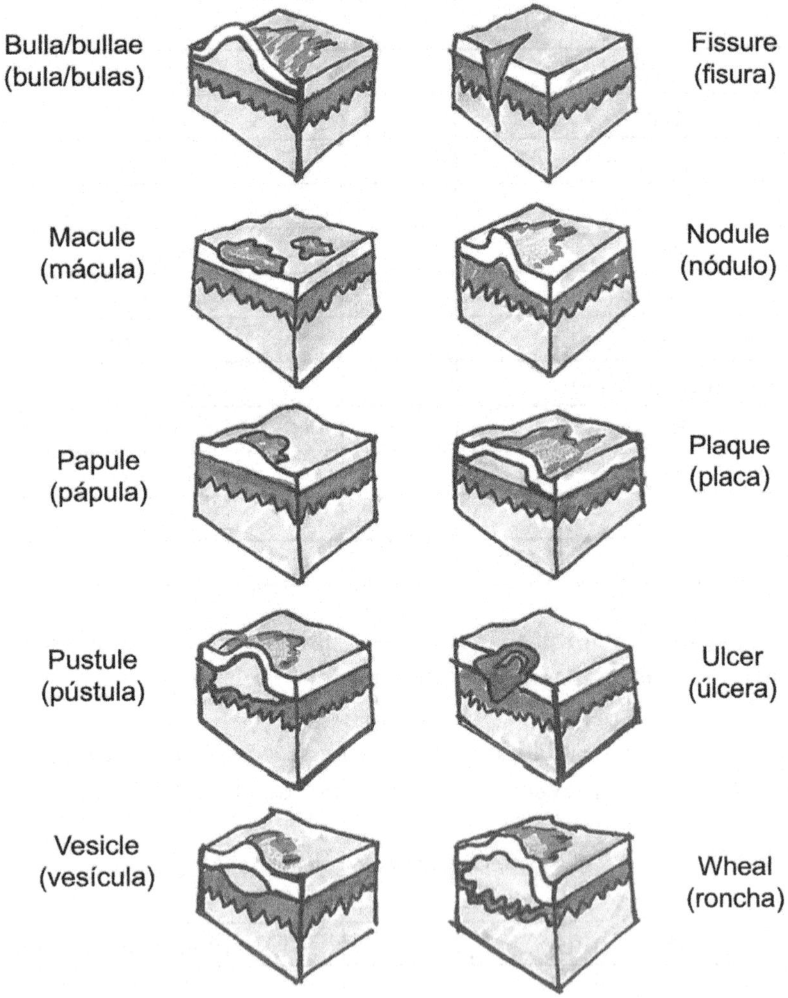

Algunos términos empleados para describir la distribución con que se presentan las lesiones cutáneas son los siguientes:

Localized	=	Localizado(a)
Disseminated	=	Diseminado(a)
Generalized	=	Generalizado(a)
Unilateral	=	Unilateral
Bilateral	=	Bilateral
Symmetrical	=	Simétrico(a)
Asymmetrical	=	Asimétrico(a)
Sun-exposed areas	=	Zonas expuestas al sol
Intertriginous	=	Intertriginoso

"A 4-year-old boy developed rhinorrhea, fever, non-productive cough, pink eye, and a facial rash, which proceeded to spread to his trunk seven days before admission. Physical examination showed grouped, white lesions on the buccal mucosa (Koplik's spots)."

Rash	=	Erupción/sarpullido
Outbreak	=	Brote/erupción
Grouped	=	Agrupar/Agrupado
Spread	=	Extenderse/propagarse
Spots	=	Manchas
Stain	=	Mancha

El término **"exantemas virales"**, traducido al inglés como **"viral exanthems"**, se refiere a un grupo de enfermedades de etiología viral que usualmente afectan a la población infantil, caracterizadas por fiebre y erupción cutánea. Entre las más importantes se encuentran las siguientes:

Rubella/German measles	=	Rubéola
Erythema infectiosum/ fifth disease	=	Eritema infeccioso/ quinta enfermedad
Roseola	=	Roséola
Varicella/chickenpox	=	Varicela

Herpes zoster/ shingles	=	Herpes zóster
Hand–foot–mouth disease	=	Enfermedad de mano, pie y boca
Pityriasis rosea	=	Pitiriasis rosada
Erythema multiforme	=	Eritema multiforme
Measles	=	Sarampión

"A 27-year-old woman presents with a chronic and severely pruritic rash on her bilateral elbows. The patient first noticed the rash three weeks ago and reported that the itching has worsened over the last three days. Physical examination reveals clustered-papulovesicular lesions on the extensor regions of her bilateral elbows."

Pruritus	=	Prurito
Pruritic	=	Prurítico(a)
Itching	=	Comezón/ picor
Itchy	=	Que da comezón
Scratch	=	rascarse/ rasguño
Rub	=	Frotar
Rubbing	=	Frotamiento/roce
Cluster	=	Racimo/Grupo/cúmulo
Clustered	=	Agrupados/acumulados

"A 30-year-old man presents with several hypopigmented macules of varying sizes affecting the upper back. The patient reports that the number of skin lesions has increased over the last year."

Pigmentation	=	Pigmentación
Hyperpigmentation/ hyperpigmented	=	Hiperpigmentación/ hiperpigmentado(a)
Hypopigmentation/ hypopigmented	=	Hipopigmentación/ hiperpigmentado(a)
Hyperchromic	=	Hipercrómico(a)
Achromic		Acrómico(a)
Hypochromic	=	Hipocrómico(a)

Discoloration	=	Decoloración
Discolored	=	Decolorado(a)

"An 87-year-old woman presents with a rough bump on her right ear. She endorses significant sun exposure and admits to rarely using sunscreen when she is outdoors."

Bump	=	Bulto/ masa
Rough	=	Áspero/tosco
Smooth	=	Liso/suave
Soft	=	Blando
Sun exposure	=	Exposición al sol
Sunscreen	=	Protector solar
Outdoors	=	Exterior/ al aire libre

Vocabulario			
English	**Español**	**English**	**Español**
1. Acne	Acné	32. Ichthyosis	Ictiosis
2. Actinic	Actínico	33. Impetigo	Impétigo
3. Albinism	Albinismo	34. Keloid	Queloide
4. Alopecia	Alopecia	35. Keratosis	Queratosis
5. Atopic dermatitis	Dermatitis atópica	36. Lentigines	Lentigos
6. Basal cell carcinoma	Carcinoma de células basales	37. Lichenification	Liquenificación
7. Beau lines	Líneas de Beau	38. Malignant melanoma	Melanoma maligno
8. Birthmark	Marca de nacimiento	39. Melanosome	Melanosoma
9. Bromhidrosis	Bromhidrosis	40. Mole	Lunar
10. Cicatrization	Cicatrización	41. Nevus	Nevo
11. Comedo (plural: comedones)/ blackhead	Comedón	42. Onychia	Oniquia
		43. Onychomycosis	Onicomicosis
		44. Paronychia	Paroniquia

12. Debridement	Desbridamiento	45. Pediculosis	Pediculosis
13. Dehiscence	Dehiscencia	46. Pemphigus	Pénfigo
14. Dermabrasion	Dermoabrasión	47.Photosensitization	Fotosensibilización
15. Dermatitis	Dermatitis	48. Pressure ulcer	Ulcera de presión
16. Dermatome	Dermatomo	49. Psoriasis	Psoriasis
17. Dermatopathology	Dermatopatología	50. Rosacea	Rosácea
18. Dermatophytosis/ ringworm/ tinea	Dermatofitosis/ tiña	51. Scabies	Sarna
		52. Scleroderma	Esclerodermia
19. Diascopy	Diascopia	53. Seborrhea	Seborrea
20. Dyskeratosis	Disqueratosis	54. Seborrheic dermatitis	Dermatitis seborreica
21. Eczema	Eccema		
22. Erysipelas	Erisipela	55. Squamous cell carcinoma	Carcinoma de células escamosas
23. Erythema nodosum	Eritema nodoso		
		56. Stomatitis	Estomatitis
24. Escharotomy	Escarotomía	57. Trichomycosis	Tricomicosis
25. Excoriation	Escoriación	58. Urticaria/ hives	Urticaria
26. Folliculitis	Foliculitis	59. Verruca/ wart	Verruga
27. Fulguration	Fulguración	60. Vitiligo	Vitíligo
28. Furuncle	Forúnculo	61. Wood lamp	Lámpara de Wood
29. Hemangioma	Hemangioma	62. Xanthelasma	Xantelasma
30. Herpes simplex	Herpes simple	63. Xanthoma	Xantoma
31. Hypodermic injection	Inyección hipodérmica	64. Xeroderma pigmentosum	Xeroderma pigmentoso

Encuentre la traducción correcta al inglés de las siguientes palabras:

Rubéola **Varicela** **Herpes zóster**
Sarampión **Exantemas**

A	S	H	I	N	G	L	E	S	F	F	C	E	Q	G	H	O
K	Ñ	V	C	A	S	F	M	P	Q	R	T	H	J	K	U	S
I	O	P	Ñ	L	M	S	B	O	A	J	G	H	Y	T	T	P
Q	Q	F	T	A	F	P	E	L	I	X	U	T	A	U	S	E
I	M	Y	T	E	M	D	N	H	W	E	M	X	C	V	E	J
F	A	S	T	H	I	W	U	C	O	V	T	J	Q	P	S	A
K	M	Z	M	P	Ñ	O	R	H	N	D	S	A	N	L	J	R
U	U	X	E	O	I	M	B	I	R	P	T	U	Y	O	U	T
S	D	U	A	N	O	Q	X	C	W	L	C	A	M	G	P	V
K	P	O	S	I	A	Z	A	K	F	F	S	C	U	P	Ñ	R
O	Y	S	L	F	R	U	B	E	L	L	A	Y	X	B	A	I
N	R	W	E	Ñ	I	L	U	N	V	L	H	U	Z	W	E	T
C	Ñ	Y	S	X	E	X	T	P	P	J	A	G	E	K	L	C
W	H	I	G	O	D	Y	X	O	V	A	D	V	W	A	P	S
H	O	R	K	Q	C	R	V	X	Q	H	C	K	L	S	Ñ	J
K	B	E	B	R	O	Y	C	A	X	L	P	Z	E	M	Q	C
R	H	A	G	D	U	M	Y	A	L	Y	S	E	S	L	F	N
P	X	C	J	E	X	A	N	T	H	E	M	S	M	I	V	Ñ
Ñ	A	G	H	Y	P	P	R	T	Ñ	J	Y	U	Ñ	A	N	Y
A	S	G	H	E	X	Q	S	P	O	D	T	K	C	X	T	Z

Relaciones las dos columnas:

1. Wheal	( )	A.	Vesícula
2. Blister	( )	B.	Quiste
3. Cyst	( )	C.	Roncha
4. Plaque	( )	D.	Costra
5. Crust	( )	E.	Escamas
6. Rash	( )	F.	Atrofia
7. Scales	( )	G.	Placa
8. Atrophy	( )	H.	Erupción

Escriba la traducción correcta de las siguientes palabras:

9. Parche	__________	14. Eccema	__________
10. Fisura	__________	15.Hipopigmentación	__________
11. Asimétrico	__________	16. Paroniquia	__________
12. Intertriginoso	__________	17. Pénfigo	__________
13. Eritema infeccioso	__________	18. Escarotomía	__________

Complete los siguientes enunciados con la expresión correcta:

Sunscreen **Sun-exposed areas** **Genital warts**
Pruritic **Scratching**

19. Dermatologists recommend using a ________________________ with an SPF of at least 30.

20. Most skin cancers manifest in ________________________ of the body.

21. ______________________________ are the clinical manifestations of an STD caused by some types of human papillomavirus.
22. Urticaria commonly presents with intensely _________________________ wheals.

23. The patient can't stop __________________________ the wound because the itching is too intense.

Clinical aspects of genetics

"A full-term male infant was born to a healthy 20-year-old primigravida mother with no history of consanguinity via emergency cesarean section due to moderate fetal distress. He developed cyanosis immediately after birth and required endotracheal intubation. On physical examination, the patient had poor muscle tone, slanted eyes (epicanthal fold in the inner corner of the eyes), flattened nasal bridge, macroglossia, short neck, a single crease of the palm, and a deep groove between the first and second toes."

Consanguinity	=	Consanguinidad
Fetal distress	=	Sufrimiento fetal
Endotracheal intubation	=	Intubación endotraqueal
Poor muscle tone	=	Pobre tomo muscular
Hypotonia/floppy baby syndrome	=	Hipotonía
Slanted eyes	=	Ojos rasgados
Epicanthal fold	=	Pliegue epicántico
Flattened nasal bridge	=	Puente nasal aplanado o plano
Short neck	=	Cuello corto
Single crease of the palm	=	Pliegue palmar único
Deep groove	=	Surco profundo/ amplia separación

"An 1800 g female infant was born at 38 weeks of gestation to an insulin-dependent diabetic mother by spontaneous vaginal delivery. There was no family history of congenital disorders or neonatal deaths. On physical examination, the patient had microcephaly, microphthalmia, cleft lip, low-set ears, clenched hands, and polydactyly on her left hand."

Insulin-dependent diabetes	=	Diabetes insulinodependi-ente
Congenital disorders	=	Trastornos congénitos
Birth defects	=	Defectos de nacimiento
Microcephaly	=	Microcefalia

Microphthalmia	=	Macroftalmia
Cleft lip	=	Labio leporino
Cleft palate	=	Paladar hendido
Low-set ears	=	Implantación baja de las orejas
Low birth weight	=	Bajo peso al nacimiento
Clenched hands	=	Manos empuñadas

Las malformaciones de la mano son defectos congénitos relativamente comunes y se clasifican de la siguiente manera:

Polydactyly	=	Polidactilia
Syndactyly	=	Sindactilia
Symbrachydactyly	=	Simbraquidactilia
Ectrodactyly/ split hand-split foot malformation/cleft hand/ lobster-claw hand	=	Ectrodactilia/manos en pinza de langosta
Radial clubhand	=	Mano zamba radial/ displasia radial
Ulnar clubhand	=	Mano zamba cubital/ displasia cubital

"A 1-month-old girl comes to your office for her well-child checkup and is noted to have a head size greater than the 95th percentile. Her height and weight are both normal. Her anterior fontanelle is quite large. Her cranial sutures are slightly separated."

Percentile	=	Percentil
Macrocephaly	=	Macrocefalia

El término **"craneosinostosis"**, traducido al inglés como **"craniosynostosis"**, se refiere al cierre prematuro de las suturas craneales. Las malformaciones craneofaciales derivadas de ello se clasifican de la siguiente manera:

Normocephaly	=	Normocefalia
Brachycephaly	=	Braquicefalia
Plagiocephaly	=	Plagiocefalia
Trigonocephaly	=	Trigonocefalia
Scaphocephaly	=	Escafocefalia

"A 20-year-old woman was hospitalized at 35 weeks' gestational age in premature labor. A female infant was born by spontaneous vaginal delivery. On physical examination, the patient had microcephaly, widely spaced eyes (hypertelorism), micrognathia, dysplastic ears, clenched hands with overlapping fingers, flexed big toe, and prominent heels ('rocker-bottom' feet)."

Widely spaced eyes	=	Ojos ampliamente espaciados
hypertelorism	=	Hipertelorismo
Micrognathia	=	Micrognatia
Dysplastic ears	=	Orejas displásicas
Malformation/ Malformed	=	Malformación/ malformado(a)
Rocker-bottom feet	=	Pies en mecedora

"A full-term female infant was born to a 20-year-old woman with an unremarkable pregnancy by spontaneous vaginal delivery. Physical examination demonstrated a webbed neck, low hairline at the back of the head, broad chest with widely spaced nipples, and hyperconvex fingernails and toenails."

Webbed neck/ pterygium colli	=	Cuello alado
Low hairline	=	Implantación baja de cabello
Hyperconvex nails	=	Uñas hiperconvexas

Las malformaciones congénitas de la pared torácica más comunes son las siguientes:

Pectus excavatum/ sunken chest/ funnel chest	=	Pectus excavatum
Pectus carinatum/ pigeon chest	=	Pectus carinatum/ tórax en quilla

"A full-term male infant was delivered by lower segment cesarean section for breech presentation to a 26-year-old healthy mother. Initial examination revealed that both feet were rotated inward and downward (in abduction, supination, and varus)."

Congenital talipes equinovarus/ clubfoot	=	Pie equinovaro congénito
Inward	=	Hacia adentro
Outward	=	Hacia afuera
Downward	=	Hacia abajo
Breech presentation	=	Presentación de nalgas

Vocabulario			
English	**Español**	**English**	**Español**
1. Amniocentesis	Amniocentesis	21. Isochromosome	Isocromosoma
2. Anencephaly	Anencefalia	22. Karyotype	Cariotipo
3. Aneuploidy	Aneuploidía	23. Klinefelter syndrome	Síndrome de Klinefelter
4. Autosomal dominant inheritance	Herencia autosómica dominante	24. Mendelian inheritance	Herencia Mendeliana
5. Autosomal recessive inheritance	Herencia autosómica recesiva	25. Mitochondrial inheritance	Herencia mitocondrial
6. Carrier	Portador		

7. Chorionic villus sampling	Muestra de vellosidades coriónicas	26. Monosomy	Monosomía
		27.Mosaicism/ mosaic	Mosaicismo/ mosaico
		28. Multifactorial inheritance	Herencia multifactorial
8. Chromosome abnormalities	Anomalías cromosómicas		
		29. Mutation	Mutación
9. Deletion	Deleción	30. Patau syndrome	Síndrome de Patau
10. Dicentric chromosome	Cromosoma dicéntrico	31. Phenylketonuria	Fenilcetonuria
		32. Polygenic	Poligénico(a)
11. Dominant	Dominante	33. Recessive	Recesivo
12. Down syndrome	Síndrome de Down	34.Ring chromosome	Cromosoma en anillo
13. Duplication	Duplicación	35. Single-gene disorders	Trastornos de un único gen
14. Edwards syndrome	Síndrome de Edwards		
15. Fragile X chromosome	Cromosoma X frágil	36. Spina bifida	Espina bífida
		37. Teratogen	Teratógeno(a)
16. Genetic disorders	Trastornos genéticos	38. Translocation	Translocación
17. Hemolytic disease of the newborn	Enfermedad hemolítica del recién nacido	39. Triploid syndrome/ triploidy	Triploidía
		40. Trisomy	Trisomía
18. Hydatidiform mole	Mola hidatiforme	41. Turner syndrome	Síndrome de Turner
19. Inheritance	Herencia	42. X-linked inheritance	Herencia ligada al cromosoma X
20. Inversion	Inversión		

Relaciones las dos columnas:

1. Carrier	( )	A.	Pectus excavatum
2. Inheritance	( )	B.	Malformación
3. Pigeon chest	( )	C.	Cuello alado
4. Funnel chest	( )	D.	Pectus carinatum
5. Webbed neck	( )	E.	Herencia
6. Malformation	( )	F.	Portador
7. Clubfoot	( )	G.	Uñas hiperconvexas
8. Hyperconvex nails	( )	H.	Pie equinovaro

Escriba la traducción correcta de las siguientes palabras:

9. Pliegue epicántico	___________	14. Macrocefalia	___________
10. Trisomía	___________	15. Braquicefalia	___________
11. Mola hidatiforme	___________	16. Escafocefalia	___________
12. Cromosoma X frágil	___________	17. Micrognatia	___________
13. Cariotipo	___________	18. Hipertelorismo	___________

Complete los siguientes enunciados con la expresión correcta:

Consanguinity **Inherited** **Cleft Lip** **Low birth weight**

19. Second-degree ________________________ describes a relationship between two people who are siblings.

20. Some facial features are ________________________ traits.

21. A ______________________________ is an abnormal opening between the upper lip and the nose.

22. ___________________________ is a term used to describe babies who are born weighing less than 2,500 grams.

Respuestas de los ejercicios

Clinical aspects of the nervous system

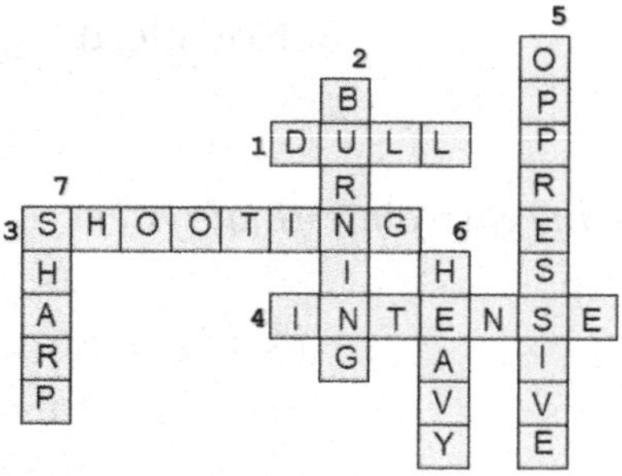

1. G	9. Cerebral palsy	17. Headache
2. A	10. Blurry vision	18. Unintelligible
3. F	11. Migraine	19. Sleep apnea
4. B	12. Clumsiness	20. Confused
5. D	13. Numbness	21. Lumbar puncture
6. H	14. Symmetric	22. Anxiety attack
7. C	15. Strength	23. Chest pain
8. E	16. Dizziness	

Clinical aspects of the respiratory system

A	S	M	Ñ	E	L	V	R	A	S	T	H	M	A	G	H	L
K	Ñ	V	C	A	S	F	M	N	Q	R	T	H	J	K	U	Y
I	O	P	Ñ	L	M	S	B	S	D	J	G	H	Y	T	T	Ω
Q	Q	F	T	A	F	P	E	E	I	W	U	T	A	U	S	Ñ
A	M	Y	D	E	F	I	X	M	W	E	F	X	C	V	E	R
D	A	S	T	H	O	R	A	C	E	N	T	E	S	I	S	F
F	M	Z	C	P	Ñ	O	R	Ñ	N	D	S	A	N	L	J	B
K	U	X	Q	O	I	M	B	D	R	P	T	U	Y	O	U	M
B	D	U	G	N	O	E	X	V	Y	L	C	A	M	G	P	U
V	P	O	D	I	A	T	A	U	F	S	S	C	U	P	Ñ	C
C	Y	S	J	M	C	R	Z	D	E	R	P	Y	X	B	A	O
E	O	W	F	Ñ	I	Y	U	I	V	L	H	N	Z	W	E	L
C	T	Y	R	X	E	X	T	O	P	J	A	G	E	K	L	Y
W	H	I	G	O	D	Y	X	Z	V	A	D	V	W	A	P	T
H	O	R	K	Q	C	R	V	C	Q	H	C	K	L	S	Ñ	I
K	R	E	B	R	O	N	C	H	O	S	P	A	S	M	Q	C
O	A	H	G	D	S	O	D	G	J	X	H	I	R	L	F	N
P	X	C	J	U	F	A	N	T	I	T	U	S	S	I	V	E
Ñ	A	G	H	Y	P	P	R	T	Ñ	J	Y	U	Ñ	A	N	Y
A	S	P	H	Y	X	I	A	B	V	C	X	N	M	Z	K	G

1. Sneezing
2. Breaths
3. Room air
4. Antihistamines
5. Coarse crackles
6. Cough
7. Nasal cannula
8. Nosebleed

Clinical aspects of the gastrointestinal system

1. E
2. H
3. G
4. F
5. A
6. D
7. C
8. B
9. Nasogastric tube
10. Gastric lavage
11. Achalasia
12. Intussusception
13. Cholestasis
14. Cholelithiasis
15. Peptic ulcer
16. Pyloric stenosis
17. Dysphagia
18. Hemorrhoids
19. Nauseous
20. Jaundice
21. Endoscopy
22. Deep palpation
23. Throw up

Clinical aspects of the cardiovascular system

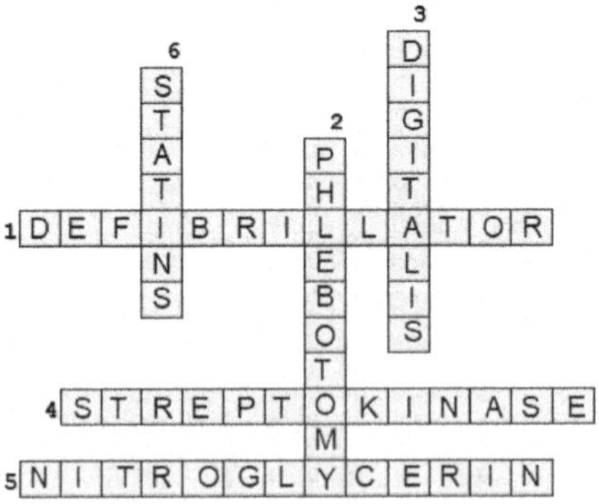

1. C
2. D
3. B
4. H
5. G
6. A
7. E
8. F
9. Dorsalis pedis pulse
10. Carotid pulse
11. Pulsus bigeminus
12. Pulsus paradoxus
13. Pulsus alternans
14. Continuous murmur
15. Systolic murmur
16. Diastolic murmur
17. Pansystolic/holosystolic murmur
18. Late systolic murmur
19. Mild
20. Physical exertion
21. Pacemaker
22. Central venous pressure
23. Dehydration

Clinical aspects of blood, lymphatic and immune systems

1. B
2. E
3. A
4. C
5. H
6. D
7. F
8. G
9. Hematocrit
10. Hemoglobin
11. Platelet count
12. Hypochromic
13. Microcytic
14. Cryoprecipitate
15. Cross-matching
16. Vaccination
17. Homologous blood
18. Lymphoid
19. Iron deficiency
20. Bruise
21. Immunosuppression
22. Chemotherapy
23. Allergic

Clinical aspects of the musculoskeletal system

1. Electromyography
2. Rheumatism
3. Creatine kinase
4. Muscular dystrophy
5. Rhabdomyoma
6. Atrophy
7. Asthenia
8. Osteophytes
9. Debridement
10. Contracture
11. Twisted
12. Traction
13. Mobility
14. Strain
15. Penetrating trauma

A	S	M	Ñ	E	L	V	S	W	S	F	C	E	Q	G	H	O
K	Ñ	V	C	A	S	F	M	P	Q	R	T	H	J	K	U	S
I	O	P	Ñ	L	M	S	B	O	A	J	G	H	Y	T	T	T
Q	Q	F	T	A	F	P	E	L	I	S	U	T	A	U	S	E
E	M	Y	T	E	T	A	N	Y	W	E	M	X	C	V	E	O
F	A	S	T	H	I	W	U	M	O	V	T	J	Q	P	S	A
F	M	Z	C	P	Ñ	O	R	Y	N	D	S	A	N	L	J	R
U	U	X	Q	O	I	M	B	O	R	P	T	U	Y	O	U	T
S	D	U	G	N	O	Q	X	S	W	L	C	A	M	G	P	H
I	P	O	D	I	A	Z	A	I	F	F	S	C	U	P	Ñ	R
O	Y	S	J	F	R	A	C	T	U	R	E	Y	X	B	A	I
N	R	W	F	Ñ	I	L	U	I	V	L	H	U	Z	W	E	T
C	Ñ	Y	R	X	E	X	T	S	P	J	A	G	E	K	L	I
W	H	I	G	O	D	Y	X	Z	V	A	D	V	W	A	P	S
H	O	R	K	Q	C	R	V	C	Q	H	C	K	L	S	Ñ	J
K	B	E	B	R	O	Y	C	A	X	L	P	Z	E	M	Q	C
R	H	A	B	D	O	M	Y	O	L	Y	S	I	S	L	F	N
P	X	C	J	U	F	A	N	R	B	H	U	S	M	I	V	Ñ
Ñ	A	G	H	Y	P	P	R	T	Ñ	J	Y	U	Ñ	A	N	Y
A	S	G	H	E	X	Q	S	P	A	S	T	I	C	I	T	Y

Clinical aspects of the endocrine system

1. D
2. A
3. B
4. H
5. C
6. G
7. E
8. F
9. Ketoacidosis
10. Pheochromocytoma
11. Hypoparathyroidism
12. Radioimmunoassay
13. Thyroid storm
14. Ketosis
15. Glycosuria
16. Insulin
17. Dwarfism
18. Exophthalmos
19. Fasting
20. Polyphagia
21. Deeper voice
22. Delayed puberty
23. Ketoacidosis

Clinical aspects of the urogenital system

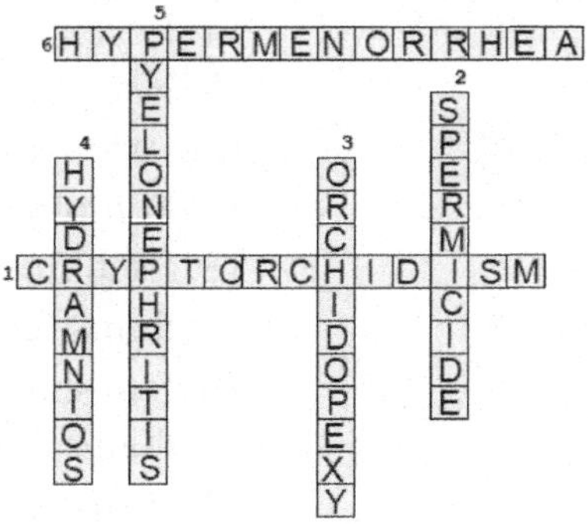

1. G
2. F
3. A
4. H
5. B
6. E
7. C
8. D
9. Lithotripsy
10. Hysterectomy
11. Herniorrhaphy
12. Hemodialysis
13. Orchiepididymitis
14. Oophorectomy
15. Sterility
16. Urinary frequency
17. Uric acid
18. Creatinine
19. Vaginal Speculum
20. Musty
21. Circumcised
22. Oligohydramnios
23. Ectopic pregnancy

Clinical aspects of the integumentary system

A	S	H	I	N	G	L	E	S	F	F	C	E	Q	G	H	O
K	Ñ	V	C	A	S	F	M	P	Q	R	T	H	J	K	U	S
I	O	P	Ñ	L	M	S	B	O	A	J	G	H	Y	T	T	P
Q	Q	F	T	A	F	P	E	L	I	X	U	T	A	U	S	E
I	M	Y	T	E	M	D	N	H	W	E	M	X	C	V	E	J
F	A	S	T	H	I	W	U	C	O	V	T	J	Q	P	S	A
K	M	Z	M	P	Ñ	O	R	H	N	D	S	A	N	L	J	R
U	U	X	E	O	I	M	B	I	R	P	T	U	Y	O	U	T
S	D	U	A	N	O	Q	X	C	W	L	C	A	M	G	P	V
K	P	O	S	I	A	Z	A	K	F	F	S	C	U	P	Ñ	R
O	Y	S	L	F	R	U	B	E	L	L	A	Y	X	B	A	I
N	R	W	E	Ñ	I	L	U	N	V	L	H	U	Z	W	E	T
C	Ñ	Y	S	X	E	X	T	P	P	J	A	G	E	K	L	C
W	H	I	G	O	D	Y	X	O	V	A	D	V	W	A	P	S
H	O	R	K	Q	C	R	V	X	Q	H	C	K	L	S	Ñ	J
K	B	E	B	R	O	Y	C	A	X	L	P	Z	E	M	Q	C
R	H	A	G	D	U	M	Y	A	L	Y	S	E	S	L	F	N
P	X	C	J	E	X	A	N	T	H	E	M	S	M	I	V	Ñ
Ñ	A	G	H	Y	P	P	R	T	Ñ	J	Y	U	Ñ	A	N	Y
A	S	G	H	E	X	Q	S	P	O	D	T	K	C	X	T	Z

1. C
2. A
3. B
4. G
5. D
6. H
7. E
8. F
9. Patch
10. Fissure
11. Asymmetric
12. Intertriginous
13. Erythema infectiosum
14. Eczema
15. Hypopigmentation
16. Paronychia
17. Pemphigus
18. Escharotomy
19. Sunscreen
20. Sun-exposed areas
21. Genital warts
22. Pruritic
23. Scratching

Clinical aspects of genetics

1. F
2. E
3. D
4. A
5. C
6. B
7. H
8. G
9. Epicanthal fold
10. Trisomy
11. Hydatidiform mole
12. Fragile X chromosome
13. Karyotype
14. Macrocephaly
15. Brachycephaly
16. Scaphocephaly
17. Micrognathia
18. Hypertelorism
19. Consanguinity
20. Inherited
21. Cleft Lip
22. Low birth weight

The medical history

El **"expediente médico o clínico"** es la suma de toda la información clínica que un paciente va acumulando a través de los años y el término se puede traducir de las siguientes formas:

Medical chart
or
medical record
or
health record

En él se va a incluir la siguiente información:

Patient data sheet/ Patient information sheet	=	Registro de datos del paciente/ registro de información del paciente
Medical history	=	Historia clínica
Vital signs record sheet/ Vital signs flow sheet	=	Hoja de registro de signos vitales
Progress notes	=	Notas de evolución
Treatment plans	=	Planes de tratamiento
Imaging studies/ Imaging tests/Diagnostic imaging	=	Estudios de imagen/ Pruebas de imagen/ Diagnóstico por imágenes
Laboratory tests	=	Pruebas de laboratorio

En este capítulo nos enfocaremos en la **"historia clínica".** Este término también se puede traducir de varias maneras:

Medical history
or
case history
or
anamnesis

En la siguiente tabla se muestran las diferentes secciones que conforman la "**medical history**", sus abreviaturas más comunes en inglés y su equivalente en español:

English	Abbreviation	Equivalente en español
Patient Information	-	Información del paciente
Chief Complaint/ Chief Concern	CC	Síntoma principal
History of Present Illness	HPI	Padecimiento actual
Past Medical History	PMH	Antecedentes personales patológicos
Past Surgical History	PSH	Antecedentes quirúrgicos
Medications	MEDS	Medicamentos
Allergies/Reactions	All/RXNs	Alergias/reacciones adversas
Social History	SH	Antecedentes personales no patológicos
Family History	FH	Antecedentes heredofamiliares
Review of Systems	ROS	Revisión por aparatos y sistemas
Physical Examination	PE	Exploración física
Pertinent Diagnostic Tests	-	Estudios diagnósticos
Formulation/ Assessment/ Analysis	-	Análisis
Impression/ Diagnosis/ Problem List	Dx	Impresión diagnóstica/ Diagnóstico
Treatment /Plan	Tx/ Trt	Tratamiento/ Plan

Patient information

En esta sección se van a incluir los datos que se requieren para identificar adecuadamente al paciente e información sobre la persona que responde al interrogatorio médico.

○ **Patient information:** ➢ Patient Name: ➢ Age: ➢ Unit/Room No: ➢ Location: ○ **Informant**: (Who is responding to the interrogation?).	○ **Información del paciente:** ➢ Nombre del Paciente: ➢ Edad: ➢ No. Unidad/ Cuarto: ➢ Ubicación: ○ **Informante**: (¿Quién responde al interrogatorio médico?).

Chief Complaint (CC)

En este apartado se describe el motivo principal de consulta y el tiempo de evolución de este. Se debe de incluir sólo la información más relevante en un enunciado corto.

Ejemplos:

"Substernal 'heavy' chest pain of 8 hours duration"

"Swelling of tongue and difficulty swallowing"

"Abdominal pain"

History of Present Illness (HPI)

En esta parte de la "historia clínica" se debe aportar toda la información necesaria para entender los síntomas y eventos que condujeron al ingreso del paciente. Para hacerlo de manera adecuada, se sigue la mnemotecnia en inglés **"OLD CARTS"**.

- **O**nset *(comienzo)*
- **L**ocation *(localización)*
- **D**uration *(duración)*
- **C**haracteristics *(características)*
- **A**ggravating/**A**lleviating factors *(factores agravantes y atenuantes)*
- **R**elated symptoms *(síntomas relacionados)*
- **T**reatments *(tratamientos)*
- **S**ignificance *(importancia, como afecta al paciente)*

Ejemplo:

"The patient was well until 7 p.m. on the evening prior to admission when he noted the onset of 'intense pain under his breastbone' while sitting, eating dinner. The pain was described as 'heavy' and 'dull.' It was not noted to radiate, nor increase with exertion. He denied nausea, vomiting, diaphoresis, palpitations, dizziness, or loss of consciousness. He took 500 mg of aspirin, but it did not help. The patient refers that he is worried he might be having a heart attack."

Past Medical History (PMH)

En este bloque se incluyen las enfermedades y padecimientos (presentes y pasados) del paciente, incluyendo de manera ideal, estudios de gabinete o laboratorio que apoyen esta información.

General:	**Salud general:** se anota la impresión general del estado de salud del paciente.
Previous diagnosis:	**Diagnósticos previos:** se incluyen las enfermedades que padece el paciente y la fecha estimada del diagnóstico.
Infectious Diseases:	**Enfermedades infecciosas:** se anotan los padecimientos infecciosos, actuales y previos.
Immunizations:	**Inmunizaciones:** se escriben las vacunas que ha recibido el paciente.

Transfusions:	**Transfusiones:** se incluye el tipo y fecha.
Hospitalizations:	**Hospitalizaciones:** se anota el motivo y la fecha aproximada.

Ejemplo:

- ***General:*** *relatively good.*
- ***Previous diagnosis:*** *hypertension, diagnosed in 1995.*
- ***Infectious Diseases:*** *usual childhood illnesses.*
- ***Immunizations:*** *flu vaccine yearly.*
- ***Transfusions:*** *2 units received in 2011 for GI hemorrhage.*
- ***Hospitalizations:*** *gastrointestinal hemorrhage, 2011.*

Past Surgical History (PSH)

Esta sección puede ir incluida dentro del apartado anterior o como un apartado independiente. Aquí se va a anotar el historial quirúrgico del paciente, incluyendo el año en que se realizó el procedimiento.

Ejemplo:

1. *Hernia repair, 2001.*
2. *Right knee arthroscopy, 2005.*

Medications (MEDS)

En este bloque se van a escribir los medicamentos que toma el paciente, así como la dosis y la frecuencia con que se administran.

Ejemplos:

1. *Captopril 25 mg PO twice daily.*
2. *Aspirin 162.5 mg PO q.d.*

Allergies/Reactions (All/RXNs)

Aquí se incluirán las alergias que padezca el paciente. Cuando se trate de medicamentos, es importante anotar el tipo de reacción y la fecha estimada en que ocurrió.

Ejemplos:

1. Allergic to Penicillin. Developed a diffuse rash after injection 40 years ago.

Social History (SH)

En este apartado se van a incluir los datos del paciente que estén relacionados con su medio y hábitos, haciendo énfasis en aquellos que podrían estar relacionados con su padecimiento actual.

Marital/Relationship Status:	**Estado civil:** se anota si el paciente está casado/a ("married"), soltero/a ("single"), divorciado/a ("divorced") o viudo/a ("widowed").
Sexual History:	**Sexualidad:** se incluye el número de parejas sexuales, métodos anticonceptivos y enfermedades de trasmisión sexual.
Work History:	**Antecedentes laborales:** se escriben el empleo actual y previos, exposiciones a químicos o radiaciones y el tiempo de exposición.
Financial:	**Estado financiero:** se anotan los ingresos que percibe el paciente.
Alcohol Intake:	**Ingesta de alcohol:** se debe escribir la cantidad y el tipo de alcohol que se consume.
Cigarette Smoking:	**Ingesta de tabaco:** se debe anotar la cantidad y los años de consumo.

Other Drug Use:	**Otras drogas:** se escribe el tipo, la cantidad y la frecuencia.
Others:	**Otros:** se incluye el lugar de origen, pasatiempos, mascotas, etc.

Ejemplo:

- ***Marital/Relationship Status:*** *married.*
- ***Sexual History:*** *He reports only one-lifetime sexual partner, no history of STDs.*
- ***Work History:*** *Currently retired. He was a construction worker for 30 years.*
- ***Financial:*** *Receives social security benefits and a pension.*
- ***Alcohol Intake:*** *He currently has about 4-5 drinks per week; he drinks mostly beer.*
- ***Cigarette smoking:*** *He smokes a pack per day and has done so for 30 years.*
- ***Other Drug Use:*** *He states that he does not use any other drugs.*
- ***Other:*** *He was born in California, came to Arizona in 1975. He has never been outside of the United States.*
  He has no pets.

Family History (FH)

En esta sección se anotan los antecedentes patológicos de los familiares de primer grado del paciente.

Ejemplo:

Mother*: died of a heart attack at age 60.*
Father: *died of lung cancer at age 70.*
Brother: *diagnosed with DM2 4 years ago at age 50. He is in good health otherwise.*
Son: *He is alive and well.*

Review of Systems (ROS)

En este apartado se realiza un interrogatorio más detallado por sistemas, anotándose los síntomas más relevantes de cada uno de ellos. En el cuadro se muestran las secciones en que se divide.

➢ **Constitutional:**	➢ **Aspecto general:**
➢ **HEENT (head, eyes, ears, nose, and throat):**	➢ **Exploración otorrinolaringológica:**
➢ **Cardiovascular:**	➢ **Cardiovascular:**
➢ **Respiratory:**	➢ **Respiratorio:**
➢ **Gastrointestinal:**	➢ **Gastrointestinal:**
➢ **Genitourinary:**	➢ **Genitourinario:**
➢ **Musculoskeletal:**	➢ **Musculoesquelético:**
➢ **Skin:**	➢ **Piel:**
➢ **Neurologic:**	➢ **Neurológico:**
➢ **Psychiatric:**	➢ **Psiquiátricos:**
➢ **Endocrine:**	➢ **Endocrino:**
➢ **Heme/lymphatic:**	➢ **Hematológico/linfático:**
➢ **Allergic/Immunologic:**	➢ **Alérgico/ inmunológico:**

Ejemplo:

- ***Constitutional:*** *has generally been feeling well the last couple of weeks. Denies anorexia and weight loss.*
- ***HEENT:*** *denies decreased hearing, tinnitus, ear pain or discharge, diplopia, vision loss, eye pain, photophobia, nasal obstruction or discharge, nosebleeds, sore throat, hoarseness, dysphagia.*
- ***Cardiovascular:*** *heavy and dull chest pain. Denies palpitations, syncope, orthopnea.*
- ***Respiratory:*** *denies cough, wheezing, hemoptysis.*
- ***Gastrointestinal:*** *denies jaundice, diarrhea. No abdominal pain. No change in bowel habits.*
- ***Genitourinary:*** *denies incontinence, dysuria, hematuria, urinary frequency.*
- ***Musculoskeletal:*** *denies joint pain, joint swelling, muscle cramps, muscle weakness, stiffness.*
- ***Skin:*** *no rashes, bruising, sores, lumps, dryness, or color changes.*
- ***Neurologic:*** *denies transient paralysis, seizures, syncope, tremors, vertigo.*

- ***Psychiatric:*** *denies depression, anxiety, memory loss, mental disturbance, suicidal ideation, hallucinations, paranoia.*
- ***Endocrine:*** *no polyuria, polydipsia, skin /hair changes, heat/cold intolerance.*
- ***Heme/lymphatic:*** *no cervical, supraclavicular, axillary, or inguinal nodes. Denies bruising or bleeding.*
- ***Allergic/Immunologic:*** *denies urticaria, hay fever, persistent infections.*

Physical Examination (PE)

En esta sección se van a anotar los hallazgos (tanto normales como anormales) que se encuentren durante la exploración física.

Los **"signos vitales"** (traducido al inglés como **"vital signs"**) que se deben incluir son los siguientes:

English	Abbreviation	Equivalente en español
Temperature	T	Temperatura
Pulse/Heart Rate	P/ HR	Pulso/ Frecuencia cardíaca
Respiratory Rate	RR	Frecuencia respiratoria
Blood Pressure	BP	Presión sanguínea
Oxygen Saturation	O2 sats/ %sat	Saturación de oxígeno

La exploración física se basa en 4 puntos principales (el orden varía de acuerdo con el sistema que se está valorando):

Inspection/ observation	=	Inspección/ observación
Palpation	=	Palpación
Percussion	=	Percusión
Auscultation	=	Auscultación

El orden en que se presenta la información es similar al que se sigue en la "revisión por aparatos y sistemas".

Ejemplo:

- ***General:*** *well-appearing older adult, lying comfortably in bed, and very alert during the interview.*
- ***HEENT:***

Eyes: conjunctivae and eyelids normal. Pupils equal, round, reactive to light, and accommodation. Gross visual fields full to confrontation, normal visual acuity, extraocular muscles intact.

Ears: external ears normal, no lesions or deformities. Canals clear bilaterally, tympanic membranes intact with good movement, no fluid. Hearing is very poor bilaterally.

Nose: no discharge, no obstruction, septum not deviated.

Mouth and throat: complete set of upper and lower dentures. Tongue normal, posterior pharynx without erythema or exudates. Uvula moves up in midline, normal gag reflex.

- ***Neck:*** *no noticeable or palpable swelling. Thyroid not palpable. No masses.*
- ***Lymph Nodes:*** *no lymphadenopathy (axillary, cervical, supraclavicular, pre-auricular, submental, or occipital).*
- ***Cardiovascular:*** *regular rate and rhythm, with normal S1 and S2. No murmurs, rubs, or gallops.*
- ***Lungs:*** *chest wall motion symmetric with no accessory muscle use. Increased pain to palpation of the right 4th and 5th ribs. Resonant to percussion. No wheezes, crackles, or rhonchi heard.*
- ***Abdomen:*** *normal bowel sounds. Soft, flat, non-tender, and non-distended. No hepatosplenomegaly.*
- ***Skin:*** *no rash, lesions, ulcerations, subcutaneous nodules, or induration.*
- ***Extremities:*** *no edema, cyanosis, or clubbing.*
- ***Musculoskeletal:*** *5/5 strength, normal range of motion, no swollen, or erythematous joints.*
- ***Psychiatry:*** *alert and oriented to person, place, and time.*
- ***Neurological:*** *cranial nerves I-XII intact. Motor: 5/5 strength, the patient moves all extremities. Sensory: grossly normal to touch and pinprick. Cerebellar: no tremor nor dysmetria. Reflexes symmetrical, no Babinski sign.*
- ***Rectal:*** *normal anal sphincter tone. Negative for occult blood, and no prostate hypertrophy.*

Pertinent Diagnostic Tests

En este bloque se incluyen los resultados de los estudios de laboratorio y gabinete.

Ejemplo:

- **Labs:**

CBC: RBC: 4.7, WBC: 9.4, Hgb: 14.5, Hct: 42.0, Platelets: 223, Sodium: 134, Potassium: 3.6, Chloride: 101, BUN: 8, Creatinine: 1.0, Glucose: 106.

- **Imaging and other studies:**

Chest X-ray: normal. No signs of cardiac hypertrophy.

EKG: normal sinus rhythm, PR is <0.20, QRS is <0.12. No premature ventricular contractions. No signs of hypertrophy.

Formulation/Assessment/ Analysis

En esta sección se hace un análisis de la información presentada en los apartados anteriores para poder llegar a una conclusión diagnóstica.

Ejemplo:

"An 80-year-old man with a history of hypertension presents with substernal chest pain. On physical exam, the patient referred tenderness to palpation of the right 4th and 5th ribs. There were no EKG changes, and the laboratory tests were within the normal range."

Impression/ Diagnosis/ Problem List (Dx)

En este aparado se anotarán los posibles diagnósticos a los que se haya llegado.

Ejemplo:

1. Chest pain
2. Hypertension
3. Costochondritis

Treatment /Plan (Tx)

En este bloque se escribe el tratamiento que el médico indica para el paciente.

Ejemplo:

1. Hypertension
Continue aspirin and captopril.
2. Chest pain and costochondritis
Start 500 mg acetaminophen PO TID for 5 days.
Avoid contact sports, heavy lifting, and any strenuous activity.
3. Return to the clinic in 5 days for the follow-up visit.

A continuación, se presenta el ejemplo completo:

Patient Information:
Patient Name: Steve Anderson
Age: 84
Room No: E-8
Location: Emergency Room
Informant: The patient; who is reliable.

Chief Complaint:
Substernal "heavy" chest pain of 8 hours duration.

History of Present Illness:
The patient was well until 7 p.m. on the evening prior to admission when he noted the onset of "intense pain under his breastbone" while sitting, eating dinner. The pain was described as "heavy" and "dull." It was not noted to radiate, nor increase with exertion. He denied nausea, vomiting, diaphoresis, palpitations, dizziness, or loss of consciousness. He took 500 mg of aspirin, but it did not help. The patient refers that he is worried he might be having a heart attack.

Past Medical History:
General: relatively good.
Previous diagnosis: hypertension, diagnosed in 1995.
Infectious Diseases: usual childhood illnesses.

Immunizations: flu vaccine yearly.
Transfusions: 2 units received in 2011 for GI hemorrhage.
Hospitalizations: gastrointestinal hemorrhage, 2011.

Past Surgical History:
1. Hernia repair, 2001.
2. Right knee arthroscopy, 2005.

Medications:
1. Captopril 25 mg PO twice daily.
2. Aspirin 162.5 mg PO q.d.

Allergies/Reactions:
1. Allergic to Penicillin. Developed a diffuse rash after injection 40 years ago.

Social History:
Marital/Relationship Status: married.
Sexual History: He reports only one-lifetime sexual partner, no history of STDs.
Work History: Currently retired. He was a construction worker for 30 years.
Financial: Receives social security benefits and a pension.
Alcohol Intake: He currently has about 4-5 drinks per week; he drinks mostly beer.
Cigarette smoking: He smokes a pack per day and has done so for 30 years.
Other Drug Use: He states that he does not use any other drugs.
Other: He was born in California, came to Arizona in 1975. He has never been outside of the United States.
He has no pets.

Family History:
Mother: died of a heart attack at age 60.
Father: died of lung cancer at age 70.
Brother: diagnosed with DM2 4 years ago at age 50. He is in good health otherwise.
Son: He is alive and well.

Review of Systems:

Constitutional: has generally been feeling well the last couple of weeks. Denies anorexia and weight loss.

HEENT: denies decreased hearing, tinnitus, ear pain or discharge, diplopia, vision loss, eye pain, photophobia, nasal obstruction or discharge, nosebleeds, sore throat, hoarseness, dysphagia.

Cardiovascular: heavy and dull chest pain. Denies palpitations, syncope, orthopnea.

Respiratory: denies cough, wheezing, hemoptysis.

Gastrointestinal: denies jaundice, diarrhea. No abdominal pain. No change in bowel habits.

Genitourinary: denies incontinence, dysuria, hematuria, urinary frequency.

Musculoskeletal: denies joint pain, joint swelling, muscle cramps, muscle weakness, stiffness.

Skin: no rashes, bruising, sores, lumps, dryness, or color changes.

Neurologic: denies transient paralysis, seizures, syncope, tremors, vertigo.

Psychiatric: denies depression, anxiety, memory loss, mental disturbance, suicidal ideation, hallucinations, paranoia.

Endocrine: no polyuria, polydipsia, skin /hair changes, heat/cold intolerance.

Heme/lymphatic: no cervical, supraclavicular, axillary, or inguinal nodes. Denies bruising or bleeding.

Allergic/Immunologic: denies urticaria, hay fever, persistent infections.

Physical Examination:

Vital Signs: T 36.5°C HR 65 RR 18 BP 125/89 O2 sats 99% RA

General: well-appearing older adult, lying comfortably in bed, and very alert during the interview.

HEENT:

Eyes: conjunctivae and eyelids normal. Pupils equal, round, reactive to light, and accommodation. Gross visual fields full to confrontation, normal visual acuity, extraocular muscles intact.

Ears: external ears normal, no lesions or deformities. Canals clear bilaterally, tympanic membranes intact with good movement, no fluid. Hearing is very poor bilaterally.

Nose: no discharge, no obstruction, septum not deviated.

Mouth and throat: complete set of upper and lower dentures. Tongue

normal, posterior pharynx without erythema or exudates. Uvula moves up in midline, normal gag reflex.
Neck: No noticeable or palpable swelling. Thyroid not palpable. No masses.
Lymph Nodes: no lymphadenopathy (axillary, cervical, supraclavicular, pre-auricular, submental, or occipital).
Cardiovascular: regular rate and rhythm, with normal S1 and S2. No murmurs, rubs, or gallops.
Lungs: chest wall motion symmetric with no accessory muscle use. Increased pain to palpation of the right 4th and 5th ribs. Resonant to percussion. No wheezes, crackles, or rhonchi heard.
Abdomen: normal bowel sounds. Soft, flat, non-tender, and non-distended. No hepatosplenomegaly.
Skin: no rash, lesions, ulcerations, subcutaneous nodules, or induration.
Extremities: no edema, cyanosis, or clubbing.
Musculoskeletal: 5/5 strength, normal range of motion, no swollen, or erythematous joints.
Psychiatry: alert and oriented to person, place, and time.
Neurological: cranial nerves I-XII intact. Motor: 5/5 strength, the patient moves all extremities. Sensory: grossly normal to touch and pinprick. Cerebellar: no tremor nor dysmetria. Reflexes symmetrical, no Babinski sign.
Rectal: normal anal sphincter tone. Negative for occult blood, and no prostate hypertrophy.

Pertinent Diagnostic Tests:
Labs:
CBC: RBC: 4.7, WBC: 9.4, Hgb: 14.5, Hct: 42.0, Platelets: 223, Sodium: 134, Potassium: 3.6, Chloride: 101, BUN: 8, Creatinine: 1.0, Glucose: 106.
Imaging and other studies:
Chest X-ray: Normal. No signs of cardiac hypertrophy.
EKG: normal sinus rhythm, PR is <0.20, QRS is <0.12. No premature ventricular contractions. No signs of hypertrophy.

Assessment:
An 80-year-old man with a history of hypertension presents with substernal chest pain. On physical exam, the patient referred tenderness to palpation of the right 4th and 5th ribs. There were no EKG changes, and the laboratory tests were within the normal range.

Impression:
1. Chest pain
2. Hypertension
3. Costochondritis

Plan:
1. Hypertension
Continue aspirin and captopril.
2. Chest pain and costochondritis
Start 500 mg acetaminophen PO TID for 5 days.
Avoid contact sports, heavy lifting, and any strenuous activity.
3. Return to the clinic in 5 days for the follow-up visit.

Para completar la lección, realizaremos los siguientes ejercicios:

Escriba la traducción correcta al inglés de los siguientes términos:

1. Notas de evolución	____________	6. Alergias	____________
2. Estudios de imagen	____________	7. Temperatura	____________
3. Signos vitales	____________	8. Informante	____________
4. Pruebas de laboratorio	____________	9. Casado(a)	____________
5. Exploración física	____________	10. Soltero(a)	____________

Escriba que los términos que conforman cada una de las letras la mnemotecnia **OLD CARTS** y su traducción al español:

	English	**Español**
11. O	______________________	______________________
12. L	______________________	______________________
13. D	______________________	______________________
14. C	______________________	______________________
15. A	______________________	______________________
16. R	______________________	______________________
17. T	______________________	______________________
18. S	______________________	______________________

Relaciones las dos columnas:

19. Patient Information	( )	A.	Medicamentos
20. Past Medical History	( )	B.	Información del paciente
21. Medications	( )	C.	Padecimiento actual
22. History of Present Illness	( )	D.	Antecedentes personales no patológicos
23. Family History	( )	E.	Antecedentes heredofamiliares
24. Social History	( )	F.	Revisión por aparatos y sistemas
25. Chief Complaint	( )	G.	Síntoma principal
26. Review of Systems	( )	H.	Antecedentes personales patológicos

Respuestas a los ejercicios

1. Progress notes
2. Imaging studies
3. Vital signs
4. Laboratory tests
5. Physical examination
6. Allergies
7. Temperature
8. Informant
9. Married
10. Single
11. **O**nset / comienzo
12. **L**ocation / localización
13. **D**uration / duración
14. **C**haracteristics / características
15. **A**ggravating-**A**lleviating factors / factores agravantes y atenuantes
16. **R**elated symptoms / síntomas relacionados
17. **T**reatments / tratamientos
18. **S**ignificance / importancia, como afecta al paciente
19. B
20. H
21. A
22. C
23. E
24. D
25. G
26. F

The medical interview

Toda la información que se necesita para poder comprender el padecimiento que aqueja a un paciente y todo lo relacionado con su estado de salud es obtenida a través del **"interrogatorio médico"** o **"Interrogatorio clínico"**.

Patient interview
or
medical interview

Existen dos formas para realizar el abordaje del interrogatorio, con sus claras diferencias entre ellas:

• **Patient-centered interviewing**[2]	• **Entrevista centrada en el paciente**
✓ Assesses patient symptoms and complaints in a biopsychosocial model of care. ✓ Integrates the biological, psychological, and social dimensions of the individual. ✓ Combines a scientific and humanistic approach. ✓ Clinicians allow patients to lead and direct the conversation.	✓ Evalúa los síntomas y padecimientos del paciente a través de un modelo biopsicosocial de atención. ✓ Integra las dimensiones biológicas, psicológicas y sociales del individuo. ✓ Combina un abordaje científico y humanista. ✓ El médico permite al paciente guiar y dirigir la conversación.

• **Clinician-centered interviewing**[2] ✓ Assesses patient symptoms and complaints in a biomedical model of health. ✓ Contextualizes patients strictly by disease. ✓ Fails to incorporate other psychological or social factors that may be the primary determinants of health for patients. ✓ The clinician dictates the interaction to meet his or her own needs.	• **Entrevista centrada en el médico** ✓ Evalúa los síntomas y padecimientos del paciente a través de un modelo biomédico de salud. ✓ Contextualiza a los pacientes estrictamente por enfermedad. ✓ Falla en incorporar otros factores psicológicos o sociales que pueden ser determinantes primarios de los problemas de salud del paciente. ✓ El médico guía la interacción para alcanzar sus propias necesidades.

En este capítulo nos enfocaremos en la **"patient-centered interview"** al ser el método más recomendado actualmente.

Entre las habilidades que el médico debe desarrollar y dominar para poder llevar de manera adecuada el interrogatorio, se encuentran las siguientes[4]:

English	Español
• **Active listening** It´s a dynamic process that includes hearing what is being said as well as processing and interpreting the words that are spoken (and unspoken) to understand the complete message that is being delivered.	• **Escucha activa** Es un proceso dinámico que incluye el escuchar lo que se está diciendo, así como procesar e interpretar las palabras dichas (y no dichas) para entender el mensaje completo que se está transmitiendo.
• **Empathy** It´s when you place yourself in your patient´s situation and respond based on either similar personal experiences or through shared understanding.	• **Empatía** Es cuando te ubicas en la situación del paciente y respondes basándote ya sea en experiencias personales o a través de la comprensión mutua.

• **Building rapport** It sets the tone for the interview and allows the patient to feel comfortable with you, thereby making the lines of communication more open and honest.	• **Construir una buena relación** Establece el tono de la entrevista y le permite al paciente sentirse más cómodo con usted y de esta manera hace que las líneas de comunicación sean más abiertas y honestas.
• **Open-ended questions** These are questions that require the patient to answer with more than a simple yes or no or nod of the head.	• **Preguntas abiertas** Estas son preguntas que requieren que el paciente responda con más que un simple sí o no o con sólo asentir con la cabeza.
• **Closed-ended questions** These are questions that generally limit the patient's response to either a yes or no or a nod of the head.	• **Preguntas cerradas** Estas son preguntas que generalmente limitan al paciente para que responda con un sí, no o asintiendo con la cabeza.
• **Leading questions** These are questions that suggest a particular answer.	• **Preguntas guiadas** Estas son preguntas que sugieren una respuesta en particular.
• **Silence** By allowing moments of silence after asking a question, the patient can reflect upon your question and provide a more thoughtful and accurate response.	• **Silencio** Al permitir momentos de silencio después de una pregunta, el paciente puede reflexionar sobre esta y así proveer una respuesta más profunda y precisa.
• **Nonverbalcommunication cues** It's the sending of messages to or from your patient without the use of words.	• **Señales de comunicación no verbal** Es el enviar mensajes hacia o desde su paciente sin el uso de palabras.

La **"comunicación no verbal"** incluye al tono de voz, elección del lenguaje, expresiones faciales, postura y posición del cuerpo, gestos, contacto visual, apariencia y el comportamiento en general[4].

A continuación, se presentan las etapas en que se da el interrogatorio.

Greetings and assuring patient comfort

Durante los primeros minutos de la entrevista, el médico prepara el escenario para una interacción efectiva. Debido a que el interrogatorio se lleva a cabo entre dos extraños, es importante que tanto la persona que va a realizar las preguntas, así como el paciente, se presenten de manera adecuada[3].

English	Español
Hello Mr. Parkland, my name is Carlos Martinez. I am a third-year medical student here at the university. I will be interviewing you for about 30 minutes to learn what kinds of problems you are having and how they have affected you. Will this be alright with you?	Hola Sr. Parkland, mi nombre es Carlos Martínez. Soy estudiante de tercer año de medicina aquí en la universidad. Le estaré interrogando por aproximadamente 30 minutos para averiguar qué molestias ha estado teniendo y como le han afectado. ¿Le parece bien?
Hello, Mrs. Kendra Smith? I am Dr. Rocio Valenzuela; nice to meet you. I am one of the physicians on the team that is going to be caring for you in the hospital.	Hola, ¿Señora Kendra Smith? Soy la Dra. Rocío Valenzuela, gusto en conocerla. Soy uno de los médicos del equipo que la estará atendiendo aquí en el hospital.

La introducción establece los nombres, los roles, el propósito y los límites de la entrevista.

El siguiente paso es evaluar la comodidad del paciente. Una mascarilla de oxígeno, una expresión en el rostro de incomodidad o dolor, son claves no verbales que alertan al médico. Proveer al paciente de un vaso con agua, elevar la cabecera de la cama o ayudarlo a levantarse para ir al baño son acciones que pueden ayudar a romper un poco con la tensión o nerviosismo que el paciente pueda estar sintiendo[3].

Algunas preguntas abiertas que pueden ser útiles en este punto son las siguientes[1,3]:

How can I help you today?	=	¿Cómo puedo ayudarle hoy?
What can I do for you today?	=	¿Qué puedo hacer hoy por usted?
Are you comfortable?	=	¿Esta cómodo?
Do you feel well enough to talk?	=	¿Se siente lo suficientemente bien como para hablar?

Se debe evitar comenzar la entrevista con las siguientes preguntas, ya que estas pueden llevar a que el paciente somatice sus preocupaciones en la forma de molestias físicas[1]:

How are you feeling?	=	¿Cómo se siente?
How are you today?	=	¿Cómo está usted hoy?

En situaciones no urgentes se puede iniciar la conversación con temas no médicos para generar una mejor relación médico-paciente. Algunas sugerencias son las que se presentan en el siguiente cuadro[4]:

English	Español
• The weather • Generalities about the day • Nonspecific encouraging observations	• El clima • Generalidades sobre el día • Observaciones alentadoras inespecíficas

Set an agenda for the visit

Al establecer la agenda para la consulta, se tiene que ser sincero acerca de las limitantes (tanto de tiempo como diagnósticas) que se tengan para no generar falsas expectativas en el paciente, que posteriormente podrían llegar a traducirse como inconformidades.

Los puntos que se deben discutir y aclarar son[2]:

English	Español
• Indicate available time. • Obtain a list of issues the patient wants to discuss. • Summarize/finalize agenda, prioritize items for current encounter versus future encounter.	• Indique el tiempo disponible. • Obtenga una lista de los asuntos que el paciente quiere discutir. • Resuma/finalice la agenda, dando prioridad a los asuntos a tratar en la visita actual contra aquellos que se pueden revisar en visitas futuras.

Algunas preguntas y frases que pueden ser útiles en este punto son las siguientes[1]:

What brings you here today?	=	¿Qué lo trae aquí hoy?
Is there something else?	=	¿Hay algo más?
Which of these problems are the most concerning to you?	=	¿Cuál de estos problemas le preocupan más?
I would also like to discuss your… today.	=	También me gustaría hablar sobre su ... el día de hoy.
Because we have limited time, which of these problems would you like to discuss today?	=	Debido a que tenemos un tiempo limitado, ¿Cuál de estos problemas le gustaría discutir hoy?
I know… is important to you, and I am very concerned about your… Could we start with… first?	=	Ya sé que... es importante para usted, y estoy muy preocupado por su ... ¿Podríamos comenzar con... primero?

Open with the history of present illness (open-ended questions)

Una vez que se ha negociado la agenda con el paciente y se ha determinado cual es el problema principal, se continua el interrogatorio con preguntas abiertas, a través de las cuales, el paciente puede explicar desde su perspectiva todo lo relacionado con su padecimiento.

Algunas frases y preguntas que pueden ser útiles para lograr esto, son las siguientes[1]:

I want to know how… started	=	Quisiera saber cómo… comenzó
Tell me more about…	=	Dígame más acerca de…
Would you like to talk more about…?	=	¿Le gustaría hablar más acerca de…?

Tell me what the… was like	=	Dígame como el/la… era.
What else did you notice?	=	¿Qué más notó?

Continue with the patient-centered history of present illness (closed-ended questions)

Se deben realizar preguntas cerradas con la finalidad de obtener la información que el médico considere como necesaria para poder llegar a un diagnóstico. Estas preguntas nos ayudarán a obtener una descripción más precisa de los síntomas del paciente[1,2]. Las preguntas deben ir enfocadas a la duración, severidad y localización del problema; radiación y características del dolor; factores agravantes-atenuantes y cualquier otro síntoma asociado[1].

Un ejemplo de este tipo de preguntas sería el siguiente[4]:

Did you take your medications this morning?	=	¿Tomó sus medicamentos esta mañana?

Para la cual, las respuestas posibles serían:

Yes, I did.	=	Si, lo hice.
No, I didn't.	=	No, no lo hice.

Se debe evitar utilizar preguntas guiadas, ya que estas pueden provocar que la persona responda lo que cree que uno quiere escuchar[4]. Por ejemplo:

You do not miss any doses of your medication, do you?	=	No omite ninguna dosis de su medicamento, ¿verdad?

Se deben sustituir aquellas preguntas que inicien con **"Why"** por **"What"**, ya que, en el primer caso, el paciente siente de manera instintiva la necesidad de defenderse, mientras que, en el segundo caso, las preguntas suenan menos agresivas[4].

×	Why do you miss your doses?	=	¿Por qué está olvidando tomar sus dosis?
✓	What causes you to miss your doses?	=	¿Qué está causando que usted olvide tomar sus dosis?

Transition to the clinician-centered process

Una vez que ya se tiene toda la información necesaria, se hace la transición de la **"entrevista centrada en el paciente"** hacia la **"entrevista centrada en el médico"** en la cual se realizan preguntas enfocadas a aclarar datos específicos de la historia clínica.

Los elementos que forman parte de esta transición son[2]:

English	Español
• Summarize conversation • Confirm the accuracy of the information • Inform the patient that the style of questioning will now change	• Resuma la conversación • Confirme la veracidad de la información. • Informe al paciente que el estilo del interrogatorio va a cambiar.

Se sugiere utilizar las siguientes frases al momento de recapitular la información obtenida con el paciente[1]:

So, from what you have told me so far, you…	=	Entonces, por lo que me ha dicho hasta ahora, usted...
Let me summarize what we have discussed so far.	=	Permítame resumir todo lo que hemos discutido hasta ahora.
You have told me a lot of things. Let me just say them out loud, so you know that I have heard you correctly.	=	Me ha comentado muchas cosas. Permítame repetirlo en voz alta, y así usted sabrá si lo he escuchado correctamente.

Para que el paciente entienda que habrá un cambio en el estilo de las preguntas que se le harán a continuación, se recomienda utilizar las siguientes frases[1,2]:

I'm now going to ask you several specific medical questions about your symptoms.	=	Ahora le voy a hacer varias preguntas médicas espécificas acerca de sus síntomas.
Now I would like to ask you some routine questions. These may seem personal or unrelated but are important for us to help you.	=	Ahora me gustaría hacerle algunas preguntas de rutina. Puede que le parezcan personales o no relacionadas, pero son importantes para nosotros para poder ayudarle.
Now I would like to ask you some questions about your previous health.	=	Ahora quisiera hacerle algunas preguntas acerca de su estado de salud previo.

Revealing a new diagnosis or breaking bad news

Es importante que los estudiantes de medicina y enfermería se familiaricen con la tarea de informar al paciente y a sus familiares acerca de las enfermedades que este padece y, si es el caso, saber trasmitir malas noticias.

En primer lugar, hay que asegurar la privacidad de paciente. Se deben evitar las distracciones y las interrupciones. Se debe involucrar a sus seres queridos (al menos que la persona exprese lo contrario). Siéntese al nivel del paciente y conecte con él o ella (contacto visual y físico si es apropiado y culturalmente aceptado)[1].

En segundo lugar, hay que comprender la percepción que el paciente tiene sobre su padecimiento. Algunas preguntas que nos pueden ayudar son las siguientes[1]:

What do you already know about your illness?	=	¿Qué es lo que ya conoce sobre su enfermedad?
What is your understanding of the illness?	=	¿Qué es lo que comprende de su enfermedad?

Posteriormente, hay que invitar al paciente a aclarar sus dudas. Se le debe permitir decidir si quiere recibir toda la información en ese momento o si prefiriera que se hiciera de manera escalonada[1]:

How much information would you like to receive at this time?	=	¿Cuánta información desea recibir en este momento?
Do you prefer to receive the information in stages or all at once?	=	¿Prefiere recibir toda la información en etapas o todo de una sola vez?

Al dar la noticia al paciente, hay que utilizar palabras que le sean familiares y hay que evitar usar mucha terminología médica. Trate de no ser muy cortante o insensible. Provea la información por partes para que le permita al paciente ir asimilando lo que se le ha dicho. No le arrebate al paciente toda esperanza, ya que este podría tener otra perspectiva (no necesariamente médica) sobre su padecimiento[1].

Unfortunately, I have some bad news.	=	Desafortunadamente, tengo malas noticias
I am sorry to inform you that…	=	Lamento informarle que…

Recuerde responder a las emociones del paciente con empatía. Discuta las opciones de tratamiento

si el estado emocional de paciente lo permite, para mantener su esperanza y para poder dar una perspectiva orientada hacia el futuro[1].

A review of common problems

Los estudiantes de medicina y enfermería que no están acostumbrados a realizar historias clínicas suelen cometer diversos errores inherentes a su inexperiencia. A continuación, se mencionan algunos de ellos[3]:

Confundir el orden tradicional y rígido que se sigue en el llenado de la historia clínica con el proceso a través del cual surge la información en la entrevista clínica.

Apoyarse en exceso en preguntas cerradas. Este estilo desalienta al paciente a darnos la información requerida de manera espontánea.

Se suele ignorar la respuesta emocional y las preocupaciones que tiene el paciente durante la entrevista.

Mantener un punto de vista estrecho y dirigido desde el principio del interrogatorio.

Dificultad para entender los síntomas del paciente cuando este nos los describe con sus propias palabras.

Insistir en que la entrevista se debe lograr en una sola sesión.

Limitar la lista de probables diagnósticos mucho antes de contar con toda la información.

Formular preguntas guiadas, muy complejas, con doble sentido o poco claras.

No proveer al paciente de las comodidades básicas necesarias para llevar a cabo el interrogatorio (instrucciones no claras, ignorar si el paciente esta cómodo, no establecer un ambiente de confianza y confidencialidad).

No tomar en consideración las ideas que el paciente tiene sobre su enfermedad y acerca de lo que espera de la consulta.

Tomar notas que interrumpan el flujo de la entrevista.

Es importante que los médicos y enfermeras sepan reconocer estas situaciones desde el inicio de sus prácticas clínicas, ya que esto les permitirá evitar que cometan los mismos errores durante su desempeño profesional.

Conteste los siguientes ejercicios:

Anote y acomode las características que se presentan a continuación con el modelo de entrevista al que corresponden:

A. Clinicians allow patients to lead and direct the conversation.
B. Combines a scientific and humanistic approach.
C. Assesses patient symptoms and complaints in a biomedical model of health.
D. Fails to incorporate other psychological or social factors that may be the primary determinants of health for patients.
E. Contextualizes patients strictly by disease.
F. The clinician dictates the interaction to meet his or her own needs
G. Integrates the biological, psychological, and social dimensions of the individual.
H. Assesses patient symptoms and complaints in a biopsychosocial model of care.

1. Patient-centered interviewing	**2. Clinician-centered interviewing**

Relacione las dos columnas:

3. It´s a dynamic process that includes hearing what is being said as well as processing and interpreting the words that are spoken (and unspoken) to understand the complete message that is being delivered.	( )	A. Leading questions
		B. Open-ended questions
		C. Nonverbal communication cues
4. It´s when you place yourself in your patient´s situation and respond based on either similar personal experiences or through shared understanding.	( )	D. Empathy
		E. Active listening
		F. Closed-ended questions
5. It sets the tone for the interview and allows the patient to feel comfortable with you, thereby making the lines of communication more open and honest.	( )	G. Building rapport
6. These are questions that require the patient to answer with more than a simple yes or no or nod of the head.	( )	
7. These are questions that generally limit the patient's response to either a yes or no or a nod of the head.	( )	
8. These are questions that suggest a particular answer.	( )	
9. It´s the sending of messages to or from your patient without the use of words.	( )	

Referencias

Hashim MJ. Patient-centered communication: basic skills. *Am Fam Physician* 2017;95:29–34.

Lappen, J. History-taking and interview techniques and the physician-patient relationship. En: *libr. women's med.*, (ISSN: 1756-2228) 2011; DOI 10.3843/GLOWM.10411

Lichstein PR. The medical interview. En: Walker HK, Hall WD, Hurst JW: *Clinical methods. The history, physicial and laboratory examinations.* Ed 3ª. Boston. Butterworths. 1990.

Srivastava SB. The patient interview. En: Lauster CD, Srivastava SB, editors. *Fundamental skills for patient care in pharmacy practice.* Burlington: Jones and Barltett Learning; 2014.

Respuestas a los ejercicios

1. **Patient-centered interviewing**
   H. Assesses patient symptoms and complaints in a biopsychosocial model of care.
   G. Integrates the biological, psychological, and social dimensions of the individual.
   B. Combines a scientific and humanistic approach.
   A. Clinicians allow patients to lead and direct the conversation.

2. **Clinician-centered interviewing**
   C. Assesses patient symptoms and complaints in a biomedical model of health.
   E. Contextualizes patients strictly by disease.
   D. Fails to incorporate other psychological or social factors that may be primary determinants of health for patients.
   F. The clinician dictates the interaction to meet his or her own needs

3. E
4. D
5. G
6. B
7. F
8. A
9. C

Medical prescriptions

En este apartado se analizarán los puntos más importantes que hay que tomar en cuenta al momento de escribir una receta médica en inglés.

Al ser la receta médica un pilar en el quehacer de un médico es preponderante aprender a hacerlas de manera correcta. En este capítulo revisaremos el significado y la traducción de algunos acrónimos que se utilizan comúnmente en Estados Unidos y otros países en los que el inglés es la lengua predominante y se darán algunos consejos generales para realizar una receta médica adecuada.

Hay que recordar que cada país cuenta con sus propias leyes y reglamentos con respecto a la información que una receta debe contener, por lo que es responsabilidad del médico conocer y adaptarse a las reglas del lugar en donde se desee laborar o estudiar.

Receta médica = Prescription

Al escribir una receta médica hay que hacerlo con una computadora o con letra molde legible y clara y hay que evitar utilizar letra cursiva, ya que muchas personas no saben leer este tipo de letra y ello puede llevar a que el dispensador de la farmacia o el paciente se equivoquen al momento de querer surtir la receta o durante la toma de los medicamentos.

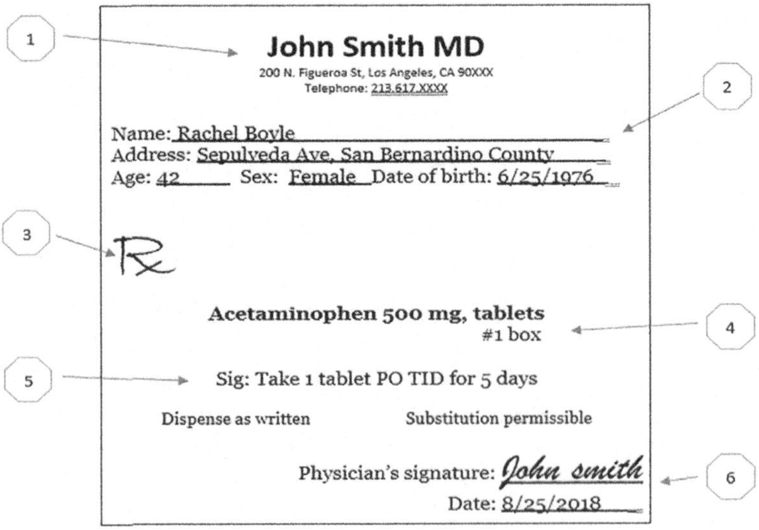

1 Toda receta médica debe llevar los datos del médico, incluyendo su nombre completo, dirección y teléfono y también se puede incluir la especialidad que se tenga (pediatrician, gastroenterologist, psychiatrist, etc.).

Usualmente los apellidos en Latinoamérica o España están conformados por 1 o 2 nombres y 2 apellidos, pero en los Estados Unidos se componen de manera diferente:

First Name	+	**Middle Name**	+	**Last Name (Surname)**
Mary	+	Anne	+	Brooks
John		+		Smith

Las medidas usualmente utilizadas por los latinoamericanos o españoles al momento de emigrar a los Estados Unidos, es utilizar únicamente el apellido paterno o juntar los apellidos a través de un guion. Tomaremos como ejemplo el nombre Juan Carlos Robles Cruz:

First Name	+	**Middle Name**	+	**Last Name**
Juan	+	Carlos	+	Robles
		O		
Juan	+	Carlos	+	Robles-Cruz

Después del nombre se escriben las iniciales MD ("*Medicinae Doctor*" en latín; "Doctor of Medicine" en inglés) que es el grado académico que se les confiere en estados unidos a quienes completan los estudios básicos en medicina; sin embargo, en el Reino Unido significa que la persona realizó un Doctorado en alguna rama de la medicina, por lo que sería más correcto agregar las siglas MB ("*Medicinae Baccalaureus*" en latín; "Bachelor of Medicine" en inglés) para aquella persona que completo los estudios básicos en medicina.

2 Los datos del paciente deben incluir por lo menos dos identificadores, siendo uno de ellos el nombre completo y usualmente se suele agregar la fecha de nacimiento, edad, sexo y dirección.

3 Se agrega el símbolo o las letras **"Rx"** para indicar o dar a entender que se trata de una receta médica y usualmente antecede a las indicaciones o se puede colocar en la parte superior de la receta.

4 Se escribe el nombre del medicamento, los miligramos y su presentación, aclarándose el número de cajas, botellas o pastillas que el paciente va a necesitar. Si se desea, se pude escribir una marca específica del medicamento que se está recetando. También se puede aclarar que no se sustituya el medicamento por otro o por un medicamento genérico escribiendo "brand name only" o "no generics".

Inglés	**Español**
Elixir	Elixir
Emulsions	Emulsiones
Oral powder	Polvo oral
Oral solution	Solución oral
Oral suspension	Suspensión oral
Syrup	Jarabe
Caplets	Capletas
Capsules	Capsulas
Dragées	Grageas
Pellets	Píldoras
Pills	Pastillas
Tablets	Tabletas
Cream	Crema
Lotion	Loción
Ointment	Ungüento
Suppository	Supositorio
Drops	Gotas
Powder for injection	Suspensión inyectable (polvo)
Injectable solution	Solución inyectable

5 La abreviatura "Sig.", de la palabra en latín "***signetur***" (que significa etiquetar o escribir en la etiqueta), señala la sección en donde anotaremos las instrucciones de cómo y con qué frecuencia se debe administrar el medicamento. Existen diversas abreviaciones que nos indican la vía de administración:

Abreviatura en inglés	Inglés/latín (si aplica)	Español
BUCC	Buccal	Vía bucal
ID	Intradermal	Vía intradérmica
IM	Intramuscular	Vía intramuscular
IN	Intranasal	Vía intranasal
IP	Intraperitoneal	Vía intraperitoneal
IV	Intravenous	Vía intravenosa
PO	By mouth /Per os	Vía oral
PR	By rectum/Per rectum	Vía rectal
SC	Subcutaneous	Vía subcutánea
SL	Sublingual	Vía sublingual
TP	Topical	Vía tópica

Para indicar la frecuencia con lo que se debe administrar un medicamento se pueden utilizar las siguientes abreviaturas:

Abreviatura	Latín	Inglés	Español
q.d. or QD	Quaque die	Once a day	Una vez al día
b.i.d. or BID	Bis in die	Twice a day	Dos veces al día
t.i.d. or TID	Ter in die	Three times a day	Tres veces al día
q.i.d. or QID	Quater in die	Four times a day	Cuatro veces al día

q_h	Quaque_ hours	Every so many hours	Cada_horas (ejemplo: q6h= cada 4 horas)
PRN	Pro re nata	As needed	Por razón necesaria, en caso de ser necesario

6 Se anota el nombre completo del médico (si no se ha hecho antes), su firma, la fecha y se puede incluir su número de licencia médica o registro (hay que recordar que cada país tiene sus leyes al respecto). No hay que olvidar que en Estados Unidos se escribe primero el mes y luego el día y año (también para las fechas de nacimiento).

Mes/Día/Año (solo USA)

Ahora, para practicar, se muestran algunos ejemplos de recetas relacionados con casos clínicos:

Sophia Sanders is a 50-year-old patient (she was born on April 27, 1968), who comes to your office because she has been feeling dizzy and lightheaded since this morning. She lives with her daughter in Englewood, Colorado. After a thorough physical examination, you find out that she has a blood pressure of 150/100 mmHg, and you decide to prescribe her captopril 25 mg every 12 hours for a month, and you tell her that you will see her again in 30 days. The box of captopril has 30 tablets.

____

____

Name:______________________________
Address: ______________________________
Age: ______ Sex: ________Date of birth: __________

℞

____

\# __________

Sig:______________________________

____

Physician's signature:____________
Date: ____________

Jonathan Thomas, 10 years old (birthdate June 15, 2008). Jonathan complains of having a tough time swallowing solid foods, and he had a fever of 39°C. After a thorough interview and physical examination, you make the diagnosis of tonsillitis. Treatment: amoxicillin 500 mg capsules, PO TID for ten days. His medical chart says he lives at 400 Bird St, Las Cruces, NM.

____

____

Name:______________________________
Address: ______________________________
Age: ______ Sex: ________Date of birth: __________

℞

____

\# __________

Sig:______________________________

____

Physician's signature:____________
Date: ____________

Karla Alvarez is a 34-year-old patient who broke out in hives after eating clams. The doctor decided to initiate treatment with loratadine 10 mg tablets PO q.d. for 15 days. Her ID says she was born on November 16, 1985, and her address is Burke St, Grantville, GA.

____

____

Name: ____________________________________
Address: __________________________________
Age: ______ Sex: ________ Date of birth: __________

Rx

____

\# __________

Sig: ____

____

Physician's signature: ____________
Date: ____________

Respuestas a los ejercicios

Your Name MD
Your address
Your telephone number

Name: Sophia Sanders
Address: Englewood, Colorado
Age: 50 Sex: Female Date of birth: 4/27/1968

℞

Captopril 25 mg, tablets
#2 boxes

Sig: Take 1 tablet PO BID for 30 days

Dispense as written Substitution permissible

Physician's signature: *Your signature*
Date: xx/xx/xx

Your Name MD
Your address
Your telephone number

Name: Jonathan Thomas
Address: 400 Bird St, Las Cruces
Age: 10 Sex: Male Date of birth: 6/15/2008

℞

Amoxicillin 500 mg, capsules
#30 capsules

Sig: Take 1 capsule PO TID for 10 days

Dispense as written Substitution permissible

Physician's signature: *Your signature*
Date: xx/xx/xx

Your Name MD

Your address
Your telephone number

Name: Karla Alvarez
Address: Burke St. Grantville
Age: 34 Sex: Female Date of birth: 11/16/1985

℞

Loratadine 10 mg, tablets
#15 tablets

Sig: Take 1 tablet PO QD for 15 days

Dispense as written Substitution permissible

Physician's signature: *Your signature*
Date: xx/xx/xx

Medical equipment

En este capítulo se revisará el instrumental hospitalario básico que tanto el médico como la enfermera deben conocer. Se muestran algunas imágenes representativas y se da la traducción correcta de los materiales que más se utilizan en la práctica clínica.

Medical equipment	=	Equipo médico
Medical instruments	=	Instrumental médico

Trays, dishes, and carts

Existen diversos equipos que se utilizan para sostener instrumentos quirúrgicos y otros que se emplean para contener líquidos o tejidos. La gran mayoría de ellos están hechos de acero inoxidable y otros de plástico.

Stainless steel	=	Acero inoxidable
Plastic	=	Plástico

Las bandejas utilizadas para sostener instrumental quirúrgico reciben el siguiente nombre:

Mayo tray	=	Bandeja de Mayo

A la combinación de la “bandeja de Mayo” y su soporte se le nombra:

Mayo stand	=	Mesa de Mayo

Los tazones o bandejas que se utilizan para sostener tejidos o líquidos reciben diversos nombres dependiendo de su forma y tamaño:

Kidney dish/Kidney tray	=	Bandeja de riñón
Bowl	=	Tazón
Cup	=	Taza

Los contenedores que utilizan los pacientes para orinar y defecar son:

Bedpan	=	Cómodo/cuña
Urinal	=	Orinal

Al equipo que se utiliza para guardar diversos materiales (como medicamentos, guantes, etc.) o para transportar instrumentos y materiales de curación se le llama:

Medical cart	=	Carro médico

Algunos de ellos vienen con cajones:

Drawer	=	Cajón

Stretchers and mattresses

Los pacientes pueden ser colocados para su reposo o para su exploración en camas o camillas:

Stretcher	=	Camilla
Hospital bed	=	Cama de hospital
Examination table	=	Mesa de exploración
Operating table	=	Mesa quirúrgica/mesa de operaciones

Dependiendo de su utilidad y del material del que estén hechos, los colchones reciben los siguientes nombres:

Foam mattress	=	Colchón de espuma
Alternating pressure pad	=	Colchoneta de presión alterna
Air mattress	=	Colchón de aire
Waterbed	=	Colchón de agua

Los accesorios y protecciones de las camas son:

Side rails	=	Barandales laterales
Headboard	=	Cabecera
Footboard	=	Piecera
Braking mechanism/ brakes	=	Mecanismo de frenado/ frenos
Wheels	=	Ruedas

La ropa de cama recibe los siguientes nombres:

Bedding/bed linen	=	Ropa de cama
Sheets	=	Sábanas
Pillowcase	=	Funda de almohada
Blanket	=	Cobija/manta/frazada
Bedspread/bedcover	=	Cubrecama/cobija
Pillow	=	Almohada
Incontinence bed pad/ Incontinence underpad	=	Colchoneta/almohadilla/ protector para orina

Pediatric medical equipment

La práctica médica pediátrica emplea instrumentos adaptados o diseñados especialmente para ser utilizados en niños. Algunos de ellos se usan para calmar al paciente, alimentarlo y como herramientas diagnósticas, mientras que otros ofrecen confort y calor al infante.

- **Baby essentials**

Feeding bottle	=	Biberón
Diaper	=	Pañal
Pacifier	=	Chupón
Baby romper/onesie	=	Mameluco
Stroller	=	Carriola

Breast pump	=	Extractor de leche
Transition cup/trainer cup/sippy cup	=	Vaso entrenador

- **Somatometry**

Tape measure/measuring tape	=	Cinta métrica
Infantometer	=	Infantómetro
Baby scale	=	Báscula pediátrica
Standing scale	=	Báscula de pie
Stadiometer	=	Estadímetro

- **Hospital nursery equipment**

Hospital nursery	=	Área de cuneros
Neonatal Intensive Care Unit (NICU)	=	Unidad de Cuidados Intensivos Neonatales (UCIN)
Cradle	=	Cuna
Bassinet	=	Bacinete
Neonatal incubator	=	Incubadora neonatal
Radiant heat warmer/cradle	=	Cuna de calor radiante
Phototherapy lamp	=	Lámpara de fototerapia
Bubble CPAP	=	CPAP de burbuja

IV and injection equipment

La administración de medicamentos por vía parenteral se puede llevar a cabo a través de inyecciones o por la vía intravenosa. Es importante conocer el equipo que se utiliza con estos fines y el nombre de las piezas que los conforman.

Catheter	=	Catéter

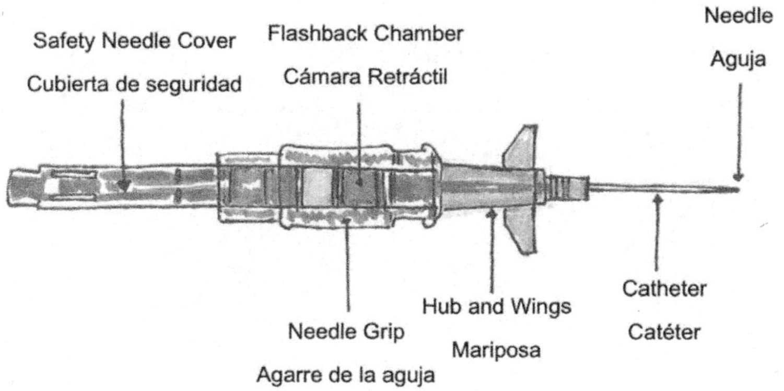
Safety Needle Cover
Cubierta de seguridad
Flashback Chamber
Cámara Retráctil
Needle
Aguja
Hub and Wings
Mariposa
Needle Grip
Agarre de la aguja
Catheter
Catéter

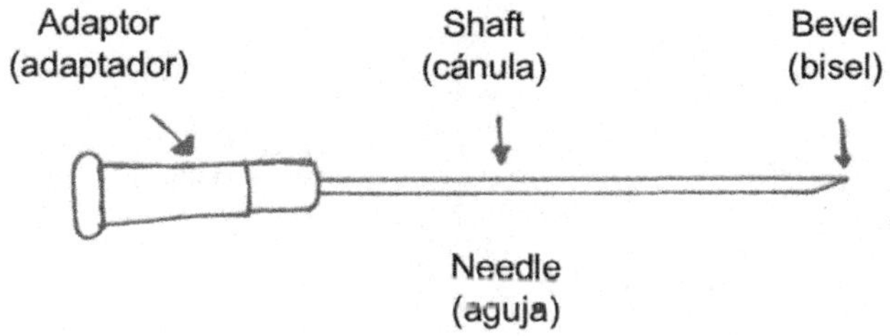
Adaptor
(adaptador)
Shaft
(cánula)
Bevel
(bisel)
Needle
(aguja)

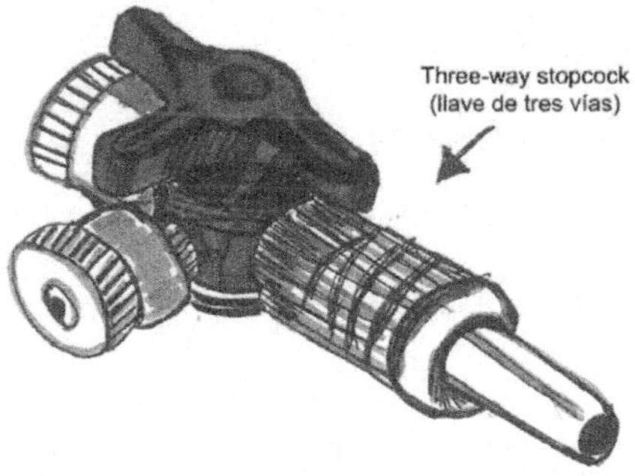
Three-way stopcock
(llave de tres vías)

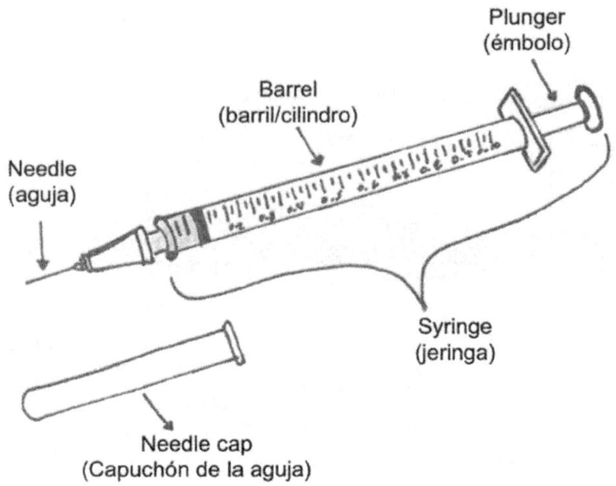

IV equipment = Equipo IV

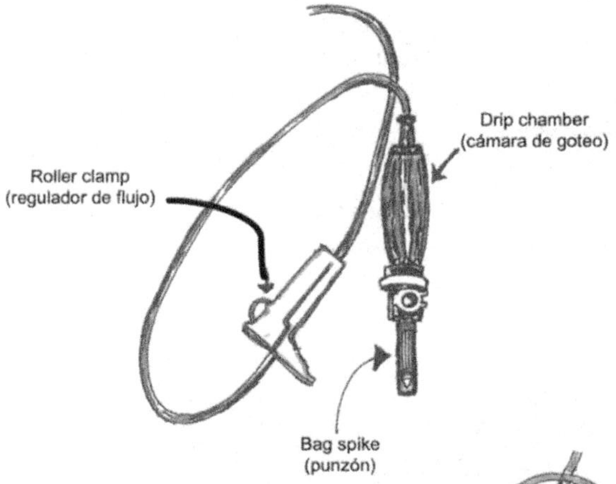

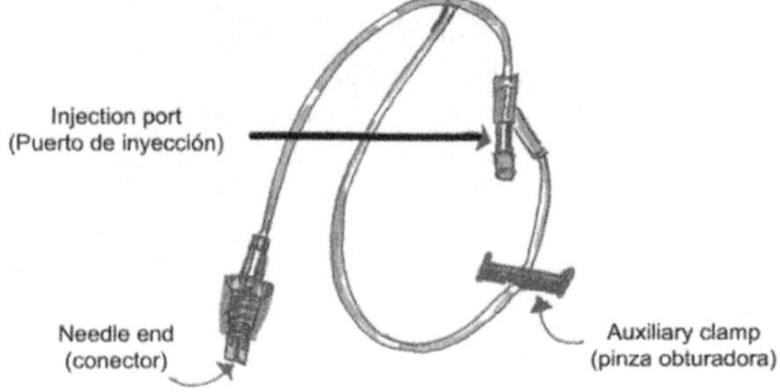

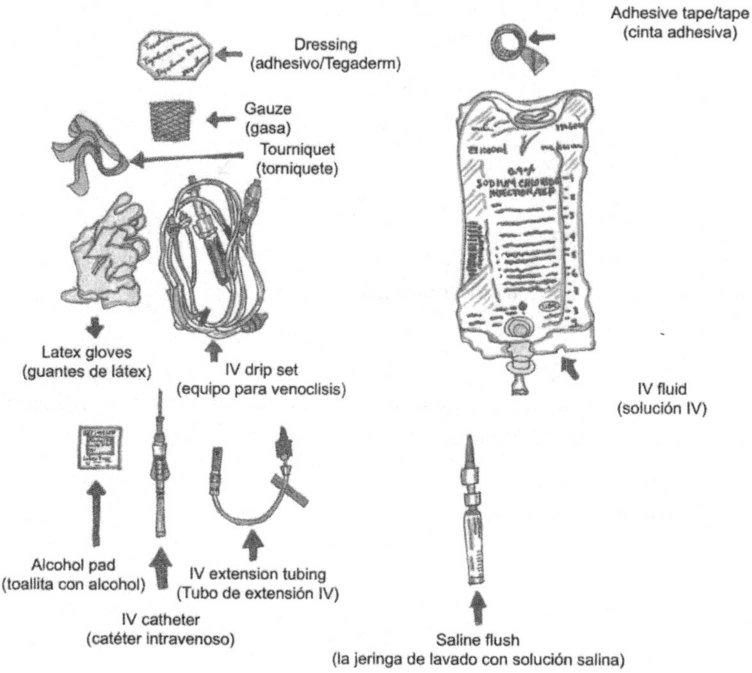

Intensive care unit (ICU) equipment

Las unidades de cuidados intensivos (UCI) utilizan equipos especiales para la monitorización de los pacientes y para su manejo crítico.

Defibrillator	=	Desfibrilador
Cardiac monitor	=	Monitor cardíaco
Mechanical ventilator	=	Ventilador mecánico
Nasogastric tube	=	Sonda nasogástrica
Endotracheal tube	=	Tubo endotraqueal
Infusion pump	=	Bomba de infusión
Laryngoscope	=	Laringoscopio
Straight (Miller) laryngoscope blade	=	Hoja recta de laringoscopio (tipo Miller)
Curved (Macintosh) laryngoscope blade	=	Hoja curva de laringoscopio (tipo Macintosh)

Foley catheter
(catéter/sonda de Foley)

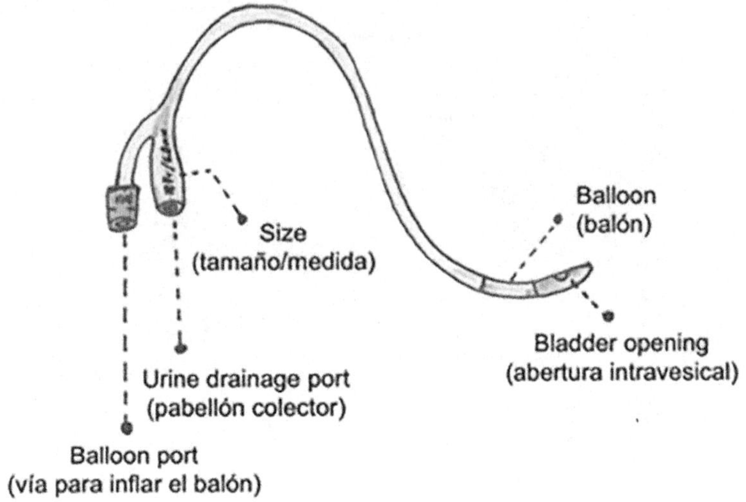

Surgical drapes/drapes
(campos quirúrgicos)

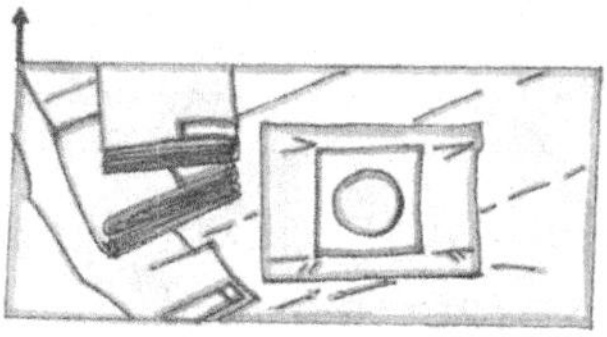

Artificial resuscitator
(resucitador manual)

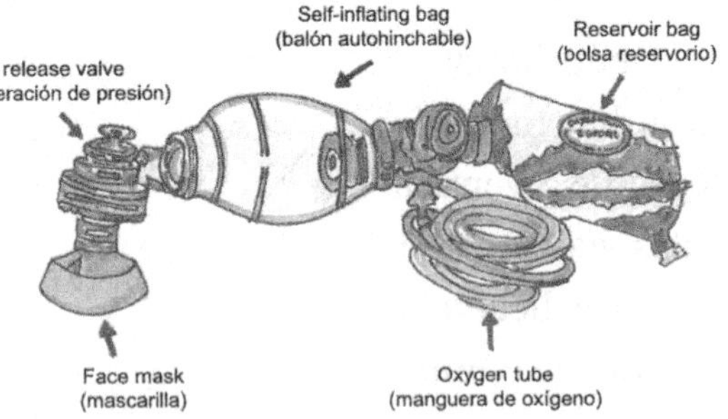

Medical protective gear

Es importante que enfermeras y médicos conozcan las medidas de protección básicas para evitar contagios e intoxicaciones por contaminación.

White coat/laboratory coat	=	Bata blanca/bata de laboratorio
Safety goggles/ safety glasses	=	Lentes/gafas protectoras
Face shield	=	Careta
Safety coverall/protective coverall		Sobretodo/overol de protección o de seguridad
Respirator	=	Respirador

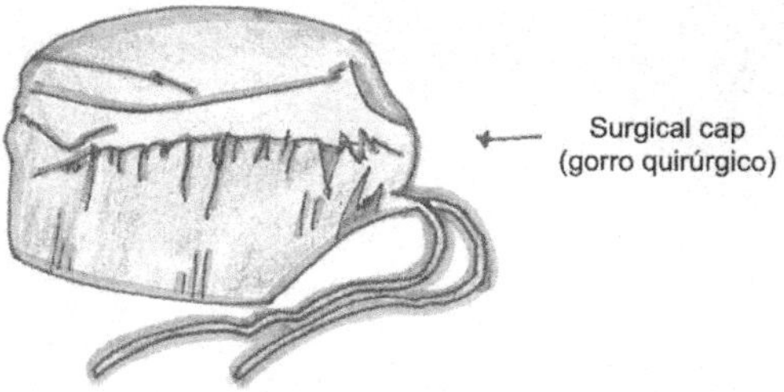

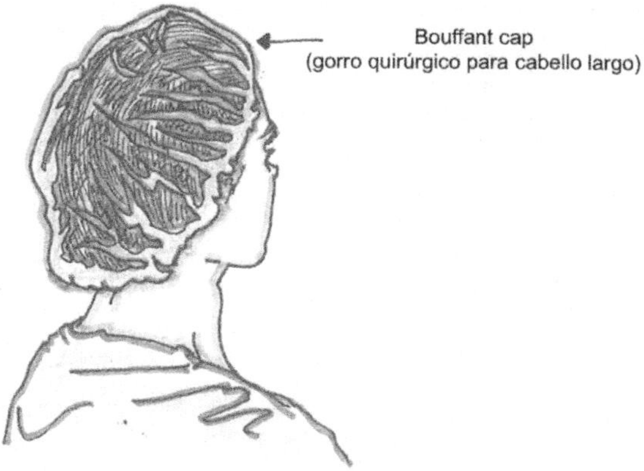

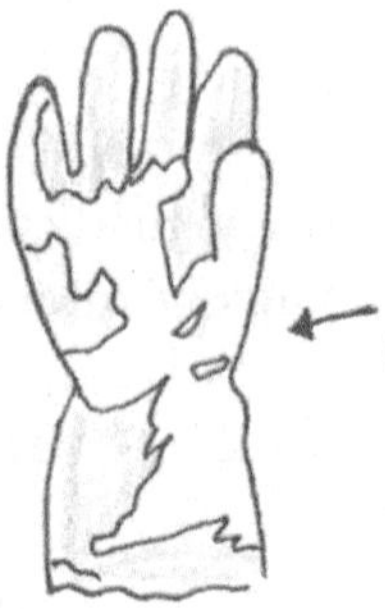

Surgical gloves/gloves
(guantes quirúrgicos/ guantes)

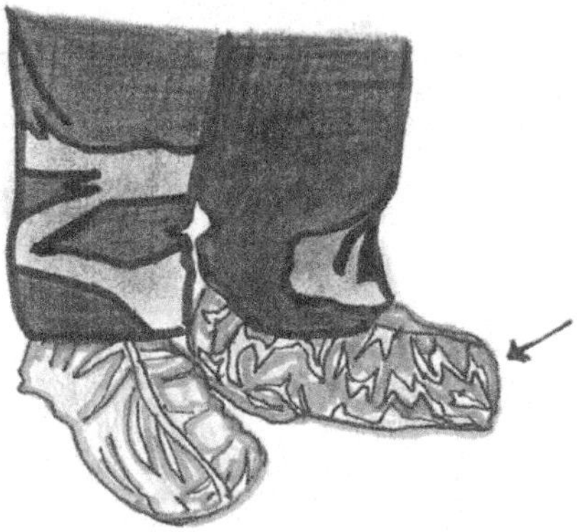

Shoe covers
(botines quirúrgicos)

Boot covers
(botas quirúrgicas)

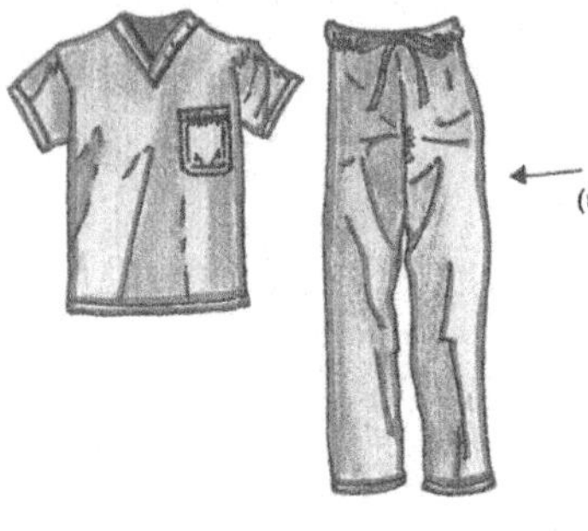

Scrubs
(uniforme quirúrgico)

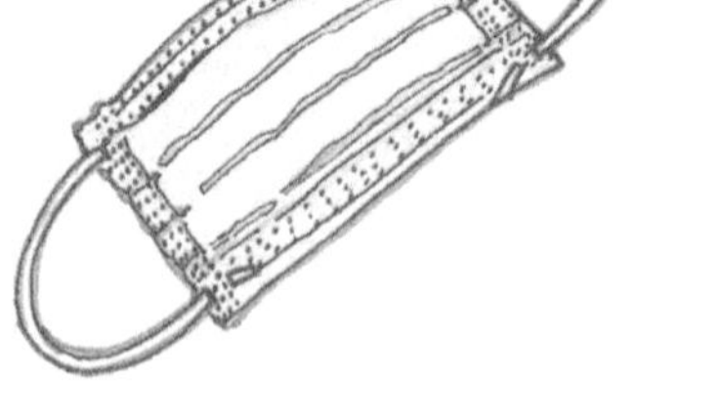

Surgical mask/procedure mask/medical mask/face mask
(mascarilla quirúrgica/cubrebocas)

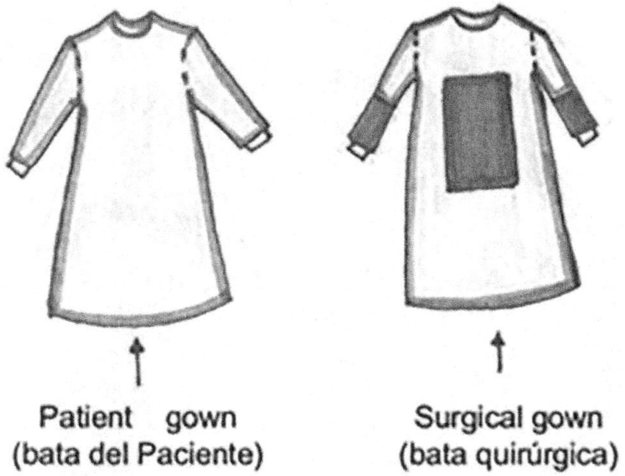

Physical examination instruments

Existen diversos instrumentos que ayudan a médicos y enfermeras a explorar de manera adecuada a un paciente y para medir sus signos vitales con mayor precisión.

Tongue depressor	=	Abatelenguas
Oximeter	=	Oxímetro
Penlight	=	Linterna (delgada)
Flashlight	=	Linterna (poco más grande)

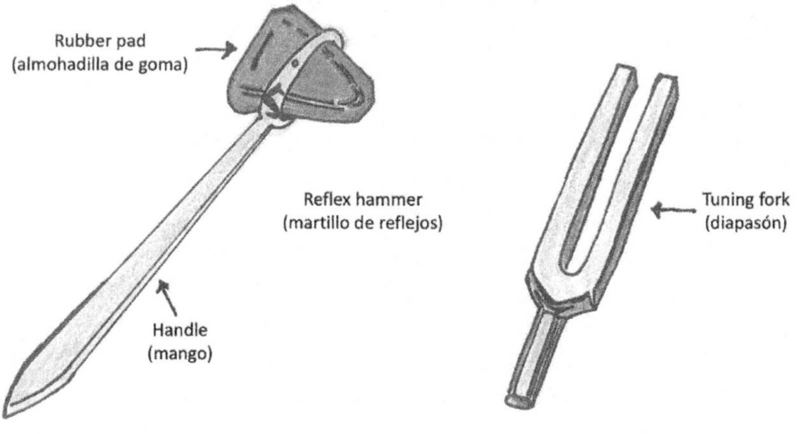

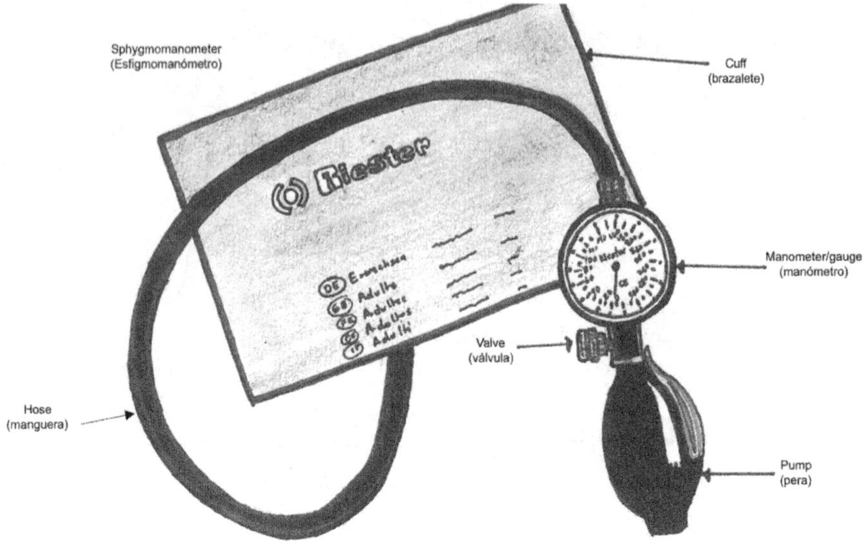
Sphygmomanometer
(Esfigmomanómetro)
Cuff
(brazalete)
Manometer/gauge
(manómetro)
Valve
(válvula)
Hose
(manguera)
Pump
(pera)

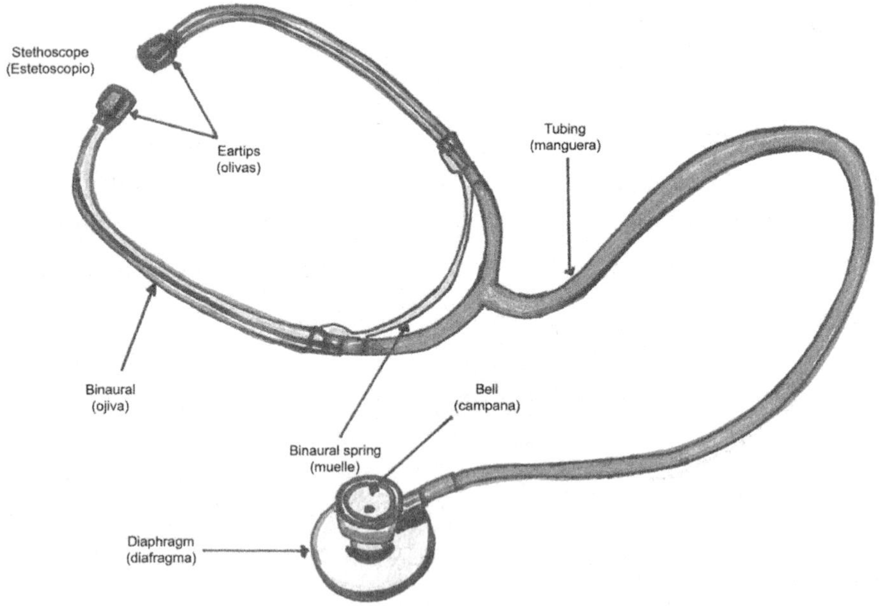
Stethoscope
(Estetoscopio)
Eartips
(olivas)
Tubing
(manguera)
Binaural
(ojiva)
Bell
(campana)
Binaural spring
(muelle)
Diaphragm
(diafragma)

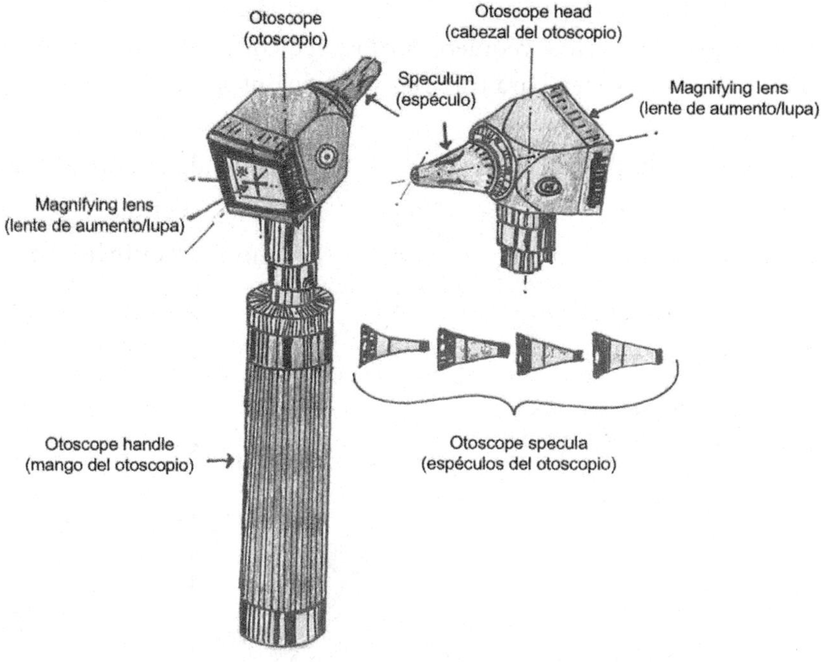
Otoscope
(otoscopio)
Otoscope head
(cabezal del otoscopio)
Speculum
(espéculo)
Magnifying lens
(lente de aumento/lupa)
Magnifying lens
(lente de aumento/lupa)
Otoscope handle
(mango del otoscopio)
Otoscope specula
(espéculos del otoscopio)

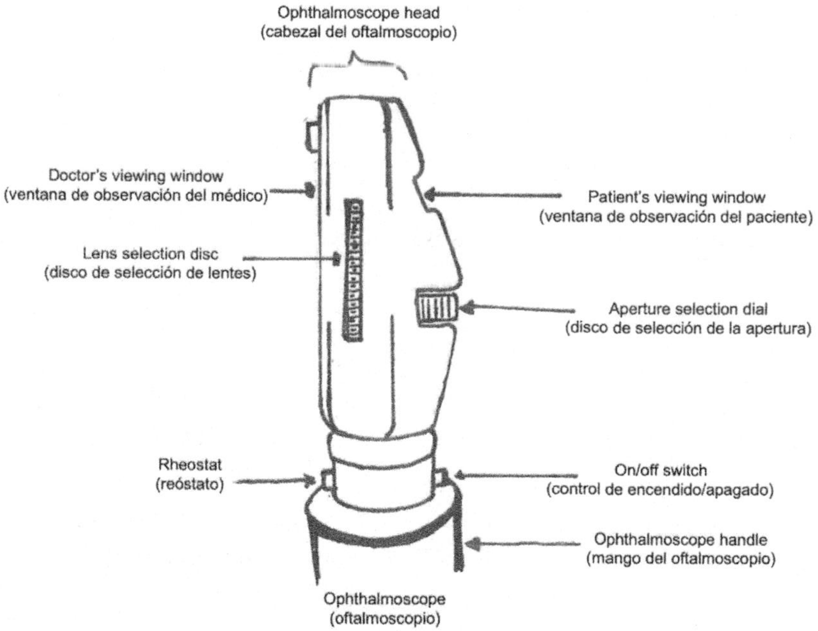
Ophthalmoscope head
(cabezal del oftalmoscopio)
Doctor's viewing window
(ventana de observación del médico)
Patient's viewing window
(ventana de observación del paciente)
Lens selection disc
(disco de selección de lentes)
Aperture selection dial
(disco de selección de la apertura)
Rheostat
(reóstato)
On/off switch
(control de encendido/apagado)
Ophthalmoscope handle
(mango del oftalmoscopio)
Ophthalmoscope
(oftalmoscopio)

Types of wound care bandages and medical dressing

El manejo de las heridas requiere que los médicos y enfermeras conozcan los materiales que existen para tratarlas y sus distintas presentaciones.

Cotton balls	=	Bolas de algodón/torundas
Bandage	=	Venda
Dressing	=	Vendaje/recubrimiento

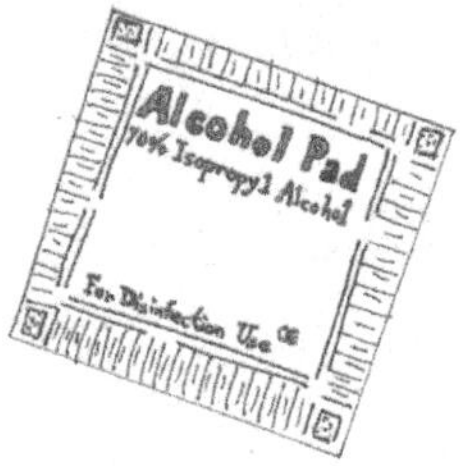

Alcohol pads/swabs
(almohadillas/toallitas/torundas con alcohol)

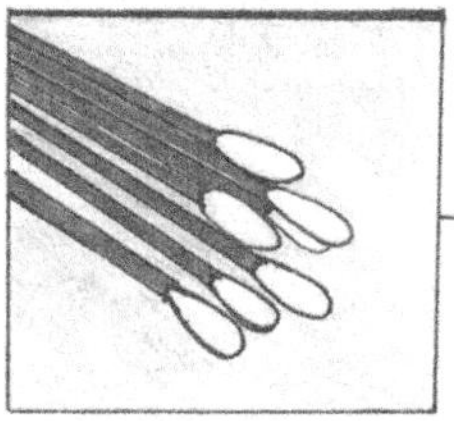

Cotton swab
(hisopo)

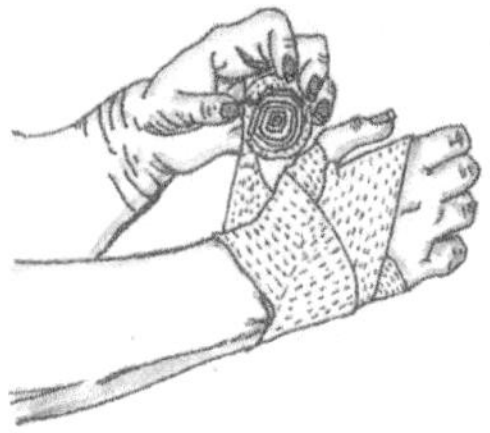

Elastic bandage
(vendaje elástico)

Las gasas pueden recibir diversos nombres:

Gauze	=	Gasa
Gauze pad	=	Gasa (cuando viene sólo una por paquete)
Gauze sponges	=	Gasas (cuando vienen 2 o más por paquete)

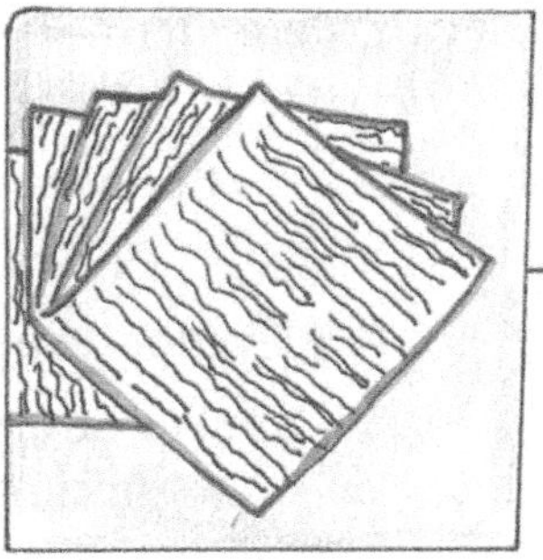

Para el tratamiento de las fracturas existen dos tipos de inmovilizaciones:

Cast	=	Yeso completo o circular
Splint	=	Férula

Dependiendo del material de que estén hechos se les llama:

Fiberglass cast/ synthetic cast	=	Yeso de fibra de vidrio
Plaster cast	=	Yeso (cuando este hecho de este material)

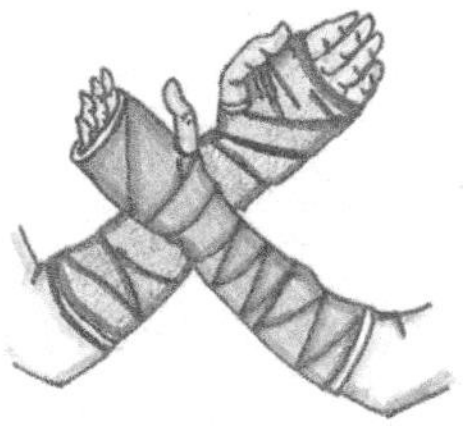

Common surgical instruments

El instrumental utilizado en el quirófano varía dependiendo de la cirugía a realizarse. A continuación, se presentan los más comúnmente utilizados. Hay que recordar que las pinzas, tijeras, separadores, etc., cambian de nombre dependiendo de su tamaño y forma (por ejemplo: Kelly clamp, Kosher clamp, etc.).

Endoscope	=	Endoscopio
Curet/curette	=	Cureta
Periosteal elevator	=	Elevador de periostio
Suction tube	=	Cánula de aspiración/ succión
Staplers	=	Grapadoras
Staples	=	Grapas
Saw	=	Sierra
Cautery machine	=	Electrocauterio
Cautery pencil	=	Lápiz de electrocauterio

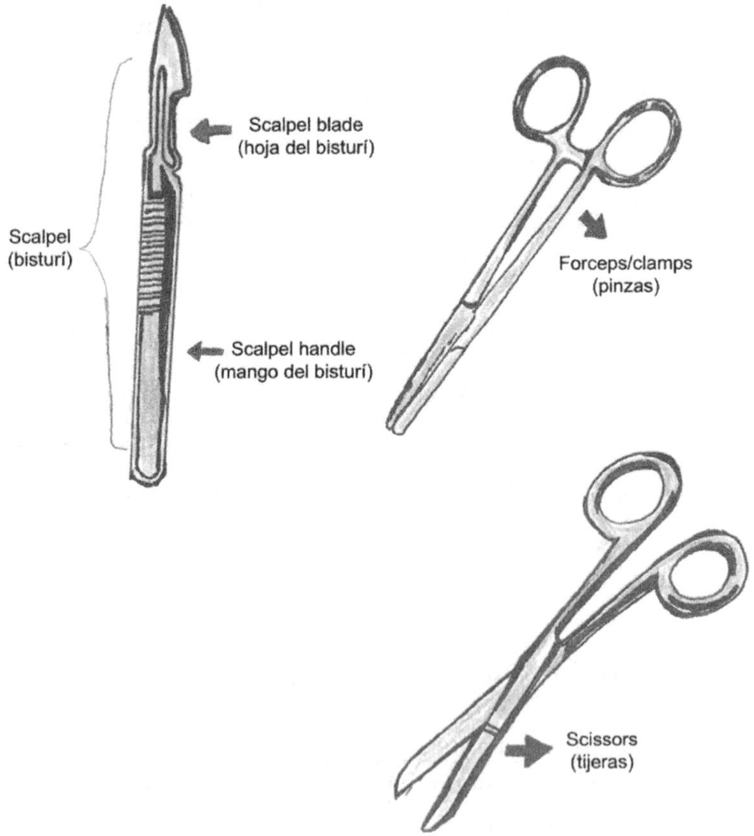

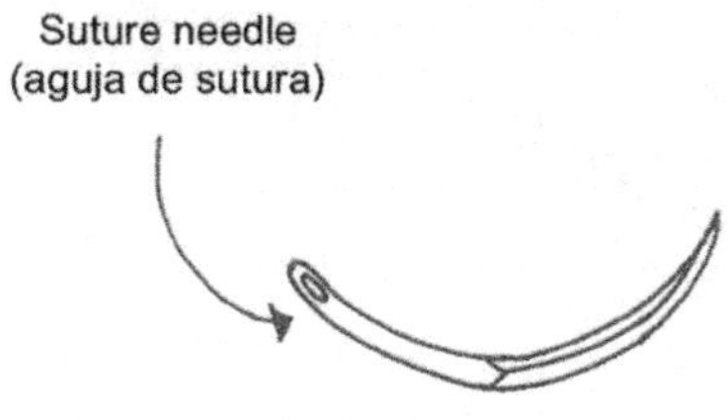
Suture needle
(aguja de sutura)

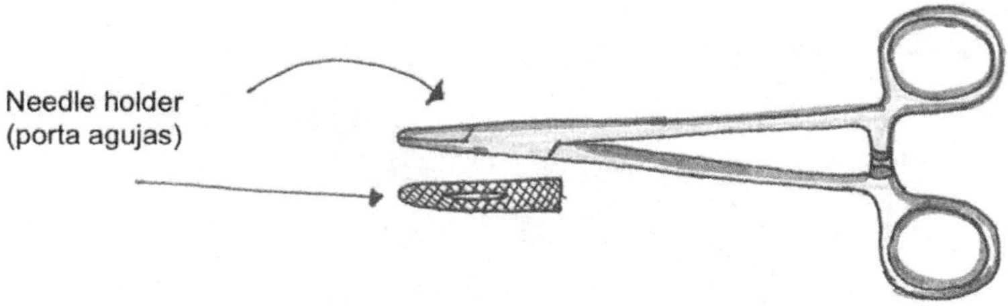
Needle holder
(porta agujas)

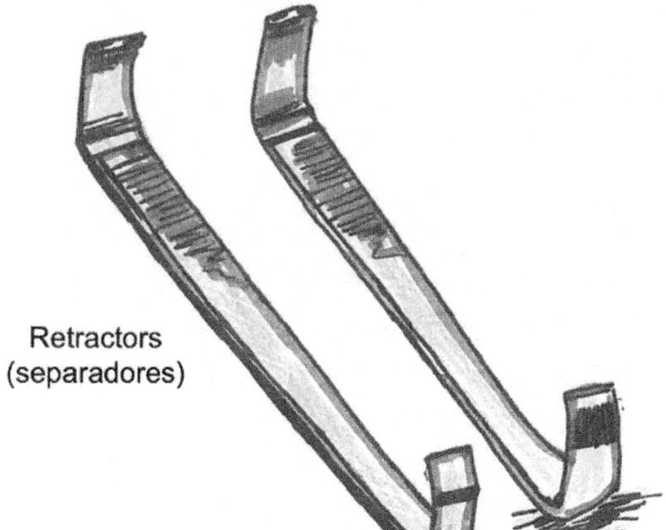
Retractors
(separadores)

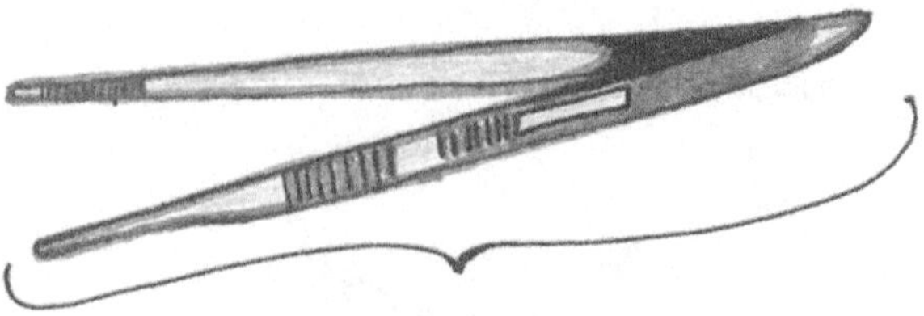

Non-toothed thumb forceps
(pinza de disección sin dientes)

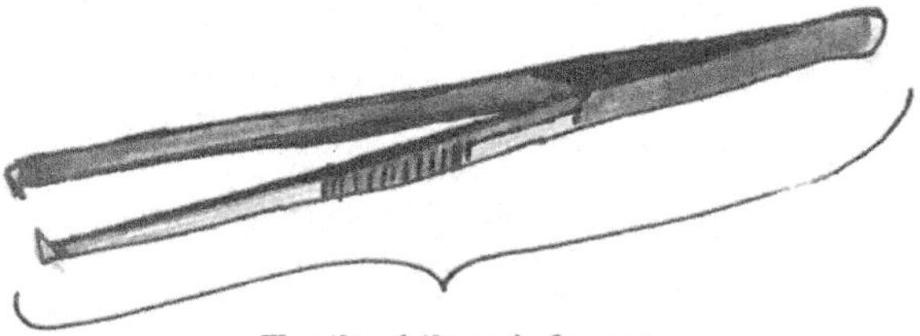

Toothed thumb forceps
(pinza de disección con dientes)

Ahora realizaremos algunos ejercicios:

Resuelva el siguiente crucigrama:

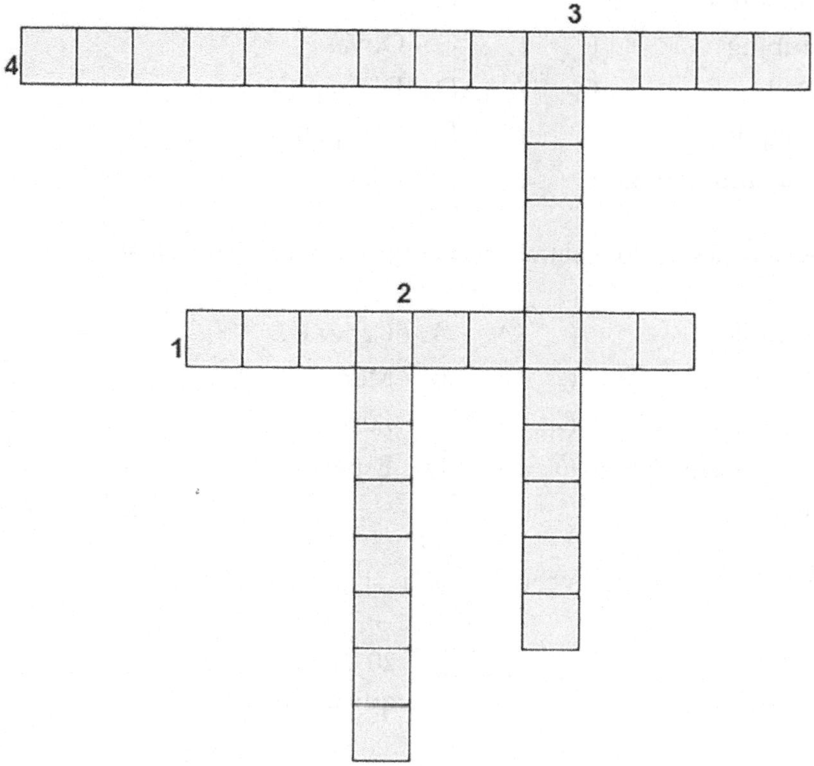

Nº	Definición
1	Medical device used to examine the interior of a hollow organ
2	Medical device used to look inside the ears
3	Medical device used to listen to the internal sounds of the human body
4	Medical device used to examine the eyes

Relaciones las dos columnas con respecto a las piezas del estetoscopio:

1. Ear tips	( )	A.	Manguera
2. Binaural	( )	B.	Muelle
3. Tubing	( )	C.	Olivas
4. Bell	( )	D.	Diafragma
5. Diaphragm	( )	E.	Campana
6.Binaural spring	( )	F.	Ojivas

Relaciones las dos columnas con respecto a las piezas del otoscopio:

7. Handle	( )	A.	Cabeza
8. Head	( )	B.	Mango
9. Speculum	( )	C.	Lupa
10. Magnifying lens	( )	D.	Espéculo

Escriba la traducción correcta de las siguientes palabras:

11. Acero inoxidable	______________	20. Bata quirúrgica	______________
12. Colchón de agua	______________	21. Bacinete	______________
13. Pañal	______________	22. Estadímetro	______________
14. Gasa	______________	23. Camilla	______________
15. Hisopo	______________	24. Carro médico	______________
16. Tijeras	______________	25. Cómodo	______________

17. Bisturí	________________	26. Bandeja de riñón	________________
18. Bata blanca	________________	27. Mesa de Mayo	________________
19. Careta	________________	28. Guantes quirúrgicos	________________

Respuestas de los ejercicios

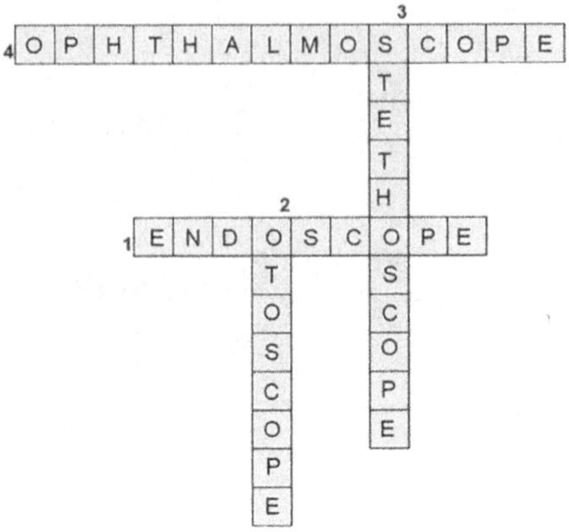

1. C
2. F
3. A
4. E
5. D
6. B
7. B
8. A
9. D
10. C
11. Stainless steel
12. Waterbed
13. Diaper
14. Gauze
15. Cotton swab
16. Scissors
17. Scalpel
18. White coat/laboratory coat
19. Face shield
20. Surgical gown
21. Bassinet
22. Stadiometer
23. Stretcher
24. Medical cart
25. Bedpan
26. Kidney dish/tray
27. Mayo stand
28. Surgical gloves/gloves

Abstracts

Introducción

Escribir un "**Abstract**" o "**Summary**" (traducido como "**Resumen**") puede ser un verdadero reto hasta para los investigadores más experimentados. Saber redactar un "abstract" de manera adecuada es una herramienta fundamental para todos los profesionales de la salud, ya que es una de las piezas que tienen mayor relevancia dentro de cualquier trabajo de investigación[3, 5]. Sin embargo, suele verse como una tarea tediosa y complicada que usualmente se deja al último[2, 3].

La utilidad de un "abstract" es amplia y se emplea en artículos de investigación, tesis, preparación de carteles y conferencias[1-5]. Cuando alguien quiere conocer el contexto general o la idea principal de un artículo de investigación usualmente lee primero el resumen de dicho trabajo y es aquí donde podemos darnos cuenta de la importancia que el "abstract" tiene dentro del mundo de la investigación.

Como recomendación general, si la idea inicial es publicar en alguna revista científica en inglés, se sugiere redactar todo el documento desde un inicio en este idioma ya que esto nos permite ahorrar tiempo y es menos laborioso que realizar una traducción.

También es importante recordar que las revistas indexadas que se publican en español suelen solicitar al investigador redactar un resumen de su trabajo en inglés. En este caso, se tendrá que hacer una traducción del resumen original ya que ambos deben transmitir la misma idea.

Tipos de "abstract": estructurados y no estructurados

Existen dos tipos de "abstracts": los **"structured abstracts"** ("resúmenes estructurados") y los **"unstructured abstracts"** ("resúmenes no estructurados"). Los "structured abstracts" son aquellos que tienen una organización definida y usualmente es la misma que se presenta a lo largo de todo el artículo. En general utilizan el formato IMRAD (Introducción-Métodos-Resultados-Análisis/Discusión). En ellos se realiza un resumen de cada uno de los puntos tratados dentro de la estructura IMRAD y la longitud que se le dará a cada sección suele variar dependiendo del tipo de investigación. Este tipo de resúmenes suelen ser los más utilizados actualmente (la mayoría de las revistas científicas lo emplean), ya que nos permiten presentar la información de una manera más clara y son más sencillos de leer[4].

Los "unstructured abstracts" no tienen una organización predeterminada y el autor tiene la libertad de redactarlos como mejor le parezca y, usualmente, la única restricción que se les impone es el número de palabras utilizadas[4]. En este tipo de resúmenes no se suelen incluir los títulos de los elementos que lo componen. Sin embargo, la información se presenta de manera que incluya los datos más importantes[4].

Structured abstract

Un "resumen estructurado" sigue el formato IMRAD.

Background. Hydrocephalus occurs when there is an imbalance between the production and absorption of cerebrospinal fluid (CSF). The most effective and simple treatment is to divert the excess of CSF. **Materials and methods**. A case-control study was conducted. A retrospective review was made of the medical records of all patients who underwent a ventriculoperitoneal shunt insertion at the Sinaloa Children's Hospital between January 1, 2007, and December 31, 2012. **Results**. Sixty-two ventriculoperitoneal shunts were inserted; 16 patients (25.8%) developed shunt infection. The risk factors that had an OR greater than 2 in the univariate analysis were: surgical time greater than 60 minutes (OR = 3.545, 95% CI = 0.885-14.199), undergoing ventriculoperitoneal shunt insertion before the first year of life (OR = 2.368, 95% CI = 0.735-7.631), and that the patient had been hospitalized for more than ten days after shunt insertion (OR = 3.182, 95% CI = 0.967-10.473). It was considered that any of the variables had significance since the p-value was greater than 0.05 in all cases. The microorganisms isolated were coagulase-negative Staphylococcus (50%), Enterococcus faecalis (25%), and Enterobacter cloacae (25%). **Conclusions**. The percentage of patients with infection associated with ventriculoperitoneal shunt insertion in our hospital is high, which indicates the importance of implementing stricter preventive measures.

Keywords: Ventriculoperitoneal, shunt, children, infection.

Tomado de: Romero M.V., León A.R., Carreón J.M., Romero F.I. "Factores de riesgo de infección del sistema de derivación ventriculoperitoneal en pacientes pediátricos". Enf Inf Microbiol 2014; 34 (2): 59-63.

Unstructured abstract
Los "resúmenes no estructurados" no tienen una organización predeterminada.

Coagulation changes during pregnancy predispose to thromboembolic disease and are the most common direct cause of maternal mortality. The long-term use of heparin is associated with complications such as bleeding, thrombocytopenia, and osteoporosis. Low-molecular-weight heparin is an alternative; however, it is associated with osteoporosis and thrombocytopenia. Coumarin derivatives cross the placenta and may cause complications. It is associated with an increased risk of miscarriage, fetal and maternal hemorrhage, stillbirth, neurological problems on the fetus, and could predispose the fetus to teratogenic effects. Placement of an inferior-vena-cava (IVC) filter is indicated when recurrent thromboembolism occurs despite adequate anticoagulation, or when anticoagulation is contraindicated. It may prevent life-threatening complications such as pulmonary embolism. Limited information is available about the effects of using an IVC filter on pregnant women. We present two cases of placement of IVC filter: one during pregnancy and another in the immediate postpartum period and a revision of the literature.

Key words: Pregnancy, inferior-vena-cava filter, venous thomboembolism.

Tomado de: Román-Guzmán E., Ruiz-Mercado H., Moncayo-Piña C., Saavedra-Uribe J., Acosta-Tovar M., Blanco-Chávez D., Hernández-Aragón R., Romero-García F.I. "Enfermedad tromboembólica venosa durante el embarazo y puerperio". Rev Mex Angiol 2012; 40(2): 61-67

Funciones y objetivos de un "abstract"

Un "abstract" cumple diversas funciones dependiendo del propósito para el cual fue escrito. Principalmente se emplea para presentar un proyecto de investigación, resumir un artículo o para su revisión por parte de un comité de selección de algún congreso, ya sea para elegir las conferencias que se van a presentar o para escoger los trabajos libres que participarán en la sección de posters científicos.

A continuación, se numeran algunos de sus objetivos y funciones principales[1-5]:

1 Permiten al panel de revisión determinar la calidad y relevancia del documento. El "abstract" le dará al comité una impresión de la calidad e importancia de la información que se está presentando y además les ayudará a juzgar el estilo que los autores emplean al escribir.

2 Al momento de organizar los temas que se incluirán en un determinado número de alguna revista científica, o al escogerse los temas que se aprobarán para su presentación en un congreso, inicialmente se eligen aquellos resúmenes que sean relevantes al tema que se desea tratar y basándose en la información mostrada en ellos, se revisa el resto del documento.

3 Permiten a los lectores decidir qué artículos desean leer, dependiendo de si la información presentada les es interesante o no. También permite al público que acude a un congreso poder decidir a qué conferencias acudir.

4 En ellos se presentan los problemas investigados, la metodología utilizada, los principales hallazgos, la discusión y análisis final y las implicaciones que los hallazgos tienen dentro de un determinado campo de estudio.

5 Proveen información concisa sobre temas complejos. En ocasiones será difícil resumir artículos que contengan muchos datos que podrían ser importantes, sin embargo, siempre se debe intentar incluir únicamente los datos clave.

6 Las características críticas que debe cumplir un resumen bien hecho y aceptable son: calidad, novedad y confiabilidad de que los datos que se presentan son correctos.

Estructura

Ya sea que se decida escribir un "abstract" estructurado o no estructurado, el texto debe mantener cierta coherencia, y esta se logra utilizando títulos que indiquen sus diferentes secciones en los "resúmenes estructurados"; mientras que en los "resúmenes no estructurados", se lleva a cabo de una manera más sutil, sin utilizar títulos[4].

Un resumen realizado de manera adecuada debe responder las preguntas ¿Quién realizó el estudio? ¿Para qué se realizó el estudio? ¿Cuál fue la población o muestra analizada? ¿Dónde se llevó a cabo el estudio? ¿Cuándo sucedieron los eventos mostrados? ¿Cuándo se realizó el estudio? ¿Cómo se realizó el estudio? ¿Qué aporta de nuevo?[1-4].

Revisaremos la estructura general con la que debe cumplir un "abstract"[3-5]:

1 **Title** *(título).* En esta sección se debe dejar en claro cuál es el tema que se tratará en el texto y, si aplica, las características generales de la población que fue analizada. Los títulos largos no son bien recibidos y se sugiere que la longitud sea de 10 a 12 palabras únicamente. Recuerde utilizar sólo palabras claves para no generar un título de gran tamaño.

2 Authors *(autores).* Se deben anotar sus nombres de acuerdo con las reglas impuestas por el comité del congreso o la revista, aclarando las afiliaciones de cada uno de ellos (institución en la que laboran y la función que realizan). Así mismo se deben incluir el nombre, dirección, teléfono y correo electrónico de la persona que se encargará de contestar las dudas que puedan surgir sobre el documento ("correspondence author").

3 Background *(antecedentes).* En este segmento plantearemos el contexto en el que se desarrolla el trabajo y la información que se conocía previamente sobre el tema. Una o dos líneas suelen ser suficientes.

4 **Objectives/aim** *(objetivo).* El propósito del "abstract" y del documento en general se plasman en un solo enunciado y este debe ser directo y preciso. Hay que recordar que, si la finalidad del resumen es la de presentar un tema para una conferencia, usualmente solo tendremos de 15 a 20 minutos para exponerlo y es por ello que debemos tener muy en claro cuál es el objetivo principal de dicha plática. Usualmente se plantea un solo objetivo principal por cada "abstract".

5 **Materials and methods** *(materiales y métodos).* Se debe incluir el tipo de estudio que se realizó (retrospectivo, prospectivo, casos y controles, ensayo clínico, presentación de un caso clínico, etc.), el tamaño y las características de la muestra o población analizada, el escenario (hospital, clínica, laboratorio, etc.), las herramientas estadísticas más importantes empleadas y el programa de análisis estadístico que se utilizó. También se pueden incluir las fechas en las que se llevó a cabo el estudio, los recursos económicos y físicos que se utilizaron.

6 Outcomes/results *(resultados).* Se presentan únicamente los resultados y hallazgos más importantes. Se utilizan números, porcentajes, coeficientes, intervalos de confianza y valores de "*p*" para darle mayor claridad a los datos que queremos mostrar.

7 **Analysis/discussion** *(análisis/discusión).* Se interpretan los datos presentados en la sección de "Resultados". Usualmente se incluye en el segmento de "Conclusiones".

8 **Conclusions** (*conclusiones).* El objetivo es explicar los hallazgos del estudio y se provee una interpretación de estos. También se aclaran las implicaciones que los resultados tienen para un campo de estudio determinado, y se pueden incluir los problemas que se presentaron durante el estudio y sugerencias para futuros trabajos.

Recomendaciones generales

La mayoría de las revistas científicas y de las convocatorias nos dirán las características con las que debe cumplir el "abstract", la estructura a seguir, tamaño de letra, cantidad de palabras que se deben incluir, el tamaño del título y el formato en que debe ser enviado (tipo de letra, espaciado, márgenes, etc.).

Usualmente el tamaño total del resumen es de 150 a 250 palabras, pero este va a depender de las reglas que se nos impongan[3, 4].

Hay que seguir los lineamientos (de la revista o del congreso) al pie de la letra, ya que, de no hacerlo, esto puede provocar que nuestro "abstract" sea rechazado y da una mala imagen a nuestra forma de trabajar[2].

Hay que leer y volver a leer varias veces el escrito en busca de errores ortográficos o gramaticales (sobre todo al momento de escribirlo en inglés), ya que este tipo de equivocaciones restan seriedad al documento. Es necesario pedirle a un colega que revise nuestro trabajo, ya que de esta manera se pueden detectar ciertos errores de redacción o sintaxis[2].

Se recomienda leer "abstracts" publicados por otros expertos para darnos una idea de la forma en que estos se realizan y también nos pueden servir como guía[3].

Hay que conocer el público al que va dirigido nuestro trabajo, y hay que adaptar el resumen de acuerdo con sus características (nivel educativo, expertos o no en el tema, idioma, etc.)[3].

Conclusiones

La mejor manera de mejorar la escritura de un "abstract" es leyendo los trabajos de otros investigadores y poniendo en práctica los conocimientos que hemos adquirido al respecto. A pesar de ser una tarea compleja, es necesario aprender a realizarla de manera adecuada. Los puntos anteriormente tratados son una guía y no reglas inflexibles. Hay que recordar que no todos los resúmenes son iguales y pueden variar de una publicación a otra.

Vocabulario	
Inglés	**Español**
Author	Autor
Abstract Summary	Resumen (investigación) Resumen (textos diversos)
Title	Titulo
introduction	Introducción
Background	Antecedentes
Objective Aim	Objetivo
Design	Diseño
Materials	Materiales
Methods	Métodos
Sample	Muestra
Results Outcomes	Resultados
Findings	Hallazgos
Analysis	Análisis
Discussion	Discusión
Conclusion	Conclusión
Keywords	Palabras clave
Jargon	Jerga, argot
Concise	Conciso

Comprise	Comprender, constar de, constituir
Journal	Revista (científica)
Research Researcher	Investigación Investigador
Conference Congress	Conferencia, congreso, seminario, asamblea Congreso
Scholarship Grant	Beca
Thesis (singular) Theses (plural)	Tesis
Doctoral dissertation	Disertación doctoral
References	Referencias
Quotations To quote	Citas Citar

A continuación, se presentan algunos ejercicios que ayudarán a comprender mejor los términos utilizados en esta lección.

Escriba en inglés las siguientes palabras:

1. Investigación ______________________
2. Palabras clave______________________
3. Revista científica____________________
4. Hallazgos__________________________
5. Argot______________________________
6. Citas_______________________________

Elija la opción más correcta para completar los siguientes enunciados:

Concise **Background** **Aim**
Grant **Doctoral dissertation**

7. John had to present the results of his research at his______________ ________________.

8. Dr. Martha Diaz received a ____________________to complete her postgraduate studies

9. The _________________________ of the study was to determine which proteins are involved with the development of cancer.

10. A summary must be __________________________ and clear.

11. Every abstract must include the _______________________, objectives, methods, results, and conclusions.

Coloque la letra en el paréntesis de la opción correcta:

A) Comprise B) Outcomes C) Conference
D) Scholarship E) Sample
F) Summary G) Researcher H) Design
I) Quote J) Methods

12. ( ) Diseño
13. ( ) Beca
14. ( ) Constar de
15. ( ) Cita
16. ( ) Métodos
17. ( ) Resultados
18. ( ) Muestra
19. ( ) Seminario
20. ( ) Investigador
21. ( ) Resumen

Referencias

Happel B. Conference presentations: a guide to writing the abstract. *Nurse researcher.* 2008; 15 (4): 79-87.

Happel B. Hitting the target! A no tears approach to writing an abstract for a conference presentation. *International Journal of Mental Health Nursing.* 2007; 16 (6): 447–452.

Ickes MJ, Gambescia SF. Abstract Art: How to Write Competitive Conference and Journal Abstracts. *Health Promot Pract.* 2011; 12 (4): 493-496.

Papanas N, Georgiadis GS, Maltezos E, Lazarides MK. Writing a research abstract: eloquence in miniature. *Int Angiol.* 2012; 31 (3): 297-302.

Weinert C. Are all abstracts created equal?? *Applied Nursing Research.* 2010; 23 (2): 106–109.

Respuestas a los ejercicios

1. Research
2. Keywords
3. Journal
4. Findings
5. Jargon
6. Quotations
7. Doctoral dissertation
8. Grant
9. Aim
10. Concise
11. Background
12. H
13. D
14. A
15. I
16. J
17. B
18. E
19. C
20. G
21. F

Numbers and units of measurement

En este capítulo se mostrará la manera adecuada en que se escriben los números ordinales y cardinales en inglés y además se verá la forma correcta en que se escriben las unidades de medida.

Cardinal numbers

Los **"cardinal numbers"** ("números cardinales") son aquellos que nos dicen que cantidad hay de algo (objetos, personas, etc.). En la siguiente tabla se muestran los "números cardinales" del 1 al 19:

Cardinal number	Cardinal number
0	Zero
1	One
2	Two
3	Three
4	Four
5	Five
6	Six
7	Seven
8	Eight
9	Nine
10	Ten
11	Eleven
12	Twelve
13	Thirteen
14	Fourteen
15	Fifteen
16	Sixteen
17	Seventeen
18	Eighteen
19	Nineteen

A partir del número 20 hasta el número 90, únicamente se le agrega a cada decena un guion seguido de alguno de los números de 1 al 9 según corresponda:

Cardinal number	Cardinal number
20	Twenty
21	Twenty-one
22	Twenty-two
23	Twenty-three
24	Twenty-four
25	Twenty-five
26	Twenty-six
27	Twenty-seven
28	Twenty-eight
29	Twenty-nine
30	Thirty
40	Forty
50	Fifty
60	Sixty
70	Seventy
80	Eighty
90	Ninety

El número 100 se puede escribir como **"one hundred"** o **"a hundred"**. Con las centenas, se escribe primero a cuál de ellas se está refiriendo seguido de la palabra "hundred" y después se escriben los otros números (en caso de que hubiera algún número diferente al 0). En el inglés de los Estados Unidos no es necesario escribir la palabra "and" después de "hundred", pero usualmente si se le menciona en el idioma hablado. En el Reino Unido y en algunos otros países, lo correcto es escribir la palabra "and" después de "hundred". Tomemos como ejemplo al número "674":

- USA: six hundred seventy-four
- UK: six hundred and seventy-four

Cardinal number	Cardinal number
100	One hundred
101	One hundred one
102	One hundred two
103	One hundred three
110	One hundred ten
111	One hundred eleven
112	One hundred twelve
120	One hundred twenty
121	One hundred twenty-one
156	One hundred fifty-six
200	Two hundred
250	Two hundred fifty
300	Three hundred
400	Four hundred
500	Five hundred
999	Nine hundred nine-ty-nine

El número 1,000 se puede escribir como **"one thousand"** o **"a thousand"**. Con los millares, se escribe primero a cuál de ellos se está refiriendo seguido de la palabra "thousand", seguido de una coma y después se escriben los otros números (en caso de que hubiera algún número diferente al 0).

A continuación, se presentan algunos ejemplos:

"376,963"

- USA: three hundred seventy-six thousand, nine hundred sixty-three
- UK: three hundred and seventy-six thousand, nine hundred and sixty-three

"5,345"

- USA: five thousand, three hundred forty-five
- UK: five thousand, three hundred and forty-five

El número 1,000,000 se puede escribir como **"one million"** o **"a million"**. Con los millones, se escribe primero a cuál de ellos se está refiriendo seguido de la palabra "million", seguido de una coma (en caso de que hubiera algún número diferente al 0), después se escriben los millares seguidos de una coma y se termina con los otros números.

A continuación, se presentan algunos ejemplos:

"6,452,576"

- USA: six million, four hundred fifty-two thousand, five hundred seventy-six
- UK: six million, four hundred and fifty-two thousand, five hundred and seventy-six

"732,221,123"

- USA: seven hundred thirty-two million, two hundred twenty-one thousand, one hundred twenty-three

- UK: seven hundred and thirty-two million, two hundred and twenty-one thousand, one hundred and twenty-three

El número 1,000,000,000, que en español es "mil millones", en inglés se le conoce como **"one billion"**.

Ordinal numbers

Los **"ordinal numbers"** ("números ordinales") se utilizan para indicar la posición u orden que tiene un elemento con relación a otros dentro de un grupo. Se escriben las siguientes siglas en minúsculas al lado del número para indicar que se trata de un "ordinal number":

- "st" para aquellos números que terminan en 1.
- "nd" para aquellos números que terminan en 2.
- "rd" para aquellos números que terminan en 3.
- "th" para todos los demás números.

La excepción serían los números que terminan en "-11", "-12" y "-13" en cuyo caso se les agrega "th".

En la siguiente tabla se muestran los "números ordinales" del primero al decimonoveno:

Ordinal number	Ordinal number	Número ordinal
1st	First	Primero
2nd	Second	Segundo
3rd	Third	Tercero
4th	Fourth	Cuarto
5th	Fifth	Quinto
6th	Sixth	Sexto
7th	Seventh	Séptimo
8th	Eighth	Octavo
9th	Ninth	Noveno

10th	Tenth	Décimo
11th	Eleventh	Undécimo
12th	Twelfth	Duodécimo
13th	Thirteenth	Decimotercero
14th	Fourteenth	Decimocuarto
15th	Fifteenth	Decimoquinto
16th	Sixteenth	Decimosexto
17th	Seventeenth	Decimoséptimo
18th	Eighteenth	Decimoctavo
19th	Nineteenth	Decimonoveno

A partir del vigésimo número hasta el nonagésimo número, únicamente se le agrega a cada decena un guion seguido de alguno de los números del primero al noveno según corresponda:

Ordinal number	**Ordinal number**	**Número ordinal**
20th	Twentieth	Vigésimo
21st	Twenty-first	Vigésimo primero
22nd	Twenty-second	Vigésimo segundo
23rd	Twenty-third	Vigésimo tercero
2^{4t}h	Twenty-fourth	Vigésimo cuarto
25th	Twenty-fifth	Vigésimo quinto
26th	Twenty-sixth	Vigésimo sexto
27th	Twenty-seventh	Vigésimo séptimo
28th	Twenty-eighth	Vigésimo octavo
29th	Twenty-ninth	Vigésimo noveno
30th	Thirtieth	Trigésimo
31st	Thirty-first	Trigésimo primero
32nd	Thirty-second	Trigésimo segundo
33rd	Thirty-third	Trigésimo tercero

34th	Thirty-fourth	Trigésimo cuarto
35th	Thirty-fifth	Trigésimo quinto
40th	Fortieth	Cuadragésimo
50th	Fiftieth	Quincuagésimo
60th	Sixtieth	Sexagésimo
70th	Seventieth	Septuagésimo
80th	Eightieth	Octagésimo
90th	Ninetieth	Nonagésimo

El número "100th" se escribe **"hundredth"**. Con las centenas, se escribe primero a cuál de ellas se está refiriendo seguido de la palabra "hundredth". En el caso de que haya más números, solamente el último de ellos se escribirá como "número ordinal".

Ordinal number	**Ordinal number**	**Número ordinal**
100th	Hundredth	Centésimo
101st	One hundred first	Centésimo primero
102nd	One hundred second	Centésimo segundo
103rd	One hundred third	Centésimo tercero
110th	One hundred tenth	Centésimo décimo
111th	One hundred eleventh	Centésimo décimo primero
112th	One hundred twelfth	Centésimo décimo segundo
120th	One hundred twentieth	Centésimo vigésimo
121st	One hundred twenty-first	Centésimo vigésimo primero
150th	One hundred fiftieth	Centésimo quincuagésimo
156th	One hundred fifty-sixth	Centésimo quincuagésimo sexto
200th	Two hundredth	Ducentésimo
250th	Two hundred fiftieth	Ducentésimo quincuagésimo

300th	Three hundredth	Tricentésimo
400th	Four hundredth	Cuadringentésimo
500th	Five hundredth	Quingentésimo
999th	Nine hundred ninety-ninth	Noningentésimo nonagésimo noveno

El número "1000th" se escribe **"thousandth"** ("milésimo"). Con los millares, se escribe primero a cuál de ellos se está refiriendo seguido de la palabra "thousandth". Los millares se separan de las centenas con una ",". En el caso de que haya más números, solamente el último de ellos se escribirá como "número ordinal". A continuación, se presentan algunos ejemplos:

"$5,000^{th}$"

- "Five thousandth" (cincomilésimo)

"$456,243^{rd}$"

- Four hundred fifty-six thousand, two hundred forty-third

(cuatrocientos cincuenta y seismilésimo ducentésimo cuadragésimo tercero)

El número "$1,000,000^{th}$" se escribe **"millionth"** ("millonésimo") y el número "$1,000,000,000^{th}$" se escribe **"billionth"** ("milmillonésimo").

Decimals

En la siguiente tabla se muestra la equivalencia entre el español y el inglés con relación a la posición que guardan los números en el **sistema de numeración decimal**.

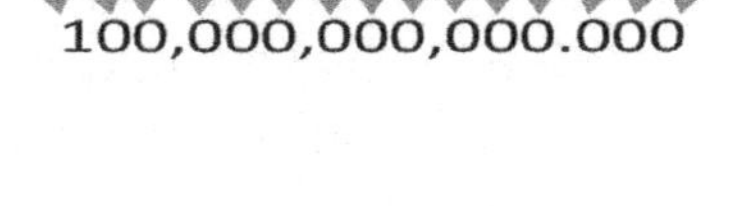

	Place value	Valor posicional
A	Thousandths	Milésimas
B	Hundredths	Centésimas
C	Tenths	Décimas
D	Ones	Unidades
E	Tens	Decenas
F	Hundreds	Centenas
G	Thousands	Unidades de millar
H	Ten thousands	Decenas de millar
I	Hundred thousands	Centenas de millar
J	Millions	Unidades de millón
K	Ten millions	Decenas de millón
L	Hundred millions	Centenas de millón
M	Billions	Unidades de millar de millón
N	Ten billions	Decenas de millar de millón
O	Hundred billions	Centenas de millar de millón

Hay que recordar que un número decimal consta de dos partes: la parte entera y la parte decimal (conformada por las milésimas, centésimas y décimas), las cuales van a estar separadas por el **"punto decimal" ("decimal point")**. La forma correcta de leer estos números en inglés es la siguiente:

Decimal in figures	Decimal in words
2.345	Two point three four five
0.21	Zero point two one/point two one
100.5	One hundred point five
215.17	Two hundred fifteen point one seven

Como se puede observar en la tabla, los números que van a la derecha del punto decimal se deben leer de manera individual. Si sólo hay un cero a la izquierda del punto decimal, este puede o no mencionarse, ya que las dos formas se consideran como correctas.

Fractions

Las fracciones se van a expresar (en el lenguaje hablado y al escribirlas con letras en inglés) utilizando "números cardinales" para el **"numerador"** y "números ordinales" para el **"denominador"**. Si el "numerador" es mayor a 1, el "denominador" se escribe en plural. La única excepción es cuando el número 2 se encuentra en el lugar del "denominador", en cuyo caso se escribirá "Half" cuando el "numerador" sea 1 y "Halves" cuando el "numerador" sea mayor a 1. "¼" puede escribirse como "one fourth" o como "one quarter".

Ejemplos:

Numerator
(numerador) → 3

―

4 ← **Denominator**
(denominador)

1/3	=	One third
2/3	=	Two thirds
1/4	=	One fourth
3/4	=	Three fourths
1/8	=	One eighth
4/8	=	Four eighths
1/2	=	One half
5/2	=	Five halves

Percentages

Con los porcentajes, se menciona primero el número seguido de la palabra "percent":

10%	=	Ten percent
25.4%	=	Twenty-five point four percent

42.23%	=	Forty-two point two three percent
200%	=	Two hundred percent

Units of measurement

En la siguiente tabla se presentan las **"unidades de medida"** más usadas en medicina y enfermería:

Unit of measurement	Abbreviation	Unidad de medida
Length and surface area *(longitud y superficie)*		
Kilometers	km	Kilómetros
Meters	m	Metros
Square meter	m^2	Metro cuadrado
Centimeters	cm	Centímetros
Millimeters	mm	Milímetros
Miles	mi	Millas
Feet	ft	Pies
Inches	in	Pulgadas
Volume (fluid) *(volumen)*		
Liter	L	Litro
Milliliters	mL	Mililitros
Cubic centimeter	cm^3/cc	Centímetro cúbico
Ounces	oz	Onzas
Gallon	gal	Galón
Weight *(peso)*		
Tons	t	Toneladas
Kilograms	kg	Kilogramos
Grams	g	Gramos
Milligrams	mg	Miligramos

Micrograms	µg/mcg	Microgramos
Pound	lb	Libra
Time *(tiempo)*		
Hour	hr	Hora
Minute	min	Minuto
Second	s	Segundo
Temperature *(temperatura)*		
Degrees Celsius	°C	Grados Celsius
Degrees Fahrenheit	°F	Grados Fahrenheit
Other *(otros)*		
Tablespoon	tbsp	Cucharada
Teaspoon	tsp	Cucharadita

Basic mathematical operations

Las cuatro operaciones matemáticas básicas son:

Addition	=	Suma
Subtraction	=	Resta
Multiplication	=	Multiplicación
Division	=	División

Estas operaciones se van a leer de la siguiente manera:

100	+	50	=	150
One hundred	plus	fifty	equals	one hundred fifty
25	-	10	=	15
Twenty-five	mi-nus	ten	equals	fifteen
100	x	2	=	200
One hundred	times	two	equals	two hundred

40	÷	4	=	10
Forty	Divided by	four	equals	ten

Rules for writing numbers and units of measurement

En este apartado se presentan algunas sugerencias sobre como presentar cifras en documentos científicos.

Cuando se comienza un párrafo con una cifra, esta se escribe con letras:

Seven children were diagnosed with the disease.
(Siete niños fueron diagnosticados con la enfermedad)

Los números del 1 al 9 se escriben con letra, del 10 en adelante se escriben con cifras:

The procedure lasted four hours.
(El procedimiento duró cuatro horas)

The procedure lasted 12 hours.
(El procedimiento duró 12 horas)

Se utilizan cifras para comparar dos números independientemente de si estos son superiores o inferiores a 10:

In 6 of the 100 questionnaires, patients claimed they experienced nausea and dizziness.
(In 6 of the 100 questionnaires, patients claimed they experienced nausea and dizziness)

Se usan cifras para expresar números grandes que han sido redondeados:

There were 3 million deaths in the US only.
(Hubo 3 millones de muertes solo en los EE. UU.)

Los números se escriben con cifras cuando anteceden a una unidad de medida, y esta se escribe normalmente usando abreviaturas. Se deja un espacio entre el número y la abreviatura.

36 °C 26 cm 3 L

No se deja espacio entre una cifra y el símbolo de porcentaje:

3% 23.4% 72.12%

Se utilizan cifras para expresar funciones matemáticas:

The disease has a boy to girl ratio of 4:1
(La enfermedad tiene una relación niño a niña de 4:1)

Las fracciones comunes se escriben con letras:

Only one-third of the samples were analyzed.
(Solo se analizó un tercio de las muestras)

Se usan cifras para indicar la edad de una persona:

A 28-year-old patient comes to your office for a routine check-up.
(Un paciente de 28 años acude a su consultorio para una revisión de rutina)

Siempre se escribe el "0" antes del punto decimal para evitar confusiones:

0.23 0.34 0.5

A continuación, se presentan algunos ejercicios para afianzar lo aprendido:

Escriba sobre la línea los siguientes "cardinal numbers" en inglés:

1. "168"
R. ____
____

2. "459"
R. ____
____

3. "600,813"
R. ____
____

4. "813,030"
R. ____
____

5. "19"
R. ____
____

6. "75"
R. ____
____

7. "649"
R. ____
____

8. "12,730"
R. ____
____

9. "312,420"
R. ____
____

10. "33"
R. ____
____

Escriba sobre la línea los siguientes "cardinal numbers" con cifras:

11. Eighteen
R. ___________________________________
12. Eight hundred ninety
R. ___________________________________
13. Four hundred sixty-seven
R. ___________________________________
14. Eight hundred sixty-nine thousand, five hundred eighty-six
R. ___________________________________
15. Nine hundred ten thousand, eight hundred one
R. ___________________________________

Escriba sobre la línea los siguientes "ordinal numbers" en inglés:

16. "17th"
R. ____
____
17. "3rd"
R. ____
____
18. "19th"
R. ____
____
19. "46th"
R. ____
____
20. "681st"
R. ____
____
21. "437th"
R. ____
____
22. "51st"
R. ____
____
23. "40th"
R. ____
____

24. "11th"
R. ____
____

25. "60th"
R. ____
____

Escriba sobre la línea los siguientes "ordinal numbers" con cifras:

26. One hundred first
R. ____
27. Fiftieth
R. ____
28. Twelfth
R. ____
29. Twenty-fourth
R. ____
30. two hundred fifty-second
R. ____

Escriba sobre la línea los siguientes números:

31. Zero point six seven nine
R. ____
32. Four hundred three point two
R. ____
33. One point zero zero one
R. ____
34. Seven point one one
R. ____
35. Thirty-eight point five
R. ____
Escriba sobre la línea las siguientes fracciones:

36. Three ninths
R. ________________________________
37. Six tenths
R. ________________________________
38. One fifth
R. ________________________________
39. Two fourths
R. ________________________________
40. One seventh
R. ________________________________

Escriba en inglés de manera adecuada las siguientes "unidades de medida" y su abreviatura:

41. Cucharada
R. ________________________________ ____________
42. Kilogramos
R. ________________________________ ____________
43. Onzas
R. ________________________________ ____________
44. Mililitros
R. ________________________________ ____________
45. Pies
R. ________________________________ ____________
46. Libra
R. ________________________________ ____________
47. Hora
R. ________________________________ ____________
48. Grados Fahrenheit
R. ________________________________ ____________
49. Microgramos
R. ________________________________ ____________
50. Pulgadas
R. ________________________________ ____________

Referencias

Purdue Online Writing Lab [Internet]. Indiana: Purdue University; 1995-2020 [citado 27 de junio 2020]. Numbers in APA. Disponible en: https://owl.purdue.edu/owl/research_and_citation/apa6_style/apa_formatting_and_style_guide/apa_numbers.html

Respuestas de los ejercicios

1. one hundred sixty-eight
2. four hundred fifty-nine
3. six hundred thousand, eight hundred thirteen
4. eight hundred thirteen thousand, thirty
5. nineteen
6. seventy-five
7. six hundred forty-nine
8. twelve thousand, seven hundred thirty
9. three hundred twelve thousand, four hundred twenty
10. thirty-three
11. 18
12. 890
13. 467
14. 869,586
15. 910,801
16. seventeenth
17. Third
18. nineteenth
19. forty-sixth
20. six hundred eighty-first
21. four hundred thirty-seventh
22. fifty-first
23. fortieth
24. eleventh
25. sixtieth
26. 101st
27. 50th
28. 12th
29. 24th
30. 252nd
31. 0.679
32. 403.2
33. 1.001
34. 7.11
35. 38.5
36. 3/9
37. 6/10
38. 1/5
39. 2/4
40. 1/7
41. Tablespoon – tbsp
42. Kilograms – kg
43. Ounces – oz
44. Milliliters – mL
45. Feet – ft
46. Pound – lb
47. Hour – hr
48. Degrees Fahrenheit – °F
49. Micrograms – µg / mcg
50. Inches – in

Improving reading skills

La lectura de textos médicos en inglés representa un gran reto para los estudiantes de áreas afines a las ciencias de la salud. Al no estar acostumbrados a la lectura de artículos científicos, es usual que lleguen a frustrarse. Sólo a través de la práctica y la familiarización con la terminología es que el alumno mejorará sus habilidades.

En el presente capitulo analizaremos las diversas estrategias que existen al momento de leer un texto en inglés y sus aplicaciones.

En general, se maneja que existen 4 tipos de abordajes:

- Scanning
- Skimming
- Extensive Reading
- Intensive Reading

Scanning

En este tipo de estrategia, el lector no busca comprender el texto y tampoco es su intención realizar una lectura completa del mismo. Al aplicar este método, lo que uno intenta es encontrar una información específica, sin tomar en cuenta el resto de la información.

Si se hace una traducción literal del término se obtendría la palabra "escanear", y es justo eso lo que se hace: se "escanea" o "explora" el texto en busca de una respuesta a una pregunta específica y la lectura termina al encontrarla.

Para realizar esta estrategia de manera adecuada, se empieza la lectura o búsqueda desde la parte superior del texto y se lee rápidamente línea por línea hasta encontrar la información que se desea.

Esta estrategia es útil en las siguientes situaciones:

- Exámenes.
- Para contestar preguntas sobre una lectura.
- Al buscar información específica (por ejemplo: dosis, tratamientos, etc.).

Skimming

El "skimming" es una estrategia de lectura en la cual no se busca una información específica ni tampoco se intenta comprender de manera íntegra la información. La finalidad de este método es que el lector se dé una idea general de lo que trata el texto.

En esta técnica, uno lee de manera superficial el texto completo sin detenerse en los detalles. Es importante revisar los títulos, subtítulos y términos resaltados en negritas, ya que estos nos ayudaran a deducir mejor los temas tratados en el documento. Este método se utiliza con gran frecuencia en investigación, ya que, al momento de revisar múltiples bibliografías resultaría imposible detenerse a leer de manera detallada cada una de ellas. El "skimming" nos ayudará a seleccionar aquellos documentos que sean de interés para el lector y a desechar otros que no estén relacionados con el tema a tratar.

Extensive Reading

En el "extensive reading", a diferencia del "skimming", se hace una lectura pausada y completa del documento. Si bien la idea no es entender o memorizar cada detalle del texto, si se busca comprender de manera clara las ideas que en él se presentan.

Este tipo de lectura es la que se aplica previo a una sesión o a una clase con la finalidad de comprender el tema que se va a tratar. También se utiliza al leer artículos médicos y de actualización.

Intensive Reading

El "intensive reading" es una estrategia de lectura en la cual uno busca entender cada detalle que se presenta en un texto. En este método no se pueden dejar datos sin comprender y se deben aclarar todas las dudas. Esta técnica es la que se utiliza al preparar exámenes o presentaciones en los cuales es fundamental conocer el tema de manera adecuada y completa.

Consejos para mejorar la lectura

La lectura de textos en inglés se hará más amena si se comienza con temas que sean de interés para el lector. Hay que recordar que leer un texto médico en inglés no es tarea fácil y si practicamos con temas que no son de nuestro agrado, solo se convertirá en una labor aún más difícil.

Los estudiantes de medicina o enfermería pueden comenzar leyendo en inglés los mismos temas que ya han comprendido en español. La gran mayoría de libros que se utilizan en las escuelas de enfermería y medicina cuentan con ediciones en ambas lenguas. Esto le permitirá al estudiante comparar la forma en que se presenta la información en los dos idiomas.

Es importante plantearse los objetivos y metas que se están buscando lograr, con la finalidad de escoger la estrategia de lectura adecuada.

La lectura de textos médicos en inglés, al igual que cualquier otra habilidad, requiere de tiempo y práctica. Muchas veces, los estudiantes se sienten frustrados e incapaces de comprender lo que leen en inglés. Al seguir insistiendo y practicando, se dan cuenta de que no es una tarea imposible.

A continuación, se presentan algunas lecturas para practicar lo aprendido:

Cerebrospinal fluid shunt infection

Hydrocephalus, a common condition of childhood, is associated with numerous other diseases, including spina bifida and other congenital anomalies, brain tumors, head injury, brain hemorrhage, and meningitis.[2]
Hydrocephalous occurs when there is a disbalance between the production and the absorption of cerebrospinal fluid (CSF). The accumulation of CSF increases intracranial pressure, but it may remain normal.[4] Most children with hydrocephalus are treated with CSF shunt insertion.[2]
CSF shunt procedures have dramatically reduced the morbidity and mortality of hydrocephalus,
but they have potential complications that may require multiple surgical procedures during a patient's lifetime.[7]
The reasons for shunt failure include obstruction (proximal part and distal part), infection, mechanical disconnection, or breakage.[5]
The infection of ventriculoperitoneal shunts continues to be a source of morbidity for children with hydrocephalus.[1]
The accepted management for shunt infections includes removal of the shunt, external drainage, systemic antibiotic therapy, and shunt replacement once the CSF has been shown to be sterile on serial cultures. This dramatically prolongs the hospital stay, setting the stage for further infections and poorer outcomes.[6]
The reported risk factors for CSF shunt infection include etiology of hydrocephalus, patient age, previous shunt failure, and shunt surgery duration.[3]

1. Kestle, J. R., Riva-Cambrin, J., Wellons, J. C., 3rd, Kulkarni, A. V., Whitehead, W. E., Walker, M. L., . . . Hydrocephalus Clinical Research, N. (2011). A standardized protocol to reduce cerebrospinal fluid shunt infection: the Hydrocephalus Clinical Research Network Quality Improvement Initiative. *J Neurosurg Pediatr, 8*(1), 22-29.
2. Kulkarni, A. V., Drake, J. M., & Lamberti-Pasculli, M. (2001). Cerebrospinal fluid shunt infection: a prospective study of risk factors. *J Neurosurg, 94*(2), 195-201.
3. McGirt, M. J., Zaas, A., Fuchs, H. E., George, T. M., Kaye, K., & Sexton, D. J. (2003). Risk factors for pediatric ventriculoperitoneal shunt infection and predictors of infectious pathogens. Clin Infect Dis, 36(7), 858-862.
4. Méndez, A., Ruíz, M. S. T., Michavila, N., Raimondo, E. R., & Auad, R. M. (2006). Diferentes complicaciones de los sistemas de derivación ventriculoperitoneal. *Rev Argent Radiol, 70*(1), 11-17.
5. Morina, Q., Kelmendi, F., Morina, A., Morina, D., & Bunjaku, D. (2013). Ventriculoperitoneal shunt complications in a developing country: a single institution experience. *Med Arh, 67*(1), 36-38.
6. Rehman, A. U., Rehman, T. U., Bashir, H. H., & Gupta, V. (2010). A simple method to reduce infection of ventriculoperitoneal shunts. *J Neurosurg Pediatr, 5*(6), 569-572.
7. Wu, Y., Green, N. L., Wrensch, M. R., Zhao, S., & Gupta, N. (2007). Ventriculoperitoneal shunt complications in California: 1990 to 2000. *Neurosurgery, 61*(3), 557-562; discussion 562-553.

1. Which of the following statements is true?

A. The incidence of CSF shunt infection is known to be higher in men than in women
B. Most children with hydrocephalus are treated with CSF shunt insertion
C. The reasons for shunt failure include patient obesity and infection
D. Shunt removal is not an accepted treatment for shunt infections

2. Which of the following statements is false?

A. Hydrocephalus is a common condition of childhood
B. Hydrocephalus is associated with numerous other diseases
C. The accumulation of CSF increases the intracranial pressure
D. Meningitis is not known to cause hydrocephalus

3. Hydrocephalus is associated with numerous other diseases, including spina bifida and other congenital anomalies, brain tumors, head injury, and ________________________:

A. brain hemorrhage
B. leukemia
C. vertigo
D. myasthenia gravis

4. The accepted management for shunt infections includes external drainage, systemic antibiotic therapy, and __________________________:

A. expectant management
B. reassurance
C. shunt replacement
D. peritoneal lavage

5. The reasons of shunt failure include obstruction (proximal part and distal part), infection, mechanical disconnection, or breakage:

A) True B) False

Convulsive status epilepticus

Convulsive status epilepticus (CSE) in childhood is a medical emergency. The incidence in developed countries is between 17 and 23/100,000, with a higher rate in younger children.[4]

Several definitions have been proposed and published over the last 50 years to define the concept of CSE. However, there is still no universally accepted definition, particularly about the duration of clinical seizures necessary and sufficient to define CSE.[1]

In 1993, the International League Against Epilepsy (ILAE; Commission on Epidemiology & Prognosis, International League Against Epilepsy, 1993) and the Epilepsy Foundation of America (Epilepsy Foundation of America's Working Group on Status Epilepticus, 1993) defined CSE as a condition in which a single attack or more seizures continue for >30 min without recovery of function or consciousness.[1]

Traditionally, brief seizures are defined as lasting less than 5 minutes, while prolonged seizures last between 5 and 30 minutes. The 30-minute definition is based on the duration of CSE that may lead to permanent neuronal injury by itself.[3]

The most common cause of CSE is a prolonged febrile seizure. Children experiencing this type of seizure may not require an extensive workup. The same may apply to children with a known seizure disorder who are already on anticonvulsant therapy. However, a full clinical assessment should involve a search for precipitating causes, focusing on signs of infection, meningeal irritation, trauma, focal neurological deficits, and intoxication.[2]

The bromides were the first strikingly effective antiepileptic drugs. Their introduction in the 1860s coincided with the first detailed descriptions of CSE. At this time, it was also realized that inducing "sedation," often to the level of anesthesia, was the best approach to the treatment of CSE. This is still a prevailing assumption.[5]

The introduction of intravenous barbiturates was the next paradigm shift in the approach to therapy. The first barbiturate to be used was somnifene, introduced in 1921, and then hexobarbitone in 1932 and thiopentone in 1934.[5]

Phenytoin was first used by intravenous injection in CSE in 1958 and is still widely used today. However, in these years, paraldehyde introduced earlier was still the most commonly recommended subanesthetic antiepileptic.[5]

The next major paradigm shift in therapy was the introduction of the benzodiazepines, a class of drugs that would eclipse the effects of all other antiepileptics. The first benzodiazepine was introduced into clinical practice for anxiety and then epilepsy in 1960.[5]

1. Capovilla G, Beccaria F, Beghi E, Minicucci F, Sartori S, Vecchi M. Treatment of convulsive status epilepticus in childhood: recommendations of the Italian League Against Epilepsy. Epilepsia. 2013;54 Suppl 7:23-34.
2. Friedman J. Emergency management of the paediatric patient with generalized convulsive status epilepticus. Paediatr Child Health. 2011;16(2):91-104.
3. Glauser T, Shinnar S, Gloss D, Alldredge B, Arya R, Bainbridge J, et al. Evidence-Based Guideline: Treatment of Convulsive Status Epilepticus in Children and Adults: Report of the Guideline Committee of the American Epilepsy Society. Epilepsy Curr. 2016;16(1):48-61.
4. Neville BG, Chin RF, Scott RC. Childhood convulsive status epilepticus: epidemiology, management and outcome. Acta Neurol Scand Suppl. 2007;186:21-4.
5. Shorvon S. The historical evolution of, and the paradigms shifts in, the therapy of convulsive status epilepticus over the past 150 years. Epilepsia. 2013;54 Suppl 6:64-7.

6. The International League Against Epilepsy and the Epilepsy Foundation of America defines "convulsive status epilepticus" as a condition in which a single attack or more seizures continue for_______________:

A) less than 30 min.
B) more than 30 min.
C) less than 15 min.
D) less than 5 min.

7. Traditionally, brief seizures are defined as lasting____________________:

A) less than 30 min.
B) more than 30 min.
C) less than 15 min.
D) less than 5 min.

8. _______________were the first strikingly effective antiepileptic drugs:

A) Barbiturates
B) Benzodiazepines
C) Bromides
D) Tricyclic antidepressants

9. Phenytoin was first used by intravenous injection in CSE in_______________________:

A) 1958.
B) 1921.
C) 1960.
D) 1934.

10. ________________________ is/are the most common cause of CSE:

A) Trauma
B) Focal neurologic deficits
C) Prolonged febrile seizures
D) Intoxication

Inguinal hernia repair

An inguinal hernia is a common condition, especially in men, appearing in all age groups. In addition to the initial costs of the procedure, hernia repair carries long term risks of hernia recurrence and pain and discomfort for years after repair. Because many men with an inguinal hernia are asymptomatic or minimally symptomatic, they might delay hernia repair until the emergence of pain or discomfort, or development of an unacceptable appearance.[4]

The size of the mesh used for groin hernias' surgical repair differs significantly from one technique to another. For instance, the area of the patch generally used in laparoscopic hernia repair averages 200 cm^2, while it is around 80 cm^2 for the Lichtenstein technique and 40 cm^2 to 50 cm^2 in procedures using a small onlay mesh, like the plug and patch or Trabucco's method.[3]

The results provided by small patches are excellent, and large patches offer, at best, the same results with some real drawbacks. Consequently, in most cases and particularly for indirect hernias in young patients, small patches covering only the weak inguinal area should be preferred.[3]

A large preperitoneal patch should be used only in selected cases for hernias at high risk of recurrence, those with a wide area of weakness of the posterior wall, and if they are recurrent or bilateral.[3]

The prosthetic mesh is designed to affect its thickness, pore size, tensile and bursting strength, flexural rigidity, surface texture, electrical charge, and see-through quality.[2]

Manufacturers use the same polymers to create a variety of prostheses. The different characteristics allow the surgeon to choose a mesh which best fits his approach to inguinal hernia repair. The ideal mesh prosthetic is yet to be found. But the right mesh can be suitable for a particular operation. Certain properties, such as thickness or flexural rigidity, can be an advantage or disadvantage.[2]

Inguinal hernia repair consumes considerable healthcare resources worldwide as the lifetime risk for hernia is estimated to be 27% for men and 3% for women.[1]

Open mesh repair popularized by Lichtenstein has significantly reduced recurrences compared with conventional open non-mesh repairs. Several other studies also supported this finding. It has been stated that using a mesh for open repair reduces the recurrence rate by 50% to 75% compared with open suture repair. A recent study revealed a significantly lower recurrence rate with open mesh repair than laparoscopic repair for primary inguinal hernias.[1]

The use of mesh does lead to other concerns, such as the cost of the material itself and the higher infection risk because of foreign material. Also, long-term consequences are unknown.[1]

1. Cingi A, Manukyan MN, Güllüoglu BM, Barlas A, Yegen C et al. Use of resterilized polypropylene mesh inguinal hernia repair: a prospective, randomized study. J Am Coll Surg 2005; 201: 834-40.
2. Goldstein H. selecting the right mesh. Hernia 1999;3:23-6.
3. Pleisser EP. Inguinal Hernia. The size of the mesh. Hernia 2001;5: 169-71.
4. Stroupe KT, Manheim LM, Luo P, Giobbie-Hurder A, Hynes DM, Jonasson O, et al. Tension Free Repair Versus Watchful Waiting for men with asymptomatic or minimally symptomatic inguinal hernias: a cost-effectiveness analysis. J Med Sci 2012; 20(2): 98-101.

11. The area of the mesh generally used in laparoscopic hernia repair averages____________________:

A) 40 cm^2
B) 50 cm^2
C) 80 cm^2
D) 200 cm^2

12. It has been stated that using a mesh for open repair reduces recurrence rate by ______________________ when compared with open suture repair:

A) 0% to 25%
B) 25% to 50%
C) 50% to 75%
D) 75% to 100%

13. Which of the following statements is true?

A) Inguinal hernia has a higher rate in women than in men.
B) Inguinal hernia affects all age groups.
C) Hernia repair does not carry long term risks of hernia recurrence.
D) Most men seek immediate hernia repair after finding out that they have an inguinal hernia

14. The lifetime risk for hernia is estimated to be ________ for men and ____________ for women:

A) 27%/3%
B) 3%/27%
C) 3%/10%
D) 30%/15%

15. Open mesh repair popularized by Lichtenstein has not significantly reduced recurrences compared with conventional open non-mesh repairs.

A) True B) False

Gastroesophageal reflux disease

Gastrointestinal and liver diseases are growing health problems and cause more than 8 million deaths per year worldwide. One of the most frequent chronic diseases in adults is gastroesophageal reflux disease (GERD). Numerous effects of GERD can be found in the esophagus, and the condition is related to a wide range of extra-esophageal symptoms.[4]

The classic and most common symptom of GERD is heartburn. Heartburn is a burning sensation in the chest, radiating toward the mouth, resulting from acid reflux into the esophagus. However, only a small percentage of reflux events are symptomatic. Heartburn is often associated to a sour taste in the mouth with or without regurgitation.[1]

Although the physiology and pathogenesis of GERD are poorly understood, heartburn is thought to be due to the stimulation and activation of mucosal chemoreceptors in the distal esophagus. The pain associated with heartburn is usually due to gastric acid present in the esophagus, but it can also be due to bile salt irritation of the esophagus, esophageal distention, and motility disorders of the distal esophagus.[3]

GERD is usually diagnosed clinically with classic symptoms and response to acid suppression. Heartburn with or without regurgitation is typically enough to suspect GERD, particularly when these symptoms are worse postprandially or when recumbent. In patients who respond to empiric treatment, in the absence of alarm features or symptoms, no further workup is required.[1]

Management of GERD commonly starts with an empiric trial of proton pump inhibitor (PPI) therapy and complementary lifestyle measures for patients without alarm symptoms. Optimization of treatment (improving compliance and timing of PPI doses) or increasing PPI dosage to twice daily in selected circumstances, can reduce persistent symptoms. Patients with continued symptoms can be evaluated with endoscopy and esophageal physiology tests to determine their disease phenotype and optimize treatment. Laparoscopic fundoplication, magnetic sphincter augmentation, and endoscopic therapies can benefit patients with well-characterized GERD.[2]

1. Clarrett DM, Hachem C. Gastroesophageal Reflux Disease (GERD). *Mo Med.* 2018;115(3):214-218.
2. Gyawali, C. Prakash et al. Management of Gastroesophageal Reflux Disease. Gastroenterology, Volume 154, Issue 2, 302 - 318
3. Mikami DJ, Murayama KM. Physiology and pathogenesis of gastroesophageal reflux disease. Surg Clin North Am 2015;95:515-25
4. Milivojevic, V., Milosavljevic, T. Burden of Gastroduodenal Diseases from the Global Perspective. Curr Treat Options Gastro (2020). https://doi.org/10.1007/s11938-020-00277-z

16. Gastrointestinal and liver diseases cause more than ___________ deaths per year worldwide:

A) 6 million
B) 7 million
C) 8 million
D) 9 million

17. The classic and most common symptom of GERD is______________:

A) nausea
B) dizziness
C) dysphagia
D) heartburn

18. Heartburn is also often associated with a __________ in the back of the mouth:

A) sweet taste
B) salty taste
C) bitter taste
D) sour taste

19. GERD is usually diagnosed clinically with classic symptoms and response to acid suppression.

A) True B) False

20. Workup is always required in patients who respond to empiric treatment.

A) True B) False

Cellulitis

Cellulitis is a bacterial infection of the skin, presenting with poorly demarcated erythema, edema, warmth, and tenderness. Although common, it often can be a diagnostic and therapeutic challenge.[3]

Cellulitis occurs when the physical skin barrier, the immune system, and/or the circulatory system are impaired. Diabetes, obesity, and old age are associated with defects in all these areas and are major predisposing factors for cellulitis.[1]

Traditionally, β-hemolytic streptococci and Staphylococcus aureus have been considered the primary causative agents, and empiric therapy with β-lactam antibiotics has been the mainstay of treatment. However, over the past decade, numerous reports have detailed the widespread emergence of methicillin-resistant S. aureus (MRSA). Previously, MRSA infections had been limited to hospital-acquired infections or community cases with nosocomial exposures. Over the past decade, however, an increasing proportion of outpatient S. aureus isolates are methicillin resistant.[2]

Assessment of baseline liver and renal function may be useful for assessing end-organ dysfunction in patients with sepsis and for the dosing of antimicrobials. Cultures of blood, aspirates or biopsies are not recommended but should be considered in patients who have systemic features of sepsis, who are immunosuppressed or for cases associated with immersion injuries or animal bites.[4]

Patients with purulent skin and soft tissue infections such as abscesses, furuncles, or carbuncles should have those collections incised and drained. Samples should be sent for bacterial culture and consideration given to systemic antibiotics in patients with systemic signs of infection. Non-purulent skin and soft tissue infections generally require treatment with systemic antimicrobials. Oral antimicrobial therapy is adequate for patients with no systemic signs of infection and no comorbidities.[4]

1. Cranendonk DR, Lavrijsen AP, Prins JM, Wiersinga WJ. Cellulitis: Current insights into pathophysiology and clinical management. Neth J Med. 2017;75:366–78.
2. Gunderson CG. Cellulitis: Definition, Etiology, and Clinical Features. The American Journal of Medicine, Volume 124, Issue 12, 1113 - 1122
3. Raff AB, Kroshinsky D. Cellulitis: A Review. JAMA. 2016;316(3):325–337
4. Sullivan T, de Barra E. Diagnosis and management of cellulitis. Clin Med (Lond). 2018;18(2):160–163. doi:10.7861/clinmedicine.18-2-160

21. Cellulitis is a bacterial infection of the skin, presenting with poorly demarcated erythema, edema, warmth, and_____________________________:

A) pallor
B) cyanosis
C) numbness
D) tenderness

22. Cellulitis occurs when the physical skin barrier, _______________, and/or the circulatory system are impaired:

A) the lymphatic system
B) the immune system
C) the endocrine system
D) the nervous system

23. Traditionally, β-hemolytic streptococci and Staphylococcus aureus have been considered the primary causative agents:

A) True B) False

24. Assessment of baseline ___________ and ___________ function may be useful for assessing end-organ dysfunction in patients with sepsis and for the dosing of antimicrobials:

A) liver/splenic
B) renal/splenic
C) liver/renal
D) immune/renal

25. Oral antimicrobial therapy is adequate for patients with systemic signs of infection and comorbidities:

A) True B) False

Chronic obstructive pulmonary disease

Chronic obstructive pulmonary disease (COPD) is a pulmonary disease with irreversible air inflow limitation and is induced by damage to the airway and lung parenchyma due to chronic inflammation.[4]

The most important cause of chronic inflammation is smoking, but it can also be induced by occupational exposure, indoor air contamination, and infection. As it is a very common disease, it has a severe socioeconomic influence. It generally progresses, but prevention and treatment are possible. Acute exacerbation occurs frequently, and comorbid conditions are comparatively more common in the general population, influencing the severity and prognosis of COPD.[4]

Typical symptoms of COPD include dyspnea, chest tightness, wheezing, cough, and sputum production. The diagnosis of COPD cannot be based on symptoms alone, as some patients are symptom-free and similar symptoms can be caused by other diseases. However, symptoms suggestive of COPD in an individual with exposure to tobacco or other risk factors should lead to spirometry and other diagnostic evaluations.[2]

The diagnosis of COPD is based on relevant exposure history, symptoms, and airway obstruction that is not fully reversible (post-bronchodilator forced expiratory volume in one second/ forced vital capacity < 0.70; FEV1/FVC < 0.70).[2]

The natural course of COPD is interrupted by episodes of respiratory symptom worsening, termed exacerbations. COPD exacerbations are important events in COPD and are major determinants of health status in COPD. COPD exacerbations are also independent predictors of mortality in COPD and drive disease progression, with approximately 25% of the lung function decline attributed to exacerbations.[3]

Most COPD exacerbations are triggered by respiratory viral infections, especially rhinovirus (common cold). Respiratory viruses can be identified using molecular techniques in up to 60% of exacerbations.[3]

Comorbidities are most often responsible for impairing quality of life for early-stage patients, increasing mortality in end-stage patients, increasing the burden of COPD management on health care costs, and creating therapeutic dilemmas for health care providers.[1]

1. Hillas G, Perlikos F, Tsiligianni I, Tzanakis N. Managing comorbidities in COPD. Int J Chron Obstruct Pulmon Dis. 2015;10:95–109.
2. Kankaanranta H, Harju T, Kilpeläinen M, et al. Diagnosis and pharmacotherapy of stable chronic obstructive pulmonary disease: the finnish guidelines. Basic Clin Pharmacol Toxicol. 2015;116(4):291–307. doi:10.1111/bcpt.12366
3. Wedzicha JA, Singh R, Mackay AJ. (2014). Acute COPD Exacerbations. Clinics in Chest Medicine, 35(1), 157–163.
4. Yoon HK, Park YB, Rhee CK, Lee JH, Oh YM; Committee of the Korean COPD Guideline 2014. Summary of the Chronic Obstructive Pulmonary Disease Clinical Practice Guideline Revised in 2014 by the Korean Academy of Tuberculosis and Respiratory Disease. Tuberc Respir Dis (Seoul). 2017;80(3):230–240.

26. Respiratory viruses can be identified in up to _____________ of COPD exacerbations:

A) 30%
B) 40%
C) 50%
D) 60%

27. The most important cause of chronic inflammation in COPD patients is_______________:

A) occupational exposure
B) indoor air contamination
C) smoking
D) infection

28. Typical symptoms of COPD include chest tightness, sputum production, cough, dyspnea, and________________:

A) wheezing
B) inspiratory stridor
C) whooping cough
D) hemoptysis

29. The diagnosis of COPD is based only on relevant exposure history to tobacco and symptoms of airway obstruction:

A) True B) False

30. Most COPD exacerbations are triggered by respiratory viral infections, especially _______________:

A) adenovirus
B) rhinovirus
C) coronavirus
D) respiratory syncytial virus

Respuestas a los ejercicios

1. B
2. D
3. A
4. C
5. A
6. B
7. D
8. C
9. A
10. C
11. D
12. C
13. B
14. A
15. B
16. C
17. D
18. D
19. A
20. B
21. D
22. B
23. A
24. C
25. B
26. D
27. C
28. A
29. B
30. B

Scientific posters

Introducción

Es cada vez más frecuente que los congresos y seminarios incluyan dentro de sus programas la presentación de "**carteles científicos**" ("**scientific posters**", "**research posters**" o "**professional posters**") como un medio para ayudar a difundir conocimientos científicos y clínicos y usualmente se les destina un espacio mayor que a las presentaciones orales, esto debido a que los posters son una forma más concreta y creativa de mostrar los resultados de un trabajo de investigación[1].

La presentación de un cartel científico, además de servir como un medio educativo, también nos facilita relacionarnos con otros colegas y nos permite compartir información importante acerca de diversos avances en ciencias básicas y en el ámbito clínico[2].

El diseñar un "scientific poster" es una tarea compleja que puede llegar a requerir hasta 8 semanas para ser completada[3].

La mayoría de los asistentes a un congreso destinan aproximadamente 5 minutos en revisar un poster científico[3] y es por ello que un cartel mal diseñado provoca que a la audiencia le sea difícil identificar los puntos clave de la información que queremos transmitir[4]. Muchos investigadores le dan poca importancia a este tipo de presentaciones, perdiéndose con ello, una oportunidad de interactuar de manera más cercana con los espectadores[4].

Los posters científicos son una combinación de creatividad y actividad académica y al igual que un cartel publicitario, deben trasmitir un mensaje de manera expedita y clara[5]. El impacto visual jugará un papel importante para capturar la atención del observador[5].

Los "scientific posters" funcionan como un instrumento para presentar información científica que aún no ha sido publicada[6]. Sin embargo, en ocasiones los datos presentados, al ser parte de estudios que todavía no han concluido, suelen carecer de rigor académico y por este motivo hay quienes piensan que el alcance de los carteles es limitado y que beneficia solamente a investigadores jóvenes y con poca experiencia en presentaciones[6].

Dentro de los beneficios que pueden derivar de realizar un poster científico para un congreso (principalmente si son internacionales) están el dar a conocer nuestro trabajo a colegas de otros países y otros institutos y nos permite compartir experiencias con expertos en el tema que estamos presentando o con aquellos que se encuentran estudiando algo relacionado[7]. También nos ayuda a crearnos una reputación dentro del mundo de la investigación y a generar relaciones con otros profesionales de la salud[6, 7].

Los artículos que se preparan para ser publicados contienen una cantidad mayor de información que un "scientific poster", pero se debe recordar que usualmente se pide a los autores dar una breve presentación oral, lo que permite ampliar el mensaje contenido en el cartel[5].

La sección de **"Investigación"** como parte del **"Curriculum Vitae"** es fundamental y la experiencia en presentación de carteles científicos debe ser incluida en este apartado.

Tipos de formatos

Existen diversos formatos en los que se puede presentar un cartel científico y estos van a estar determinados por el comité evaluador del congreso o seminario en él que se desea participar, así como la fecha, hora y lugar en que deben ser colocados y exhibidos los posters[1]. Hay que seguir estas indicaciones al pie de la letra ya que, de no hacerlo, el cartel podría ser rechazado[1].

- **Proyección de imagen digital**. Algunas conferencias ofrecen la oportunidad a algunos posters de ser presentados en un área diferente a la zona destinada a la colocación del resto de los carteles, en la cual se proyecta en una pantalla o monitor de alta resolución el cartel seleccionado, acompañado de una breve presentación oral y se incluye una sesión de preguntas y respuestas[1].

- **Presentación en sitios separados.** En este escenario, los participantes realizan una corta presentación de sus trabajos utilizando una o dos diapositivas a través de una pantalla o monitor. En la primera diapositiva se muestra el título, el nombre de los autores e información de contacto, mientras que en la segunda diapositiva se ofrecen las razones principales por las que el auditorio debería ver el cartel. Posterior a estas presentaciones, se procede a pasar al área en la que se encuentran en exhibición los posters y los autores se colocan a su lado para poder contestar preguntas sobre sus trabajos[1].

- **Formato electrónico**. Esta modalidad de formato es nueva y consiste en utilizar pantallas o monitores que muestran una proyección completa del cartel y se les conoce como "ePosters". En ellos se pueden haber enlaces a recursos multimedia, audios pregrabados y otros recursos que no se pueden incluir en un formato tradicional. Sin embargo, tienen la desventaja de que, por su alto costo, solo se pueden presentar un número limitado de "ePosters". Se da un tiempo determinado para una sección de preguntas y respuestas[1].

- **Formato tradicional impreso**. Este es el formato más utilizado por su bajo costo y fácil instalación. El formato tradicional impreso consiste en mostrar toda la información en una sola hoja (el tamaño de esta lo determinan las reglas). Los carteles se colocan en un área específica, usualmente un pasillo largo y permanecen ahí el tiempo que dura el congreso. Se destina un día y hora específicos para que cada participante pueda dar una corta presentación oral del tema y para contestar preguntas[1].

A pesar de existir diversos formatos para realizar un "scientific poster" la mayoría de ellos se basan en ciertos requerimientos mínimos con los que deben cumplir. En esta sección nos basaremos más en explicar los detalles que conforman el formato tradicional impreso al ser el más utilizado y por ser en el que se basan el resto de los formatos.

Redactar el "Abstract"

Un poster científico representa el resumen de una investigación y en él se muestran únicamente las ideas clave que se quieren transmitir al observador.

Son diferentes a los "abstracts" que se utilizan para publicaciones en revistas científicas, variando principalmente en su extensión, siendo de mayor tamaño los resúmenes que se realizan para un poster científico.

Las reglas de la cantidad de texto que debe contener un cartel usualmente son dadas por el comité evaluador del congreso o seminario, pero como regla general, se trata de limitar el texto para que cada sección contenga entre 45 a 65 palabras[1] (promedio de 50)[1, 2] y que el texto total de todo el poster se encuentre entre las 300 y 500 palabras[3], pudiéndose agregar más si se considera necesario, siempre y cuando las reglas lo permitan.

La mayoría de los comités piden que el trabajo sea original, que no haya sido publicado en alguna revista indexada y que no haya participado previamente en algún otro seminario[7]. Esto se debe a que ciertas organizaciones publican los "abstracts" de los posters en el recuento o memorias del seminario, permitiendo a los autores contarlos como una publicación[6].

En las ciencias de la salud tendremos principalmente dos tipos de "abstract" para posters científicos: **"investigación primaria"** y **"presentación de casos clínicos".**

- **Investigación primaria.** Dependiendo del tipo de investigación que se haya realizado variará el formato que se utilizará (CONSORT, IDCRD, PRISMA, QUOROM, STROBE, etc.)[7] pero generalmente se utiliza la estructura IMRAD (Introducción-Métodos-Resultados-Análisis-Discusión).

  a. **Introduction** *(Introducción).* Se habla de los antecedentes que se conocen sobre el tema y se aborda la importancia del estudio.
  b. **Objectives** *(Objetivos).* Se describe cuál es el objetivo principal del estudio (que se busca aportar de nuevo)[6].
  c. **Methods** *(Métodos).* Se incluye el tipo de estudio, lugar y fecha en que se llevó a cabo, el tipo de población que participó en él y como se realizó el análisis estadístico[6].
  d. **Results** *(Resultados).* Se hace una descripción de los hallazgos principales y de los datos estadísticos[6].
  e. **Analysis** *(Análisis/Discusión/Conclusiones).* Se hace una interpretación de los resultados, se discuten las limitaciones del estudio, se muestran las conclusiones a las que se llegó y se hacen sugerencias para futuras investigaciones.

- **Presentación de casos clínicos.** Los "abstracts" que se realizan para presentar un caso clínico contienen los mismos elementos que el de una investigación primaria con algunas diferencias importantes[7]. Este tipo de resúmenes no solo deben interesar al lector en el tema en general, sino que también deben resaltar la relevancia y novedad del caso clínico que se presenta[7].

  a. **Introduction** *(Introducción).* Se discute sobre la enfermedad que se aborda en el caso clínico, su relevancia o si es una enfermedad con baja incidencia (rara) y el motivo por el cual se decidió presentar este caso en particular[7].

b. **Objectives** *(Objetivos).* Se describe que se busca aportar de nuevo (por ejemplo, un abordaje distinto, un nuevo tratamiento, describir la evolución de la enfermedad etc.).
c. **Case description** *(Descripción del caso).* El error más común que se comete en esta sección es el incluir demasiada información. Se debe escribir en forma de párrafo y no separado en diferentes apartados (por ejemplo: síntomas principales, antecedentes, exploración física, etc.) y hay que tratar de incluir solo la información que sea relevante al caso (por ejemplo, si los antecedentes familiares no tienen que ver con el padecimiento, estos se pueden obviar)[7].
d. **Conclusions** *(Conclusiones).* En este apartado se debe incluir el mensaje final o el conocimiento que se quiere trasmitir a la audiencia. Se incluyen las implicaciones del caso, limitaciones o adversidades que se presentaron y se dan sugerencias de temas a tratar en futuras investigaciones[7].

Para cualquier tipo de "abstract", el título debe contener idealmente solo de 10 a 12 palabras [1, 3, 7].

Los datos de los autores deben incluir el nombre completo de cada uno de ellos, se anota su grado académico, la institución a la que pertenecen (agregando la dirección completa o únicamente la ciudad y el país donde se localiza) y la función que realizan ahí.

Al final se anotan solamente tres referencias bibliográficas (las que hayan tenido mayor impacto en el trabajo).

Diseño del cartel

El diseño del cartel se basa en el resumen que realizamos previamente y este se dividirá en las mismas secciones.

Hay que recordar que existen diversos tipos de formatos para presentar un "scientific poster", pero todos tienen ciertas características en común y hay requerimientos mínimos con los que debe cumplir.

El tamaño del cartel variará y depende principalmente de las reglas que se nos impongan por parte del comité. Se recomienda ampliamente seguir estos lineamientos al pie de la letra, ya que probablemente habrá varios participantes y a cada uno se le asigna un espacio específico dependiendo de la cantidad de trabajos aceptados.

No se deben utilizar más de 3 tipos diferentes de letra (fuentes) para el texto (titulo, subtítulos y cuerpo del texto) para que no se pierda la uniformidad del cartel[1]. Se recomiendan las fuentes tipo "san serif", como lo son la "Helvetica" o la "Univers" para el título y "Times Roman", "Arial", "Garamond", "Palatino" o "Century Schoolbook" para el resto del texto[1, 3].

El uso de colores en el cartel nos ayuda a que sea más atractivo visualmente y se utilizan de 3 a 4 colores unicamente[2]. Hay que abstenerse de utilizar colores fosforescentes, muy brillantes o demasiado oscuros[2]. La mejor combinación es utilizar letras de color oscuro sobre fondos claros o letras claras sobre fondos oscuros para generar un contraste adecuado[2, 3].

El titulo debe ser visible a 3 metros de distancia[7] y el resto del texto debe poder leerse a una distancia de 1 a 1.5 metros[2].

Ejemplo de "Abstract" para un cartel de investigación primaria.

Causative organisms of central venous catheter-related bloodstream infections.

Misael Romero, MD, MS; Ivan Romero, MD; Karla Alvarez, MD.
Department of medicine, International Center of Science and Medical Research, Tucson, AZ.

Background. A central venous catheter is a catheter that is inserted into a large vein. It is used for long-term treatment of diseases such as sepsis, cancer, or kidney failure. Central-venous-catheter-related bloodstream infections (CRBSI) are among the most common complications of invasive-medical procedures.

Objectives. The aim of the study was to determine which are the most common organisms associated with CRBSI.

Materials and methods. A case-control study was conducted. A retrospective review was made of the medical records of all patients who underwent central-venous-catheter placement at the International Center of Science and Medical Research (ICSMR) between January 1, 2010, and December 31, 2015.

Blood Samples of patients with suspected CRBSI were analyzed for complete blood count, and chemistry profile and blood cultures were also performed.

Results. Two thousand patients underwent central-venous-catheter placement at the ICSMR between January 1, 2010, and December 31, 2015, and 200 (10%) presented CRBSI.

The following microorganisms were identified from blood cultures: *Staphylococcus aureus* 50%, *Pseudomonas aeruginosa* 25%, coagulase negative staphylococci 16%, *Escherichia coli* 7%, *Klebsiella pneumoniae* 1%, and *Acinetobacter baumanii* 1%.

Conclusions. CRBSI is an important cause of hospital-acquired infections, and it is associated with morbidity and mortality and represents an economic burden on both patients and the health care system. Therefore, it is essential to identify the most common causal agents of CRBSI.

References:

- Smith J, Johnson M, Martin S. Intravascular catheter-related bloodstream infection in children. Child Care Med. 2004;24(1) 400–410.
- Gomez J, Sanchez R. Intravascular catheter-related bloodstream infection in adults. Mex journal of Med. 2010;40(1): 200–210.
- Carrel, S, Anderson K. Diagnosis of central venous catheter related sepsis. International Med Journal. 2015; 21(3) 840-845.

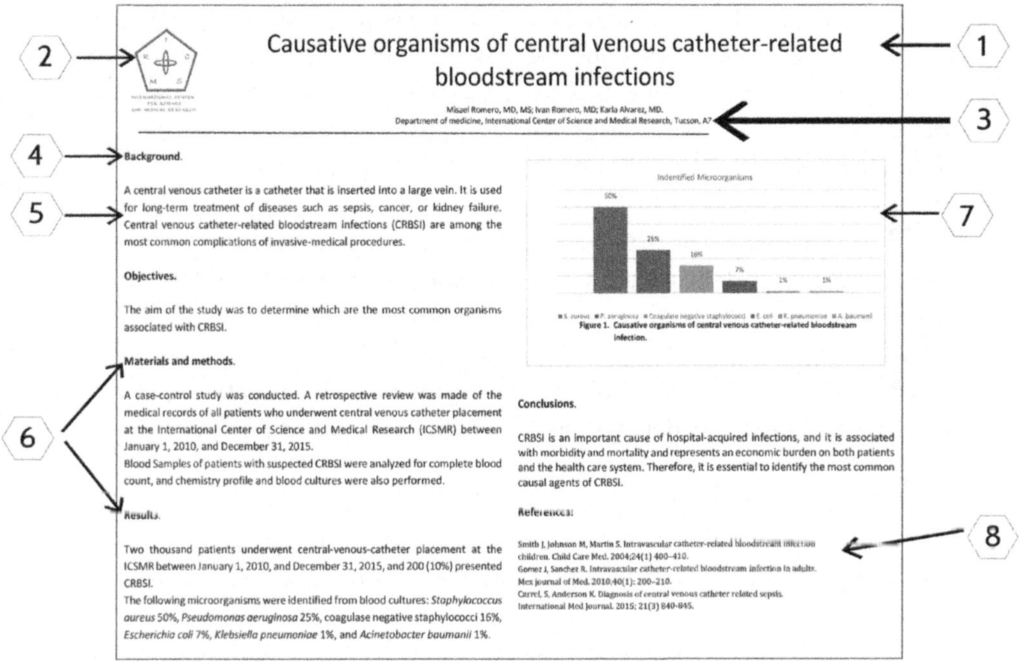

Causative organisms of central venous catheter-related bloodstream infections

Misael Romero, MD, MS; Ivan Romero, MD; Karla Alvarez, MD.
Department of medicine, International Center of Science and Medical Research, Tucson, AZ

Background.

A central venous catheter is a catheter that is inserted into a large vein. It is used for long-term treatment of diseases such as sepsis, cancer, or kidney failure. Central venous catheter-related bloodstream infections (CRBSI) are among the most common complications of invasive-medical procedures.

Objectives.

The aim of the study was to determine which are the most common organisms associated with CRBSI.

Materials and methods.

A case-control study was conducted. A retrospective review was made of the medical records of all patients who underwent central venous catheter placement at the International Center of Science and Medical Research (ICSMR) between January 1, 2010, and December 31, 2015.
Blood Samples of patients with suspected CRBSI were analyzed for complete blood count, and chemistry profile and blood cultures were also performed.

Results.

Two thousand patients underwent central-venous-catheter placement at the ICSMR between January 1, 2010, and December 31, 2015, and 200 (10%) presented CRBSI.
The following microorganisms were identified from blood cultures: *Staphylococcus aureus* 50%, *Pseudomonas aeruginosa* 25%, coagulase negative staphylococci 16%, *Escherichia coli* 7%, *Klebsiella pneumoniae* 1%, and *Acinetobacter baumanii* 1%.

Figure 1. Causative organisms of central venous catheter-related bloodstream infection.

Conclusions.

CRBSI is an important cause of hospital-acquired infections, and it is associated with morbidity and mortality and represents an economic burden on both patients and the health care system. Therefore, it is essential to identify the most common causal agents of CRBSI.

References:

Smith J, Johnson M, Martin S. Intravascular catheter-related bloodstream infection children. Child Care Med. 2004;24(1) 400–410.
Gomez J, Sanchez R. Intravascular catheter-related bloodstream infection in adults. Mex journal of Med. 2010;40(1): 200–210.
Carrel, S. Anderson K. Diagnosis of central venous catheter related sepsis. International Med Journal. 2015; 21(3) 840-845.

1 El título debe estar conformado por sólo 10 a 12 palabras[1, 3, 7]. El tamaño de fuente recomendado es de 40 a 150 puntos[1, 3, 4].

2 Se coloca el símbolo del instituto al que se está representando al lado del título (puede ir a la izquierda o a la derecha).

3 Se escribe el nombre completo de las personas que participaron en la elaboración del cartel, incluyendo su nivel académico. Se incluirá el nombre de la institución a la que pertenecen, la dirección de esta y se puede incluir la función que despeñan los participantes dentro de dicha organización. Utilizar tamaño de letra de 14 a 18 puntos[4-5].

4 Los subtítulos pueden escribirse en mayúsculas, negritas o encerrarse en cuadros para hacer el contraste con el cuerpo del texto. Se recomienda un tamaño de letra de 24 a 36 puntos.

5 El cuerpo del texto debe tener un tamaño de letra de 20 a 24 puntos[1, 2,5, 7]. El texto se debe alinear a la izquierda o estar justificado.

6 Hay que dejar espacios entre los bloques de texto para que se pueda distinguir dónde termina una sección y comienza la siguiente. También se puede lograr este contraste encerrando el texto en cuadros.

7 Las imágenes que se utilicen deben ser claras y nítidas. Se debe incluir el título de la imagen y una breve explicación de esta. El tamaño del texto utilizado debe de ser de 14 a 18 puntos. Se recomienda utilizar 1 a 2 imágenes únicamente (estas pueden ser tablas, gráficas, fotografías, etc.).

8 Se incluyen únicamente tres referencias bibliográficas. El tamaño de letra es de 14 a 18 puntos.

Recomendaciones generales

Al momento de diseñar el cartel, se utiliza de preferencia un software especializado en ello. Si la idea es presentarlo en inglés, es más sencillo escribirlo en este idioma desde el inicio que realizar una traducción.

Se debe preparar una presentación oral corta de aproximadamente 10 minutos. Se puede contar con versiones impresas en miniatura del cartel (que contengan los datos de contacto) para entregar a las personas interesadas en el tema. Se recomienda vestir de traje y corbata el día de la presentación.

El área destinada para la colocación de carteles suele ser una zona muy iluminada (usualmente el pasillo de un hotel). Se debe escoger un tipo de papel que no refleje mucho la luz y que a la vez sea resistente. La mayoría de las papelerías y centros especializados en la impresión de carteles tienen catálogos de los tipos de papel que manejan. También es recomendable pedir una impresión en tamaño de hoja carta del cartel para darnos una idea de cómo se verá ya impreso para poder tomar una mejor decisión.

Para colocar el cartel en la tarima o superficie destinada para ello, lo mejor es utilizar velcro autoadherible (con pegamento por detrás) que soporte pesos altos. Este se puede recortar y adherir a las esquinas del cartel y puntos que ocupen mayor soporte. Al utilizar velcro evitamos cubrir áreas del cartel y le da una apariencia más pulcra.

Vocabulario	
Inglés	**Español**
Scientific poster Research poster Professional poster	Cartel o poster científico
Study	Estudio, investigación
Due date	Fecha de entrega
Deadline	Fecha tope, fecha máxima de entrega
Scholarly	Académico
Viewers Spectators	Espectadores
Audience	Audiencia
Public	Público
Format	Formato

Presentation	Presentación
Case description	Descripción del caso

A continuación, se presentan algunos ejercicios que ayudarán a comprender mejor los términos utilizados en esta lección.

Relacione las palabras con su definición. Coloque la letra de la respuesta dentro del paréntesis:

1. Study	( )	A) The latest time for submitting or finishing something.
2. Due date	( )	B) The final thought or opinion about a subject.
3. Scholarly	( )	C) The pattern, arrangement, organization, or style of something.
4.Deadline	( )	D) A situation or circumstance that requires further investigation.
5. Viewers	( )	E) Outcome. Something that happens as a consequence.
6. Format	( )	F) The title of a document.
7. Presentation	( )	G) A person that observes or watches something.
8. Objective	( )	H) To research. To examine a subject to discover new information.
9. Methods	( )	I) What is known about a subject. The antecedents or causes of an event or condition.

10. Case	( )	J) Is a large printed image or picture accompanied by a written message.
11. References	( )	K) The date on which something is expected to happen.
12. Conclusions	( )	L) Acting as the cause of something.
13. Results	( )	M) Bibliography. To quote a book, journal, or person.
14. Background	( )	N) The procedure used to achieve a goal.
15. Causative	( )	O) A talk, lecture, or speech giving information about a subject.
16. Poster	( )	P) The purpose or goal of research.
17. Heading	( )	Q) Academic. A serious and detailed study of a subject.

Referencias

Berg J, Hicks R. Successful design and delivery of a professional poster. *J Am Assoc Nurse Pract.* 2017; 29 (8): 461-469.

Bindon SL, Davenport JM. Developing a Professional Poster. Four "Ps" for Advanced Practice Nurses to Consider. *AACN Adv Crit Care.* 2013; 24 (2): 169-176.

Christenbery TL, Latham TG. Creating effective scholarly posters: A guide for DNP students. *J Am Assoc Nurse Pract.* 2013; 25 (1): 16-23.

Miller JE. Preparing and Presenting Effective Research Posters. *Health Serv Res.* 2007; 42 (1 Pt 1): 311-328.

Rowe N, Ilic D. Poster Presentation – a visual medium for academic and scientific meetings. *Paediatr Respir Rev.* 2011; 12 (3): 208–213.

Singh MK. Preparing and Presenting Effective Abstracts and Posters in Psychiatry. *Acad Psychiatry.* 2014; 38 (6): 709–715.

Wood GJ, Morrison RS. Writing Abstracts and Developing Posters for National Meetings. *J Palliat Med.* 2011; 14 (3): 353-359.

Respuestas a los ejercicios

1. H
2. K
3. Q
4. A
5. G
6. C
7. O
8. P
9. N
10. D
11. M
12. B
13. E
14. I
15. L
16. J
17. F

Curriculum vitae

Al momento de solicitar una beca, un empleo o una rotación en el extranjero, usualmente se nos pedirá que presentemos nuestro "**Curriculum Vitae**" y es importante saberlo redactar de manera adecuada.

El "Curriculum Vitae" es una herramienta esencial para darnos a conocer y también le muestra a la persona que nos evaluará nuestra experiencia laboral y docente y nuestros logros académicos. En ocasiones también es pertinente describir nuestras aficiones y pasatiempos, ya que ello mostrará otra faceta de nosotros, más allá del ámbito educativo y profesional.

En este capítulo se mostrarán algunos consejos para elaborar un "Currículum Vitae" adecuado, sin embargo, hay que seguir las especificaciones que el hospital, asociación o universidad a la que se desea aplicar nos den, ya que muchos de ellos pedirán cumplir con ciertos requisitos.

De preferencia, se debe mantener un mismo formato y se debe presentar la información de una manera clara y ordenada. Hay que utilizar la misma fuente y tamaño de letra para cada apartado y no se deben utilizar fuentes de letra que sean muy vistosas o poco serias (cursiva o Comic Sans, por ejemplo). Los títulos de cada sección se escriben en mayúsculas, en negritas o con un tamaño de letra mayor al de la información que contiene dicha sección para poder contrastar entre ambos.

Los datos que se proporcionan deben estar sustentados con documentos que avalen lo que se está presentando y es por ello que no se debe mentir o exagerar los logros académicos o de otra índole, ya que, si se descubre la mentira, se podría echar a perder todo el esfuerzo realizado y dejaría una muy mala impresión del postulante.

Se recomienda resaltar aquellas habilidades que sean de mayor interés para el puesto o rotación que estamos solicitando. Por ejemplo, si lo que se busca es acceder a un programa de posgrado en alguna universidad, lo mejor sería hacer mayor énfasis en nuestros logros académicos y de investigación, mientras que si lo que se está buscando es un puesto laboral en un hospital, lo ideal sería hacer más hincapié en los antecedentes laborales y las habilidades técnicas extras que se tengan.

La información se va a presentar en un orden cronológico inverso empezando con los datos más recientes y especificándose el año en que se llevaron a cabo. Esto nos va a permitir resaltar los estudios y entrenamientos más recientes y también mostrará que el aplicante se ha estado actualizando constantemente.

Un "Curriculum Vitae" bien elaborado es una excelente carta de presentación y puede ser la clave para acceder a una beca o a un programa de posgrado y es una herramienta que se debe pulir para poder sobresalir.

A continuación, se presenta un ejemplo de "Curriculum Vitae" para mostrar los elementos más importantes que se deben incluir y sus características.

1 → Address: Filomeno Mata No. 120, Centro, Delegación Cuauhtémoc. Zip code: 06000. City: Ciudad de México, México.
Cell phone number: (52) 55 xxx-xxx E-mail: dr.castro@outlook.com

2 → Roberto Castro-Mendez M.D.

3 → **PERSONAL INFORMATION**

- Marital status: Married.
- Nationality: Mexican.
- Birthdate: April 10, 1981.
- Birthplace: Mexico City, Mexico.

4 → **LANGUAGES**

- Native language: Spanish.
- Second language: I am fluent in spoken and written English.

5 → **EDUCATION**

2008-2011 National Autonomous University of Mexico (UNAM by its acronym in Spanish)
The National Institute of Pediatrics (INP by its acronym in Spanish) Mexico City, Mexico.

- Residency Program in Pediatrics

2000-2007 National Autonomous University of Mexico (UNAM)-Faculty of Medicine Mexico City, Mexico.

- Doctor of Medicine

6 → **AWARDS**

2011 "Heart of Gold" Award.

- It was awarded for the best research in congenital heart diseases by the Private Association of Cardiology, Tucson, AZ.

7 → **PROFESSIONAL EXPERIENCE**

2010-present Azcapotzalco Children's Hospital (Hospital Pediátrico de Azcapotzalco), Mexico City, Mexico.

- I work at the hospital as a pediatrician, and my functions include taking care of hospitalized children and administrative duties.

8 → **TEACHING EXPERIENCE**

2015- present National Autonomous University of Mexico (UNAM)

- Associate professor of Pediatrics.

2011-2014 Metropolitan Autonomous University (UAM by its acronym in Spanish)

- Associate professor of Bioethics.

9 **PROFESSIONAL MEMBERSHIPS**

2010-present	Mexican Association of Pediatrics (AMP by its acronym in Spanish)

10 **RESEARCH EXPERIENCE/PRESENTATIONS**

2011	International Congress of Pediatrics- Mexico City, Mexico. • Poster presentation: "Risk factors for heart disease in children."
2010	International Paediatric Medical Congress- Guadalajara, México. • Poster presentation: "HIV incidence in preterm neonates."
2009	International Congress of Pediatric Infectious Diseases- Phoenix, AZ. • Poster presentation: "Risk factors for meningitis in preterm neonates."

11 **INTERESTS**

- Bicycle riding
- Hiking
- Reading
- Outdoor activities

1 **Address** *(Dirección)*. La dirección se tiene que apuntar exactamente igual a como se escribe en español, ya que de esta manera se evitan confusiones. Se incluyen además los números de teléfono que se crean necesarios (celular, casa, oficina, etc.) y un correo electrónico vigente. Esta información puede ir antes o después del nombre.

2 **Name** *(Nombre)*. El nombre usualmente se escribe con letras de mayor tamaño que el resto del documento y se puede especificar el grado académico que sustenta la persona utilizando las siglas adecuadas. Usualmente solo se escribe un solo apellido o se unen los dos a través de un guion. No se incluye una fotografía al menos que se nos especifique que debemos hacerlo.

El título de "Doctor of Medicine" para los Estados Unidos y "Bachelor of Medicine" para el Reino Unido se otorgan al completar la carrera de medicina y equivalen al título de "Médico General" o "Licenciado en Medicina". El término "Master" equivale a una "Maestría" ("Magister" en algunos países) y el título "Doctor of Philosophy" equivale a obtener el grado de "Doctor".

Título en inglés	Acrónimo	Título en español
Bachelor of Medicine (UK) Doctor of Medicine (US)	MB/ M.B. MD/ M.D.	Licenciado en Medicina Doctor en Medicina
Bachelor of Nursing Bachelor of Science of Nursing	BN/ B.N. BSN	Licenciada en Enfermería
Registered Nurse	RN	Enfermera registrada/ titulada en enfermería.
Master of Public Health	MPH/ M.P.H.	Maestro en Salud Publica
Master of Science	MS (US) MSc/ M.Sc. (UK)	Maestro en Ciencias
Master of Science in Nursing	MSN	Maestro en Ciencias de Enfermería
Master of Statistics	MStat	Maestro en estadística
Doctor of Philosophy	PhD	Grado de Doctor
Doctor of Public Health	DrPH	Doctor en Salud Publica
Doctor of Science	DSc/ D.Sc. / ScD	Doctor en Ciencias
Fellow of the American College of Surgeons	FACS	Cirujano que ha sido evaluado y que es miembro del "American College of Surgeons" (Colegio Americano de Cirujanos)

3 Personal information (Información personal). Los datos personales que se incluyen son el estado civil, nacionalidad, fecha y lugar de nacimiento.

4 **Languages** *(Idiomas)*. En este apartado incluimos los idiomas que se manejan y el nivel que se tenga de los mismos (básico, medio o avanzado) y se puede incluir algún documento que lo sustente (calificaciones de examen TOEFL ITP, TOEFL IBT o su equivalente dependiendo del país).

5 **Education** *(Educación)*. Se inicia por el grado académico más alto que se haya obtenido aclarando el año, la universidad e institución u hospital en que se llevaron a cabo.

6 Awards (Premios/galardones). Aquí se anotarán los honores y premios que se hayan obtenido a lo largo de su práctica profesional y también aquellos recibidos como estudiante. Se pueden incluir si se recibió "mención honorifica" al momento de la titulación.

7 **Professional experience** *(Experiencia profesional)*. Se incluirán inicialmente los empleos que se tengan en la actualidad y posteriormente los que se hayan tenido previamente, incluyendo fecha de inicio y terminación y el nombre completo de la empresa o institución para la cual prestaba sus servicios. Se debe agregar una breve descripción de las responsabilidades y funciones que se tenían dentro de esa empresa o institución.

8 **Teaching experience** *(Experiencia docente)*. Al igual que en el apartado anterior se incluyen las fechas de inicio y terminación, institución en la cual se impartió clases y una breve descripción de sus funciones dentro de dicha institución.

9 **Professional memberships** *(Afiliaciones profesionales)*. Se deben agregar los concejos, asociaciones o colegios a los que se pertenezca, incluyendo la fecha en que se le aceptó como miembro de esa asociación o colegio.

10 **Research experience/Presentations** *(Experiencia en investigación/ Presentaciones)*. Se aceptan como experiencia en investigación las ponencias y presentaciones de posters científicos en congresos reconocidos y los artículos publicados en revistas indexadas.

11 **Interests** *(Intereses)*. En este apartado se agregarán aquellas actividades que nos gustan realizar y que no necesariamente están relacionadas con nuestra profesión. Esto nos permitirá mostrar otra faceta de nosotros y de nuestras aficiones. Trate de no exagerar o mentir.

En el siguiente cuadro se presentan algunos términos importantes:

VOCABULARIO	
Acronym	Acrónimo
Address	Dirección
Associate	Asociado/ adjunto
Awards	Premios
Birthdate	Fecha de nacimiento
Birthplace	Lugar de nacimiento
Education	Educación
Experience	Experiencia
Honors	Honores
Interests	Intereses

VOCABULARIO (continuación...)	
Language Native language Second language	Lenguaje/ idioma Lengua materna/ Primera lengua/ Idioma nativo Segunda lengua/ segundo idioma
Marital status Civil status	Estado marital Estado civil
Membership	Afiliación/ membresía
Nationality	Nacionalidad
Presentation	Presentación
Professional	Profesional
Research	Investigación
Teaching	Enseñanza

A continuación, se presentan algunos ejercicios que ayudarán a comprender mejor los términos utilizados en esta lección.

Escriba en la línea el significado de las siguientes siglas:
Ejemplo:
RN Registered Nurse

1. MPH ________________________________
2. MS____
3. MD________________________________
4. BN____
5. PhD________________________________
6. MB____

Complete los siguientes enunciados con las palabras que se enlistan a continuación:

A) Interests **B) Languages** **C) Awards** **D) Teaching** **E) Marital status**

7. He has won many _____________________ for his work as a researcher.
8. Mary's _________________________ include hiking, bike riding, and reading.
9. Melanie speaks several foreign ____________________.
10. Stephen has been ______________________ at the university for many years.
11. Single, married, widowed, and divorced are examples of ___________________________.

Coloque sobre la línea la traducción de las siguientes palabras:

12. Dirección_______________________________
13. Acrónimo_________________________________
14. Afiliación_______________________________
15. Lugar de nacimiento_____________________
16. Fecha de nacimiento____________________
17. Honores__________________________________
18. Adjunto_________________________________
19. Experiencia______________________________

Respuestas a los ejercicios

1. Master of Public Health
2. Master of Science
3. Doctor of Medicine
4. Bachelor of Nursing
5. Doctor of Philosophy
6. Bachelor of Medicine
7. Awards
8. Interests
9. Languages
10. Teaching
11. Marital status
12. Address
13. Acronym
14. Membership
15. Birthplace
16. Birthdate
17. Honors
18. Associated
19. Experience

Formal letter

Una **"formal letter"** ("carta formal") es un documento que se utiliza para establecer contacto con una institución (privada o pública) o con el encargado de algún programa de residencia o posgrado. En ella se debe mostrar un cierto grado de respeto hacia el interlocutor, pero también es correcto mantener un tono amigable y cordial al mismo tiempo.

Una "formal letter" puede servir para aplicar o para pedir información acerca de:

- Becas
- Programas de residencia
- Posgrados (maestrías, doctorados, etc.).
- Puestos de trabajo
- Como requisito previo a una entrevista

A través de una carta formal se muestra el interés que se tiene acerca del puesto al que se está aplicando y en ella también se pueden incluir ciertos datos sobre el aplicante, los motivos por el cual se desea aplicar y participar en dicho puesto, preguntas acerca de las funciones que se van a realizar, dudas sobre el proceso de inscripción o informar sobre algún incidente o situación especial que se haya suscitado.

La longitud de la carta va a variar dependiendo de lo que se va a tratar en ella y en ocasiones, si la carta es parte de un trámite, se nos dará el tamaño máximo con el que se debe cumplir. Usualmente con una o dos páginas basta, ya que, si se extiende demasiado, se podría perder el interés de la persona encargada de revisar dicha carta, ya que en muchas ocasiones esa misma persona debe leer los documentos de muchos aplicantes, por lo que lo más recomendable es que la carta sea breve, pero sin omitir los puntos más importantes que se desean trasmitir.

Las fuentes de texto más recomendables para escribir una carta formal son las de tipo **"san serif"**, que incluyen las siguientes: Times New Roman, Arial, Calibri, Verdana, Garamond y Book Antiqua. Estas son más fáciles de leer y son atractivas a la vista, además de ser más elegantes que otros tipos de fuentes. Siempre hay que evitar usar Comic sans, ya que este tipo de letra se utiliza para documentos informales y puede restarle seriedad a la carta.

El tamaño de letra adecuado es de entre 12 a 14 puntos. Un tamaño de letra demasiado pequeño (de 7 a 9 puntos) es difícil de leer y cansado a la vista, mientras que tamaños mayores (16 a 20) resultan molestos y también son difíciles de leer.

Hay que evitar escribir el texto únicamente en mayúsculas, ya que este es el equivalente escrito a gritar.

- EVITAR ESCRIBIR TODO EN MAYÚSCULAS. ESTE ES EL EQUIVALENTE ESCRITO A UN GRITO.

A continuación, se muestra un ejemplo de "formal letter", se describirán los elementos que la conforman y se brindará una explicación de cada uno de ellos.

1

Address: Av. Ejército Nacional 850,
Col. Granada, Miguel Hidalgo.
City: Ciudad de México
Zip code: 11520
Country: México

2

October 1, 2018.

3

Dr. Steve Johnson
Department of Pediatrics
Tucson Children's Hospital
345 Fake Street
Tucson, AZ 85724
USA

4

Dear Dr. Johnson:

5

I am an international medical graduate from Mexico City, Mexico. I want to ask if you could send me information about the Pediatric Residency Program at the Tucson Children´s Hospital.

I am interested in applying for a position next summer. My training at the National Autonomous University of Mexico (UNAM by its initials in Spanish) has given me excellent skills as a physician. I believe that I would be an outstanding pediatrics resident.

I would be grateful for a swift response to these queries. Thank you in advance for your assistance. I look forward to your reply.

Yours sincerely,

6

Javier Castro-Lopez MD

7

1 Se debe anotar la dirección de la persona que envía la carta en la parte superior derecha. No se debe realizar una traducción del español al inglés, se deja igual.

Sender= remitente   Addressee =destinatario

2 Se escribe la fecha en que se está mandando la carta, anotando el mes con letra y el día y año con número, aunque hay quienes prefieren ponerlo todo con números. En los Estados Unidos se escribe primero el mes y después el día y el año, pero en otros países no es apropiado hacerlo (por ejemplo, en el Reino Unido).

Estados Unidos

October 1, 2018
(Esta es la manera más formal)

también se puede abreviar de las siguientes maneras (informal):
Oct. 01, 2018
o
10.01.2018, 10-01-2018, 10/01/2018

Se puede agregar el día de la semana:
Monday, October 1, 2018

Reino Unido

The 1st of October 2018
(esta es la manera más formal y se deben escribir siempre "the" y el "of". Es incorrecto escribirlo como "1st of October 2018" o como "the 1st October 2018")
o
1st October 2018
1 October 2018

También se puede abreviar de las siguientes maneras (informal):
1Oct2018, 01-Oct-18
o

01.10.2018, 01-10-2018, 01/10/2018

Se puede agregar el día de la semana:
Monday the 1st of October, 2018
Monday, 1 October 2018

Monday=Lunes, Tuesday=Martes, Wednesday=Miércoles,
Thursday=Jueves, Friday=Viernes,

Saturday=Sábado, Sunday=Domingo

Los meses que están formados solo por cuatro letras o menos no se abrevian, como los son "May" *(mayo)*, "June" *(junio)*, "July" *(julio)*. Para los demás meses se usarán las siguientes abreviaturas:

January *(enero)*= Jan.	February *(febrero)*= Feb.	March *(marzo)*= Mar.
April *(abril)*= Apr.	August *(agosto)*= Aug.	September *(septiembre)*= Sept.
October *(octubre)*= Oct.	November *(noviembre)*= Nov.	December *(diciembre)*=Dec.

3 En este apartado se incluyen el nombre completo, el departamento o división donde trabaja, el nombre de la institución y la dirección completa de la persona a la que va dirigida la carta. Si se desconoce el nombre de la persona que recibirá la carta, se anotan únicamente el resto de los datos mencionados. Esta información se coloca a la izquierda.

4 Toda carta formal se inicia con un saludo, que en este caso sería "Dear...", que se puede traducir como "estimado...". El saludo inicial será diferente si se conoce o no el nombre de la persona a quien va dirigida la carta.

- **Se conoce el nombre del destinatario**. Debido a que en el punto anterior ya se escribió el nombre completo de la persona, en este apartado solo se pondrá el apellido y se incluirá el título de señor, señora, doctor, etc.

Señor = Mr. (abreviatura de "Mister") Señorita= Miss o Ms.
Señora= Mrs. (abreviatura de "Misses")

Ejemplos: "Dear Mr. Johnson...", "Dear Mrs. Anderson...", "Dear Ms. Stevens...", "Dear Dr. Smith...".

- **Se desconoce el nombre del destinatario.** De ser este el caso, se escribe la siguiente frase:

Dear Sir or Madam
o
Dear Sir/Madam

5 El cuerpo o texto de la carta debe ser breve, claro y debe expresar de manera directa la finalidad de esta. Se debe escribir sin utilizar abreviaturas, contracciones o lenguaje informal. Siempre hay que revisar el texto en busca de errores gramaticales o faltas de ortografía.
Usualmente con 2 a 3 párrafos basta para expresar de manera clara la intensión de la carta, aunque podría ser aún más larga si se trata de una "carta de motivos" para cursar un posgrado. En el primer párrafo se hace una presentación breve del remitente y del puesto o posgrado al cual se piensa aplicar. En el segundo párrafo se describen la experiencia laboral, las aptitudes o destrezas o con las que se cuentan. En el tercer párrafo se da un agradecimiento al destinatario por su tiempo y se puede aclarar si se necesita una respuesta urgente de su parte.

6 El cierre de la carta se da con una frase corta seguida de una coma. El cierre también variará dependiendo de si se conoce o no el nombre de la persona que recibirá la carta.
Si se conoce el nombre del destinatario, se cerrará con la frase "Yours sincerely". Si se desconoce el nombre del destinatario, la frase que se usa es "Yours faithfully".

Formal	**Semiformal**	**Informal**
Yours sincerely *(destinatario conocido)*	Thank you	Best wishes
Yours faithfully *(destinatario desconocido)*	Best regards	All the best
Regards	Yours	Thanks

7 Terminaremos la carta agregando el nombre completo del remitente y se puede escribir también la abreviación de su grado académico si se desea y se firma el documento.

Dependiendo del propósito final de la "formal letter", en ocasiones se le conoce con distintos nombres: **"business letter"** cuando el motivo es tratar asuntos de negocios; **"cover letter"** si esta se agrega como introducción a una aplicación para un posgrado o como portada de un "Curriculum Vitae".

El estilo utilizado dependerá de la persona que escribe la carta. Se recomienda apegarse aun estilo para mantener la uniformidad del mensaje.

Para finalizar, en el siguiente cuadro se muestran algunas frases que podemos emplear en cartas formales e informales.

Vocabulario			
Informal	**Español**	**Formal**	**Español**
About	Acerca de	In reference to	En referencia a
Tell	Contar	Inform	Informar
Answer	Responder Contestar	Reply	Responder Contestar
Want	Querer Quiero que	Would like	Gustaría que Quisiera que
Also	Además	Furthermore	Además
Say	Decir	Mention	Mencionar
Can´t wait	No puedo esperar	Look forward to Looking forward for	Esperar, desear Esperando por

Can	Poder (posibilidad) Puede	Could	Podría
Can	Poder (posibilidad) Puede	Would you Would you be able to	Podría Sería capaz de
Thanks	Gracias	Thank you	Gracias
Sorry for	Perdón por	I would like to apologize for	Me gustaría disculparme por
Do you know…?	¿Conoces…?	Do you happen to know...?	¿Sabrías por casualidad…?
Can´t	No podré (posibilidad)	I will not be able to	No seré capaz de
I don´t want to	No quiero	I would rather not	Preferiría que no

A continuación, se presentan algunos ejercicios que ayudarán a comprender mejor los términos utilizados en esta lección.

Escoja la opción correcta para cada una de las frases que se muestran a continuación. Escriba la letra correspondiente dentro del paréntesis:

A) Formal **B) Semiformal** **C) Informal**

1. Thanks	( )	2. Yours faithfully	( )	3. Best regards	( )
4. Yours	( )	5. Best wishes	( )	6. Yours sincerely	( )
7. Thank you	( )	8. All the best	( )	9. Regards	( )

Relacione las dos columnas:

Formal		Informal
10. I would rather not	( )	A. Say
11. Mention	( )	B. Can´t wait
12. Reply	( )	C. Can you
13. Look forward to	( )	D. I don´t want to
14. Would you	( )	E. Also
15. Furthermore	( )	F. Answer

Elija la opción correcta para los siguientes enunciados:

Looking forward to Would like to apologize for
In reference to Furthermore Would rather not
Do you happen to know

16. The hospital staff is ______________________ work with such a renowned physician.
17. The doctor_____________________________ his unprofessional behavior over the past few days.

18. Susan ____________________take care of the patient because she doesn´t have enough experience with burn wounds.
19. _______________________ your email, I would like to inform you that we will be glad to have you as our student.
20. _________________________________ the name of her assistant?
21. ______________________, the experiment showed that there is a strong correlation between smoking tobacco and brain cancer.

Respuestas a los ejercicios

1. C
2. A
3. B
4. B
5. C
6. A
7. B
8. C
9. A
10. D
11. A
12. F
13. B
14. C
15. E
16. Looking forward to
17. Would like to apologize for
18. Would rather not
19. In reference to
20. Do you happen to know
21. Furthermore

Made in United States
Orlando, FL
04 November 2026

90219985R00361